中国百年百名中医临床家丛书

王云铭

王云铭　编著

全国百佳图书出版单位
中国中医药出版社
·北　京·

图书在版编目（CIP）数据

王云铭 / 王云铭编著. -- 北京：中国中医药出版社，2002.9（2025.8 重印）
（中国百年百名中医临床家丛书）
ISBN 978-7-80156-365-1

Ⅰ. ①王… Ⅱ. ①王… Ⅲ. ①中医学临床—经验—中国—现代 Ⅳ. ①R249.7

中国版本图书馆 CIP 数据核字（2002）第 070401 号

中国中医药出版社出版
北京经济技术开发区科创十三街 31 号院二区 8 号楼
邮政编码　100176
传真　010-64405721
廊坊市佳艺印务有限公司印刷
各地新华书店经销

开本 850×1168　1/32　印张 11　字数 256 千字
2002 年 9 月第 1 版　2025 年 8 月第 2 次印刷
书号　ISBN 978-7-80156-365-1

定价　39.00 元
网址　www.cptcm.com

服务热线　010-64405510
购书热线　010-89535836
维权打假　010-64405753

微信服务号　zgzyycbs
微商城网址　https://kdt.im/LIdUGr
官方微博　http://e.weibo.com/cptcm
天猫旗舰店网址　https://zgzyycbs.tmall.com

如有印装质量问题请与本社出版部联系（010-64405510）

出版者的话

祖国医学源远流长。昔岐黄、神农，医之源始；汉仲景、华佗，医之圣也。在祖国医学发展的长河中，临床名家辈出，促进了祖国医学的迅猛发展。中国中医药出版社为贯彻卫生部和国家中医药管理局关于继承发扬祖国医药学，继承不泥古、发扬不离宗的精神，在完成了《明清名医全书大成》出版的基础上，又策划了《中国百年百名中医临床家丛书》，以期反映近现代即20世纪，特别是新中国成立50年来中医药发展的历程。我们邀请卫生部张文康部长做本套丛书的主编，卫生部副部长兼国家中医药管理局局长佘靖同志、国家中医药管理局副局长李振吉同志任副主编，他们都欣然同意，并亲自组织几百名中医药专家进行整理。经过几年的艰苦努力，终于在21世纪初正式问世。

顾名思义，《中国百年百名中医临床家丛书》就是要总结在过去的100年历史中，为中医药事业做出过巨大贡献、受到广大群众爱戴的中医临床工作者的丰富经验，把他们的事业发扬光大，让他们优秀的医疗经验代代相传。百年轮回，世纪更替，今天，我们又一次站在世纪之巅，回顾历史，总结经验，为的是更好地发展，更快地创新，使中医药学这座伟大的宝库永远取之不尽、用之不竭，更好地服务于人类，服务于未来。

本套丛书第一批计划出版140种左右，所选医家均系在中医临床方面取得卓越成就，在全国享有崇高威望且具有较高学术造诣的中医临床大家，包括内、外、妇、儿、骨伤、针灸等各科的代表人物。

本套丛书以每位医家独立成册，每册按医家小传、专病论治、诊余漫话、年谱四部分进行编写。其中，医家小传简要介绍医家的生平及成才之路；专病论治意在以病统论、以论统案、以案统话，即将与某病相关的精彩医论、医案、医话加以系统整理，便于临床学习与借鉴；诊余漫话则系读书体会、札记，也可以是习医心得，等等；年谱部分则反映了名医一生中的重大事件或转折点。

本套丛书有两个特点是值得一提的：其一是文前部分，我们尽最大可能地收集了医家的照片，包括一些珍贵的生活照、诊疗照，以及医家手迹、名家题字等，这些材料具有极高的文献价值，是历史的真实反映；其二，本套丛书始终强调，必须把笔墨的重点放在医家最擅长治疗的病种上面，而且要大篇幅详细介绍，把医家在用药、用方上的特点予以详尽淋漓地展示，务求写出临床真正有效的内容，也就是说，不是医家擅长的病种大可不写，而且要写出“干货”来，不要让人感觉什么都能治，什么都治不好。

有了以上两大特点，我们相信，《中国百年百名中医临床家丛书》会受到广大中医工作者的青睐，更会对中医事业的发展起到巨大的推动作用。同时，通过对百余位中医临床医家经验的总结，也使近百年中医药学的发展历程清晰地展现在人们面前，因此，本套丛书不仅具有较高的临床参考价值和学术价值，同时还具有前所未有的文献价值，这也是我们组织编写这套丛书的初衷所在。

中国中医药出版社

2000 年 10 月 28 日

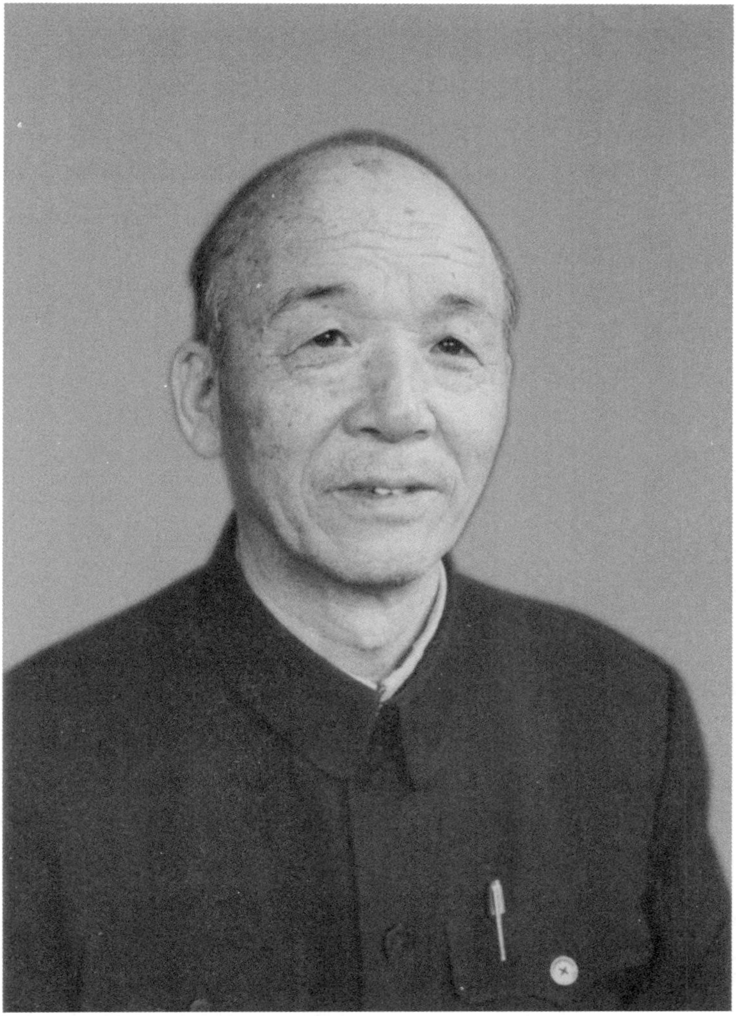

妇科专家王云铭主任医师

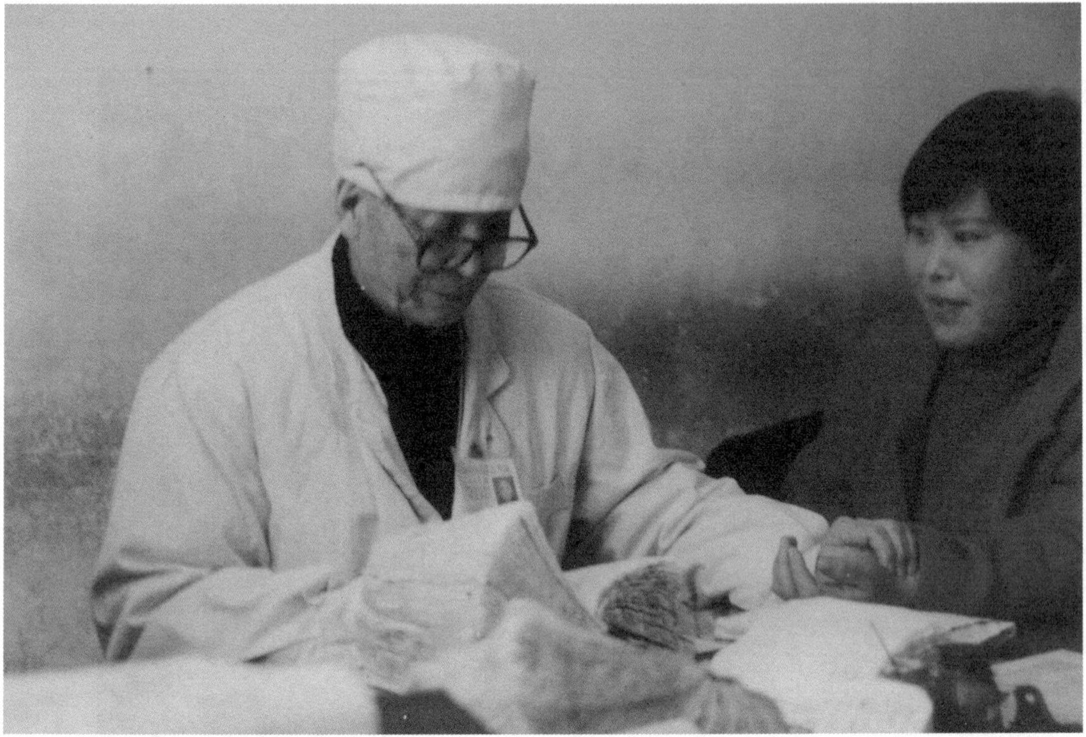

王云铭主任医师在为患者诊病

内容提要

本书为中国百年百名中医临床家丛书之一种，是著名中医妇科专家王云铭主任医师临床经验集。本书共分医家小传、专病论治、诊余漫话、附方及年谱五部分。专病论治中按月经病、带下病、妊娠病、产后病、不孕症顺序论述。

目　录

医家小传

王云铭小传

王云铭，1918年10月出生，汉族，山东省淄博市博山区八陡镇人，中国共产党党员，现为淄博市中医院名誉院长、主任中医师。曾任山东中医学会第一届理事会理事，淄博市中医学会第一届理事会副理事长，兼任山东省淄博市卫生医士学校医专班、淄博市中医进修班中医课教师，淄博市老年大学卫生保健课教师。历任淄博市人民代表大会第七、第八届常委会委员，山东省第五届人民代表大会代表。曾编写《中医学基础》《中医妇科学》《五运六气学说述要》《养生之道》等多部教材。在医学专业刊物上发表学术论文50余篇，部分论文内容被载入一些专著或教材中。其中《崩漏的治疗》《习惯性流产的治疗》《养生之道》等被载入《中华名医特技集成》《千家名老中医妙方秘典》《实用专病专方临床大全》（第二集）、《中医精华浅说》等书中。科研项目《计算机辨证施治崩漏证的研究》，1993 年通过了山东省卫生厅主持的科学技术成果专家鉴定。

王云铭学由师承，治学严谨。远溯岐黄仲景，近效丹溪景岳，尤宗《医宗金鉴》及《叶天士女科全书》，广征博采，不囿于一家之言，而从临床实际出发，融会而贯通之，辨证施治，辨证与辨病相结合，辨证施治与单方验方相结合，以发挥中医中药特点防病治病。王云铭擅长中医妇科，对崩漏、习惯性流产、不孕症的治疗，独具专长。近 10 年来，他共治疗崩漏 3550 例，治愈率达 88% 以上；治疗不孕症 18530 例，习惯性流产 1150 例，治愈率均达到 85% 以上，深得患者的好评。中央电视台、齐鲁晚报、淄博电视台、淄博日报等媒体曾多次报道他的事迹。1986 年被评为山东省卫生系统先进工作者，1987 年 9 月被评为淄博市首批专业技术拔尖人才，1991 年 4 月被确定为全国继承老中医药专家学术经验指导老师，1992 年 10 月经国务院批准享受政府特殊津贴。

一、学贵精专，立志习医
孜孜矻矻，以求以成

1934 年 8 月，王云铭考入山东省立济南乡村师范学校读书，1937 年“七七事变”，日寇入侵，济南沦陷，学校星散，遂遄返故里，失学在家。烽烟四起，时局维艰，彷徨在十字街头，心焉如捣，不时作深沉的遐想，有时心若太空浮云缥缈无际，有时心若秋风夜雨愁思丛来，一颗无告的心没处安放。国家兴亡，匹夫有责，一无根底学问，爱国之类，俱是空谈！于是想刻苦求学，学习一技之长。祖间大伯廷萱公是名医，王云铭见他为人治病，很得好评，心想：业医可以安身立命，业医可以博施济众，是一条人生的好路子，于

是立志学医。经其父家纶公征得廷萱伯的同意后，开始抄读他那本《国医指南》。之后不久，王云铭加入庆义医学社，拜师何直青老先生学习中医。旋又考入天津国医专修学院函授部学习。在学习《何氏医集》的同时，兼学《医学三字经》《汤头歌诀》《药性赋》《四言脉诀》《本草备要》，继读《内经知要》《金匮要略》《伤寒论》，参阅《医宗金鉴》《景岳全书》及与天津国医学院的函授教材，互相印证，贯通学习，从而对祖国医学有了一个初步的全面认识。

王瑶潭先生，是著名的针灸专家，淄博市淄川区大奎山村人，1932年毕业于江苏无锡中国针灸医学专门学校，旋自设诊所于博山，医名大盛。景慕之私，王云铭便远赴淄川二里村，央求祖间大伯金声公引荐，拜之为师，学习针灸。精读了业师瑶潭公所著《针灸三字经》《经络与孔穴》《针术与灸技》《针灸治疗学》等书。同时兼读了《十四经发挥》《针灸大成》《中国针灸治疗学》《针灸薪传集》等书。至此对祖国医学中经络学说的体系，有了一个系统全面深刻地认识。对十四经的循行部位与证候，十四经穴，经穴主治纲要，经穴分寸歌等，熟读精读，可以背诵，朗朗上口。掌握了针术与灸技，可以运用针灸防治疾病。

在整体观念指导下的辨证施治，是祖国医学的基本特点，王云铭牢牢地掌握着这个特点，流转四方，为人治病。或用针灸，或用方药，或针药并用，颇感得心应手，左右逢源。"井淘三遍出好水，人从三师武艺高"！

二、挂牌行医，由个体到集体，共同提高
进院工作，边医疗边教学，教学相长

新中国成立后，王云铭在八陡镇挂牌行医。博山区卫生工作者协会成立，王云铭被吸收为会员，并选为学习小组长。1954 年 10 月由个体行医者组成八陡联合诊所，任中医。1955 年夏，博山区推行传染病管理地段医师负责制，王云铭被选为八陡镇东顶居委会地段医师，并任八陡地段医疗组大组长。八陡镇辖区内分有六个居委会，共计有 17500 余人（不包括黑山煤矿职工），自是医疗预防的工作更加繁忙。翌年秋，王云铭被评选为博山区传染病管理先进工作者。

在党的中医政策的光辉照耀下，王云铭由博山区第一、第二卫生所调任淄博市第一医院中医科任中医，并承担山东省淄博市卫生医士学校医专班及卫生医士班的中医课的教学工作，日间临诊、教学、指导学员实习，夜晚认真备课，检阅方书，往往宵分不寐，未敢稍自放逸。

临床上，对一般的常见病、季节性多发病的治疗有了较为深刻的体会，对某些病证的治疗有着独到之处。

三、拜名师，为高徒，继承学术经验
再实践，再认识，发掘整理提高

继承名老中医的学术经验，在此基础上加以整理提高，是党的中医政策的重要组成部分。1962 年 10 月王云铭被调至淄博市中医院工作，拜省名老中医、市中医院副院长纪翱臣为师。纪翱臣擅长内、妇、针灸诸科，而妇科尤精。通过学习，辑《中医妇科证治经验》医稿约 9 万余字，在十年动乱期间，该稿不幸散佚，后经重新整理，该稿的后半部分，连续选刊在《淄博医药》1978 年第一期及以后诸期，借以交流推广。

四、西医学习中医，中西医结合
中医加强温课，面向现代化

中医、西医、中西医结合，三支力量长期并存，是党的中医政策的一个重要组成部分。西医学习中医，中西医结合，创造中国统一的新医学、新药学，是我国医学科学发展的必由之路。自 1970 年至 1979 年间，淄博市连续举办了九期（一年一期）西医离职学习班。在西学中班上，王云铭在不脱离临床的同时担任了《中医学基础》《方剂学》《中医妇科学》的教学工作。学习班初办伊始，没有现成合适的教材可资利用，于是，他就自己动手编写讲义。先后编写了《中医学基础》《中医妇科学》《方剂学》三门课程讲义。编写过程中，力求以辩证唯物主义和历史唯物主义的观点，统率教材内容，本着从实际出发，理论联系实际的原则编写，并根据当时的实际情况，注意吸取兄弟单位的先进经验，力求把讲义写得理论联系实际，内容系统完整，重点突出，且深入浅出，通俗易懂，达到学以致用的目的。实践证明，这三门讲义都达到了预期的教学目的。

中医学，内容极为丰富，涉及范围也广。课堂教学，必须从实际出发，理论联系实际，进行讲课。要备好课，讲好课，千方百计地使学员在全面理解的基础上能重点记忆，那就必须注意在讲课的同时，边讲边巩固；讲完一个段落，小结一次，巩固重要内容；讲完一章后，概括地复习一下重点难点和结论；每堂课结束前，都要围绕着开始讲授时所揭示的主体就本节课的材料作一总结，交代清楚与主体有关的部分，这样就能重点突出，脉络分明，使学员在课堂上对所学知识加深理解和认识。“小步跑，勤回头”是他在中医教学中总结的一套行之有效的教学方法。

临床教学同样也必须从实际出发，密切联系实际，根据不同的对象，不同的情况，给以由浅入深、恰如其分的指导，既注意传技术，又注意带思想，传作风，自己以身作则，高标准，严要求，写好病历。每个病例都必须客观真实，内容完整，简明清晰，重点突出，理法方药，贯通一致，根据辨证结果确定治则，根据治则选方用药。在药物的使用上，注意简要精当，组方配伍得当，结构严密，绝不无的放矢，杂药乱投。他是这样做的，也以之严格要求学员，务使学员对已学过的理论知识密切与实践相结合，进而巩固提高。

在淄博市中医进修班上，王云铭担当了《内经》《金匮要略》《伤寒论》的教学工作。“五运六气学说”是《内经》的重要组成部分之一，它是诠释自然界气候变化与疾病关系的一种学说，这种规律被广泛地应用到祖国医学中来，成为研究六淫外感致病因素和临床诊断治疗用药的重要依据。鉴于当时这类读物凤毛麟角，为了适应教学上的需要，他编写了讲义《五运六气学说述要》，约 7 万多字，并附有图表 28 幅。在市中医进修班上用之为教材，收到了预期的教学效果。

1984 年 10 月开始，他承担淄博市老年大学卫生保健课的教学工作，亲自编写教材《养生之道》，教学效果良好。

五、勇攀高峰，坚持临床科研

总结经验，及时推广应用

临床医学研究是一项艰苦的工作。几十年来的实践使王云铭深深体会到，必须付出辛勤的劳动，艰苦地去从事观察和试验，坚持下去，从实践中搜集丰富的材料，仔细地进行分析研究，长期积累，不断提高，才能从中提炼出规律性的东西。他曾在医学刊物上发表学术论文 50 余篇，其中《崩漏 195 例的治疗分析》刊《山东医药》1973 年第二期；《崩漏 230 例辨治与体会》刊《山东医药》1979 年第四期；《调补冲任方治疗习惯性流产 34 例》刊于《山东中医杂志》

1981年第二期;《崩漏425例辨治与体会》于1982年7月在(太原)中华全国中医学会妇科学术会议上作了交流,荣获中华全国中医学会"自然科学优秀论文奖",刊于中华全国中医学会山东分会《中医优秀论文选》;《调补冲任方在围产医学中的应用》刊于《山东中医杂志》1987年第二期;《女性不孕症的治疗经验》刊于《山东中医杂志》1988年第五期。其中不少内容被收入教材。

六、三名老中医,同时庄严宣誓入党
三名老中医,同时晋升主任医师

党的十一届三中全会以来,祖国建设,日新月异,春来药苑,百草争荣,老中医们也受到极大的激励和鼓舞。1982年6月25日,张逸斋、王福山、王云铭三名老中医,同时庄严宣誓,加入中国共产党;1989年10月三名老中医同时晋升为主任医师,心情无比激动,大家决心牢记党的宗旨,誓把有生之年献给祖国的中医事业。

七、为志书,实事求是供资料
撰序言,缅怀先贤希来哲

《淄博市中医药志》在采访过程中,王云铭提供了下列史实:《何康传》《纪翱臣传》《纪翱臣对妇科学的贡献及医案》。

1986年10月,他参加了《淄博市中医药志》审定委员会的审定工作,并为志书撰序。

八、岂能尽如人意,但求无愧我心
横逆之来不怒,变故之起不惊

人海阔,无处不风波。他在遇事不顺心时,常常这样抑制愤怒:一是逆来顺受,乐天知命,效法先圣孟子"遇横逆之来而不怒,遭变故之起而不惊,当非常之谤而不辩"的教诲，以调节心理平衡。运用以柔克刚的道理，对事物慎思明辨，然后知变，应变，适变，心灵深处时时事事浸润在“心田种德心常泰”的境界中。二是常想“岂能尽如人意，但求无愧我心”，暗自痛哭一场，发泄心中之愤怒，然后头脑安静下来，学着走之字形的道路，以曲为直，弯路走成直路，也就心胸泰然了。在人生漫长的道路上，本着先圣的教导，努力做到“诚意、正心、修身”，以冀达到“意诚、心正、身修”的境界，那样就会“自天佑之，吉无不利”了。韶华倍珍重，将寿补蹉跎。

如今，王家三世业医。王云铭全日工作，日诊30余人次无倦容，诊余之暇，正努力撰著《中医临证心得集》。

作为一名中医，王云铭时时在告诫自己：医人传道是天职。言传身教，著书立说，终日乾乾，与时偕行，这就是王云铭。

生命，美德的证明

——市中医院老中医王云铭纪实

《淄博日报》记者崔崴，通讯员凤翔、韩磊

作为一名中医，医人传道是天职。言传身教，著书立说，终日乾乾，与时偕行。

——采访手记王云铭之语

门诊楼的走廊上排起长长的队伍。妇科专家门诊室外的连椅上坐不下，有心计的还带来了小马扎。惴惴不安的男人们躲到窗前，木然地听几个女人在秦腔鲁调地轻声交谈。

老天也怪，来自陕西省临潼市的这位中年妇女结婚整整9年了，却硬是不曾怀过胎。小两口百计周旋，西安、武汉、上海、北京等地遍访名医求灵药，芒种盼白露，惊蛰望小满，怎奈媳妇月月有信，而肚子却无动于衷。为此，都不敢再去看兵马俑，说是想起那亘古接传的阵势，就觉得对不起祖宗。虽说提倡优生优育，可只生一个也得生呀，10年过去，已交而立，人生才有几个十年！

终于，一位同事给他们带来了福音，在山东周村的淄博市中医院，有位“送子观音”，远近闻名。

正是盛夏烈日，也要风雨兼程。按说，就诊是要提前10天预约的。老大夫念他们跋三秦涉五津，来得不易，破例即时接诊，一而再，再而三，百日连诊5次，如今妻子停经一月有余，莫非有喜了？

果然有喜了。经老大夫悉心逐瘀、通络、泻肝，终于疏通了她阻塞的输卵管，卵子与精子如期而遇。

年龄高达81岁的淄博市中医院名誉院长、主任医师王云铭就这样几乎每天都在开掘着生命之源，乐此不疲。

1918年11月，王云铭出生在博山区八陡镇一个贫苦的家庭。或许是得益于叔父，王云铭整日看他为人治病，夜间便抄那本《国医指南》。日出月没，当那几十万字的药书抄录下来不久，他开始步入“杏林”，帮叔父看病了。抗战爆发那年，他拜当地名医王瑶潭为师。期间，又报考了天津国医专修学院函授部，以优异的成绩毕业。1959年，他在淄博第一医院中医科工作，还兼任淄博卫校的中医教师。他以出众的才华，被选配拜淄博名中医纪翱臣为师。他虚心好学，认真研究老师的每一个药方，刻苦钻研中医理论，博采众长，逐渐在中医诸科，特别是崩漏、习惯性流产、不孕症等疾病方面取得了丰富的经验，成为医道精湛、医德高尚的妇科专家，被誉为一代名医。

一个雨雪交加的冬日，王大夫看完最后一个患者，正要起身回家，一对外地夫妇凄凄惶惶地赶来。两人眉睫上的雨水和泪水滴下：结婚3年，3次流产，去过天南地北几十家医院，都说滑胎了，坐不住。今天，千里迢迢来淄博，就是求助王老大夫能为咱解除苦痛啊！

老人被感动了。不是那些赞誉，只为那份痴情，他重新坐在诊台前。

问诊、号脉、看舌苔……柔细的指尖，矍铄的目光探索着每一条信息。

一个月的精心治疗后，夫妇大获而归。王大夫千般叮咛，惟恐有失。之后，又每月写信寄药方，询问病情，直至六甲。金秋时节，他收到了夫妇俩寄来的一封信，其中有一张彩色照片，一个仿佛还带着乳香的女婴，睁大眼睛好奇地看着她的未来的世界。

王云铭细心地把照片收起来，现出舒心的微笑。每一次诊治，他都是全身心地投入，每一张照片，他都如获至宝。他完全可以想象小生命对于一个家庭的深远意义。如今，他珍藏了数以千计的寄回的照片，甚至可以整整贴满一面墙。张张笑脸，朵朵含苞待放的蓓蕾，昭示出生命的无限活力，也成为王云铭造福于子孙的美德的证明！

近十年来，他共治疗不孕症 18530 例，习惯性流产 1150 例，崩漏 3550 例，治愈率均达到 85% 以上。早年经过他治疗诞生的女孩，有的又长大成人，来到他面前求治而愈，娩出了第三代小精灵！

面目清瘦的王老大夫睿智非凡。为了中医事业，他殚精竭虑，不存半点懈怠。平时，许多人都为他五冬六夏整日戴着口罩、耳塞和手套不解。他说，那是为了保护嗅敏、耳聪、手指触觉灵敏，才能准确地为患者号脉、开方！

王老大夫究竟自己花钱为患者寄过多少次信，买过多少次药，他和患者们谁也说不清。患者感激他，寄送的钱物他一律谢绝。唯有那位浙江辗转而来的农民，话语恳切得令他为难：是王老大夫给我家送来了儿子，这一小筐蜜橘是我全家人每人选一颗代表心意的！

治学严谨的王云铭常以“大医精诚”之古训律已，以“传道医人”为己任。在临床工作中，他善于将诸家之言融会贯通，辨证施治，充分发挥出中医的治疗特点。因而，虽年事已高，仍全日工作，劳而不惫。近几年来，他在潜心行医的同时，致力于著书立说和培养新人。先后培养了10余名学有专长的学生，编写了《中医学基础》《中医妇科学》《五运六气学述述要》等教材，在医学刊物上发表论文50余篇，其中《滑胎的治疗经验》被载入《中医精华浅说》，治疗习惯性流产的验方“调补冲任方”及治疗崩漏系列方剂被加载入《名医名方录》，《崩漏的治疗》《习惯性流产的治疗》等被载入《中华名医特技集成》等书中，《崩漏425例辨治与体会》获山东中医学会优秀论文奖，科研成果《计算机辨证施治崩漏的研究》，已通过省级鉴定。他不仅被评为淄博市首批专业技术拔尖人才，而且是全国首批老中医药专家学术经验继承工作指导教师，荣获国务院颁发的政府特殊津贴。曾当选为山东省第五届人大代表和淄博市第七、第八届人大常务委员会委员。

古训曰：法于阴阳，和于术数。努力为大众延伸生命的起点和终端的王云铭，因慎思明辨而永葆青春，“意诚、心正、身修”，“自天佑之，吉无不利”，养怡之福，可得永生。

王云铭年逾八十，却身心无疾，亦当是半世美德之证明。

（1999年9月30日刊于《淄博日报·科教周刊》）

带给万家欢乐的“使者”

——访中医妇科专家、主任医师王云铭

《淄博日报》记者邢建红，通讯员向云前

一张张照片在我们手里滑过，一个个娇娇笑靥留住我们的视线。这些照片寄自不同父母的手中，这些小生命却得幸于同一名“使者”，他就是我们文中的主人公，中医妇科专家、市中医院名誉院长——王云铭。

在市中医院，我们见到了年逾古稀的王老先生，他个子不高，清瘦，着一身朴素的中山装。王老先生 1918 年出生于博山区八陡镇一个贫苦人家。初学中医，他得益于一个叔父，白天，他跑到叔父家悉心看他为人治病，晚上，便抄那本《国医指南》。日升日落，不知多少个通宵，那本几十万字的医书被他工整地抄录下来。不久，他开始帮助叔父看病。1937 年，他拜当地名医王瑶潭为师。期间，又报考了天津国医专修学院函授部学习班，并以优异成绩毕业。1959 年，他到淄博市第一医院中医科工作，并兼任淄博卫校的中医教师。1962 年，山东省卫生厅贯彻中央关于为名老中医配高徒的指示精神，王云铭以出众的才华被选配给淄博名老中医纪翱臣为徒。他谦虚好学，认真研究老师的每一个药方，刻苦钻研中医理论，博采众家之长，终于成长为专治崩漏、不孕症、滑胎等妇科病的妇科专家。

1983 年，青岛海军某医院一名女军医，结婚数年不孕，百般痛苦中，听说淄博有一位妇科神医，便偕同丈夫赶到市中医院，王老先生为她治疗数次，女军医回青岛后便怀孕了。女军医感激万分，在孩子出生后不久，便让丈夫为孩子拍下一张彩照，嘱咐他一定把照片亲自送到王老先生手中。

1987年的一个冬天，王云铭看完最后一名患者，刚要回家，一对外地夫妇心神不安地走进他的诊室，诉说苦衷：他们已结婚3年，妻子3次流产，至今没有孩子，去过十几家医院都没能治好。前几天从亲戚那里听到王老先生的名字，便千里迢迢从北京来到淄博，希望王老先生能为他们解除痛苦。经王云铭精心治疗，一个月后女的怀孕回京。王云铭又每月为患者写信寄药方，认真询问病情。次年春天，这对夫妇有了一个可爱的女孩。

王老先生不仅医术高超，而且医德高尚。一天晚上，他收到一位寄自浙江的信，信上写道：尊敬的王大夫，我与妻子已结婚多年，因妻子患有崩漏，始终没有孩子，到过许多医院都没能治好。每当我们看到周围的同伴相继结婚生子，心中有说不出的痛苦……看完信后，王老先生立即回信，认真询问病情并让他们把病历等寄来。此后，王老先生每月夹着药包步行到一里路外的邮局寄药，风雨无阻。一年后，夫妇俩终于有了儿子，那位丈夫高兴地精选了一小筐蜜橘，连同孩子的照片专程给王老先生送来："请一定收下，这每一个橘子都代表我们全家每人的一颗心。"

几年来，他不知为患者寄了多少次药，也不知有多少次掏钱为患者买药寄信，只有那条从医院通往邮局的小路，记载下他对患者的爱。

1988年，王云铭退休后，有好多亲朋好友劝他："开个诊所吧，凭您的名气一定会名利双收的。"而他却有他的追求，闭门著书，完成医人传道的重任。他自费订阅了 20 多种书刊、报纸，常常通宵达旦，潜心钻研。几年来，他已撰写了 50 余篇论文，大部分在省级刊物上发表，有的还在全国学术会议上进行了交流，其中 5 篇获得省级优秀论文奖，他还担任了市科技学会委员、市中医学会副理事长等职。先后当选为山东省第五届人大代表，淄博市第七、第八届人大常务委员会委员。1982 年光荣加入了中国共产党。

退休后，他被返聘回市中医院，以更为饱满的热情投身于工作中。当我们问他："这样以来会不会影响您的理论写作？"他谦虚地笑笑："为人民服务总是放在第一位的，我感谢党组织给了我一次继续贡献力量的机会。"朴素的话语，使我们对面前的这位老中医倍加敬佩。

书　　海

——名中医王云铭书房印象记

洪　流

76岁高龄，稀疏的白发，可谓老了。而他，似乎并没有想到老，心怀一团火，走路快如风，像春蚕一样大口大口地吐着丝。他，就是淄博市中医院主任中医师、共产党员王云铭大夫。

对我来说，王大夫既是一位受尊敬的长者，又是忘年之交的挚友。当我赶到医院所在地周村时，已是午后，便直奔王大夫的家。老人见我来访，便放下手里的笔，硬是把我从木板床上拉起来，让在他正坐着的那把陈旧的铁椅子上，而他自己却坐在了旁边的一个小马扎上。熟人相见，无须寒暄，老人兴致勃勃地畅谈起来。他谈着祖国医学的精华，谈着传统的医德，谈着中医的振兴，谈着他倾注大半生心血的正修改中的书稿。是啊，老人从医五十余年，术专独见，擅长中医妇科，尤精治疗妇女崩漏、滑胎、不孕症。他编著的书稿《王云铭妇科经验选》，分女性不孕症治疗经验、崩漏治疗经验、调补冲任方在围产医学中的应用、中医优生问答、医案5部分，约15万字，历经十余载，五易其稿，仍在修改求精。学术上的求深追求，是王大夫最大的精神寄托。

一边交谈，我一边环视这只有十多平方米的书房。哦，满屋子都是书。写字台上是书，大方桌上是书，床下面是书，桌旁的长条凳上也是书。两个简易书橱里，满满地挤着书。靠墙的一面，用木板搭起来的书架上，高高的一大摞中医古籍几乎顶着了天花板。有不少书里还夹着标明重点内容的纸条。桌子上的书敞开着，可以看到圈圈画画的重点符号。一张木板床上，医书、杂志、报纸占据了大半位置，只有一小部分露出被褥和床单，这便是老大夫身子一倒就可以休息的地方。

置身书海，我俩谈着书。

“王老，你有多少藏书？”我崇敬地问道。

一提到书，老人就特别来了精神，两眼射出明亮的光。

老人自豪地告诉我，1933年参加何康在博山办的庆义医学社，1942年10月天津国医专修学院函授部毕业，1962年拜85岁高龄名中医纪翱臣为师。他一生从医，没有什么奢望，只是爱书，收藏书，喜欢读书，与书为伴，视书如宝，读书为乐。如《叶天士女科全书》《医宗金鉴》《黄帝内经》《景岳全书》《本草纲目》之类医典，总是百读不厌，时读时用，爱不释手。

我站起身，走到书橱前，觉得有些眼花缭乱。在一层层摆放的整整齐齐的珍贵书籍中，有《辞源》《辞海》《康熙字典》《中华大词典》《说文解字注》等古本工具书，有新旧版本《中医大词典》《内经词典》、三卷本《中药大词典》、十二卷装《古今图书集成·医部全录》等。看着，听着，使我真的大开了眼界。

闲话间，我留意到老大夫的写字台上，整齐地放着一本本就诊登记，一份份病情记录，一叠叠积攒起来的资料。这使我联想到以往在门诊上老大夫泰然自若，一丝不苟的诊病神态。那礼貌的对人，那热情的接待，那详细的询问，那反复的切脉，那认真的思考，那慎重的下药，以至对药引、配伍、禁忌等不厌其详的“繁琐”交代，寄托了老大夫对患者的亲切关怀。患者对他那一遍遍情真意切地嘱咐，听得那样仔细，生怕漏掉了一个字。这给了患者多大的安慰啊！

据我所了解，老大夫近十余年来治疗妇女不孕症 18530 例，治愈率 85.35%；治疗崩漏症 3550 例，治愈率 88.23%；治疗习惯性流产 1550 例，治愈率 85.29%。患者来自全国十多个省、市，慕名求诊者多。由于王老大夫的精湛医术和高尚医德，给数以万计的家庭带来了温馨、幸福和欢乐，赢得了广泛的社会声望，他先后被评为山东省卫生系统优秀知识分子、淄博市专业技术拔尖人才、名中医。

（1995 年 8 月 11 日刊于《淄博日报》周末扩大版）

专病论治

月经病论治

月经病总论

健康的女子，到了14岁左右，月经开始来潮，叫做初潮。以后就有规律地一月一次，按期来潮，一直到49岁左右为止，中间除妊娠和哺乳外，都是有规律地按期而至，这是生理常态。此外，也有身体无病而两月一至的，叫做“并月”；有三月一至的，叫作“居经”，也叫“四季经”；有一年一至的，叫“避年”；更有终生不行经而照常能够生育的，叫作“暗经”；怀孕以后仍按月行经而无损于胎儿的，叫“激经”，也叫“垢胎”。这些都是生理上的个别现象，不是疾病。

月经除有一定周期性外，经量基本上也较恒定，一般流血在 50 ~ 100ml（古人认为未婚者二两左右）。第二三天为最多，以后逐渐减少，行经每次持续 3 ~ 5 天，或 2 ~ 7 天，如无其他症状，也属正常范围。正常月经一般为暗红色，开始较浅，中间逐渐加深，最后又呈淡红，不凝结，无血块，不稀不稠，也无特殊臭味。

在中医理论体系中，胞宫有主月经及孕育胎儿的功能。月经是脏腑、经络、气血作用于胞宫的正常生理现象。生理常态下，五脏安和，气血充足，经脉通畅，下达胞宫，然后天癸至，月事以时下。《素问·上古天真论》说："女子七岁，肾气盛，齿更发长；二七而天癸至，任脉通，太冲脉盛，月事以时下。"可见肾气盛，天癸至，冲任二脉通盛，是产生月经的主要条件。月经的主要成分是血，血来源于脏腑，是脏腑功能活动的综合产物，与五脏密切相关。心主血，肝藏血，脾统血，肺主气，气行则血行，气为血之帅，血为气之母，气血阴阳互根。所以月经与五脏、气血、奇经的关系至为密切。其中尤与肾、肝、心、脾、气血、奇经的关系最为重要，兹分述如下。

一、脏腑气血经络与月经的关系

1. 肾与月经的关系

肾为先天之本，主藏精气，包含肾阴、肾阳，是天癸的物质基础，是人体生长发育和生殖的根本。故肾气旺盛才能"天癸至"，月经来潮，并能受孕。到了 49 岁以后，肾气衰退，天癸竭，月经逐渐断绝，并失去生育能力。因此，肾气之盛衰决定着月经和孕育的功能。

2. 肝与月经的关系

肝为藏血之脏，由脏腑化生的血，除营养周身外，皆藏于肝，其有余部分下注冲脉（血海）。冲脉起于会阴，而络于乳头；肝经之脉自足上行，沿股内侧，入阴毛中，环绕阴器，故肝与冲脉相连，肝血注入冲脉而产生月经。另一方面，肝主疏泄，喜条达，肝气畅达，血脉流通，则月经按期来潮。反之，肝气郁结，气血失和，则可导致月经紊乱。

3. 心与月经的关系

心主血，心统诸经之血。胞脉属心，而络于胞中。心血旺，则心气下通，故月经按期而来；心血虚，血海不充，则月事不来，所以心与月经有着密切的关系。

4. 脾与月经的关系

脾的作用是生血、统血和摄血。脾主运化水谷，输送精微，上注于心肺，乃化为血，故为血的生化源泉。女子以血为本，月经、乳汁为气血所化，怀孕后，胎儿又赖血以营养，这些都与脾的运化、统血有着密切的关系。

5. 气血与月经的关系

血是产生月经的一种物质基础。血的生成、统摄、运行有赖于气的调节。同时，气又依靠血的营养，所谓血为气之母，气为血之帅。血在妇女的生理作用是上为乳汁，下为月经。故气血协调，血脉通畅，血海按时满而后溢，月经方能如期来潮。

6. 奇经与月经的关系

经络学说是中医学理论体系的重要组成部分。经络就是人体通行气血、沟通内外表里的一个系统，它的主要内容有十二经脉、十二经别、奇经八脉、十五络脉、十二经筋和十二皮部。其中属于经脉方面的，以十二经脉为主。十二经别是从十二经脉分出，所以叫作别行的正经。督脉、任脉、冲脉、带脉、阴跻脉、阳跻脉、阳维脉、阴维脉八脉叫奇经，也称奇经八脉，奇经八脉联络于十二经脉之间，起着调节气血的作用。月经来自胞宫。胞宫除与脏腑十二经脉相联系之外，与冲、任、督、带四脉，特别与冲、任二脉的关系尤为密切。兹将四脉与月经的关系分述如下。

冲脉：冲脉为十二经气血汇聚之所，并调节十二经气血，故有“冲为血海”之称。冲脉起于胞中，并肾经之脉上行而经腹部的盆腔部位，夹脐旁左右各五分上行，与任脉会于咽喉，而络于唇口。冲脉之血既能滋养周身，又可下行而为月经，因此冲脉与月经的产生和调节有着密切的关系。

任脉：任脉为妊养胎儿的主要经脉，主一身之阴，凡精、血、津、液等阴液，都由任脉总司，为人体妊养之本。任脉行人体胸腹之前，其脉起于中极穴之下，当脐中而上行，循腹部正中线上行。由于任脉有输注人体阴液的作用，又与胞宫相连接，所以任脉的精气充盛和流通，为孕育创造了有利条件。

督脉：督脉与任脉同出胞宫，督脉行人身背脊之后，与任脉相对。以背为阳，腹为阴来说，任脉主一身之阴，督脉主一身之阳，二者维持阴阳气血的平衡，从而保持了月经的正常来潮，以及促进受孕。

带脉：带脉围腰一周，如带束腰，故称“带脉”。它的主要作用是约束冲、任、督三脉及十二经脉，而起到加强经脉间的互相联系和气血流通的作用。

综上所述，冲、任、督、带四脉内系胞宫，外连十二经脉，内外贯通，把妇女的生殖系统与整个机体紧密地联系起来。胞宫与冲、任、督、带四脉彼此关联，相互影响，四脉与妇女生理功能密切相关。

二、月经不调应以调经为主，施治方法则应因证而异

如前所述，月经是脏腑、经络、气血作用于胞宫的正常生理现象，五脏安和，气血充足，经脉通畅，下达胞宫，然后天癸至，月事以时下。因此以脏腑、经络、气血有病时，可导致月经不调；月经不调时，又可导致脏腑、气血、经络疾病的发生。临床上，二者是互相影响、互为因果的，所以关于月经不调的治疗，应以调经为主，施治的方法，则应因证而异，正如《女科经纶》所说："妇人有先病而后经不调者，有因经不调而后生病者。如先因病而后经不调，当先治病，病去则经自调；若因经不调而后生病，当先调经，经调则病自除。"这扼要地指出了治疗月经不调的原则。

三、调理月经治分三段，经期用药贵在温通

调经之法，治分三段。①在月经期则以调血为主。调血者，或调经，或通经，而重在活血化瘀。②在经后以补虚为主。补虚者，养血调经，而重在补益肝肾。③在平时以调气为主。调气者，调整机体之气血，以使五脏安和，气血充足，经脉通畅，下达胞宫，然后"天癸至，月事以时下"，则"阴平阳秘，精神乃治"。

经期用药，贵在温通。《素问·调经论》说：“血气者，喜温而恶寒，寒则泣而不能流，温则消而去之。”盖寒为阴邪，易伤阳气，血和气都是喜温暖而恶寒冷的，寒冷会使血气涩滞而不能通畅，温暖能使血气流通而易于运行。关于月经期间的用药问题，古人提出：“经水之行，宜用温而不用寒，寒则止留其血，使秽浊不尽，带淋瘕满，所由作矣。”又说：“经行之际，禁用（或慎用）苦寒辛散之药。”这是一般用药常规。但临床上，还需根据整体情况，辨证施治，着重调整和恢复全身机能，不可胶柱鼓瑟。

四、经期卫生要渗透到治疗过程中

妇女行经期间，正气偏虚，血室正开，邪气易侵，而罹疾患，“虚邪贼风，避之有时”，故经期卫生不容忽视，应渗透到治疗的全过程中去，庶几“调摄得宜，则经应以时矣”。

1. 心情舒畅

行经之时，肝血偏虚，肝气偏盛，情绪容易激动，应自我控制，勿过于悲伤恼怒。若肝气不舒，气血逆乱，则可以引起月经失调。

2. 劳逸适度

经期可以从事日常的工作、学习和劳动。超负荷的体力劳动或运动，易耗气动血，可引起经期延长和月经过多。从事一般的体力劳动，不但无害反而有利，因为适当的体力劳动，可以促进盆腔的血液循环，使血液流畅，从而减轻腰酸背痛及下腹部坠痛感。而过重的体力劳动和体育运动则使盆腔过度充血，而引起月经过多，经期延长及腹痛腰酸等。此外，还应保持充足的睡眠，使精神饱满，情绪稳定。

3. 调节饮食

经期不宜过食辛辣温燥的食物，以免血中蕴热，迫血妄行。亦不宜过食生冷寒凉之品，以免血为寒凝，血行不畅。

4. 注意寒温

经期宜保温暖，避风寒。如冒雨涉水或冷水洗浴，可导致寒凝血滞，月经不调。

5. 保持清洁

保持外阴清洁，非常重要。月经带及内衣要勤加换洗，纸垫或布垫要洁净、柔软，易于吸水。经期可以淋浴，但不宜盆浴、池浴和坐浴，以免邪毒入侵。

6. 避免房事

正值经期，合之非宜。强行交合，毒邪侵袭胞宫，可引起出血量多，经期延长，腰酸背痛，甚至导致盆腔炎症。

月经病各论

月经病是妇科的常见病，它包括月经的周期、经量、经色、经质等的改变，以及经行伴随病证，如腹痛、吐血、衄血等。临床常见的有月经先期、月经后期、月经先后无定期、月经过多、月经过少、经行吐衄、痛经、经闭、崩漏、月经前后诸证、经断前后诸证等。

一、月经先期

月经周期提前八九天以上，甚或一月二次的称为月经先期，也称“经早”。月经先期常合并月经过多。

（一）具体治法

1. 清热凉血法

适用于月经先期血热实证。症见：经期赶前，下血量多，血色深红或紫黑成块，质黏，心胸烦闷，舌苔薄黄，脉象滑数有力等。治宜清热凉血，此法主之。

处方：大生地 30g，丹皮 9g，地骨皮 15g，黄柏 9g，白芍 15g，青蒿 9g，茯苓 15g。水煎服。

腹痛者加元胡 9g，川楝子 9g。

2. 滋阴凉血法

适用于月经先期血热阴虚证。症见：月经赶前，经量少，经色浅淡，口干燥，五心烦热，舌淡少苔，脉象细数。治宜滋阴凉血，此法主之。

处方：大生地 30g，玄参 30g，寸冬 15g，地骨皮 15g，阿胶 15g（另烊化入）。水煎服。

3. 益气摄血法

适用于月经先期气虚证。症见：经期赶前，经色浅淡，量多，质清稀，倦怠气短，脉象缓弱等。治宜益气摄血，此法主之。

处方：党参 30g，黄芪 30g，阿胶 15g（另烊化入），白术 9g，炒当归 6g，远志 9g，炒枣仁 15g，棕榈炭 15g，地榆炭 30g，陈皮 9g，甘草 9g。水煎服。

（二）病案举例

病案 1

侯某，女，26 岁，工人，于 1977 年 1 月 17 日诊。

病史：23 岁结婚，婚后孕 1，正产 1，小孩现 1 岁多，已断奶。末次月经日期：1 月 6 日。月经 $14\frac{5\sim7}{20\sim25}$，量不多。末次月经26天来潮，持续5天，经色浅淡。经期腹痛，经后白带较多，腰痛，平常小腹隐隐作痛。

检查：面色萎黄，面目轻度浮肿，舌质淡，舌苔薄白，脉象细弱（左反关）。

辨证：月经先期——血虚血热证。

治法：滋阴凉血。

处方：大生地30g，玄参20g，麦门冬20g，地骨皮15g，阿胶20g，炒当归6g，黄芪30g，茜草炭15g，金铃子9g。水煎服。3剂。

服法：每日1剂，早晚各煎服1次。

二诊：1月21日。

药后病情无明显变化，查见：舌质淡，苔薄白，有齿印，脉象细弱（左反关）。据方加减续理。

处方：大生地30g，玄参15g，麦门冬20g，地骨皮15g，阿胶20g（另烊分2次入），炒当归6g，黄芪30g，茜草炭15g，金铃子9g。水煎服。3剂。

服法：每日1剂，早晚各煎服1次。

三诊：1月24日。

药后腰痛显著减轻，余症亦减。查见：舌质淡，苔薄白，脉细弱（左反关）。治宜滋阴凉血，补益心脾。据上方加减续理。

处方：①大生地30g，玄参15g，麦门冬20g，地骨皮20g，阿胶20g（另烊分2次入），炒当归6g，黄芪30g，茜草炭15g，金铃子9g。水煎服。3剂。

②人参归脾丸9g×20丸。

服法：先服汤药3剂，每日1剂，早晚各煎服1次；服完3剂汤药后，服人参归脾丸20丸，每日早晚各服1丸。

5月10日随访，3个月来月经正常。

按：本案例月经先期，血虚血热，热自阴来，热属虚热。血得热则妄行，故经行先期；腰为肾府，肾虚则腰痛；肾阴不足，则水亏火旺，经量不多；阴损及阳则经色浅淡；经期腹痛者为虚中夹瘀，气血凝滞之象；平常小腹隐隐作痛者，为血虚胞脉失养之故。综观本例，月经先期为血虚血热之证，治当滋阴清热凉血。全方重在养阴，津血同源，水盛而火自平、血可调。

病案2

郑某，女，25岁，工人，张店区马尚镇人。于1976年12月26日诊。

病史：末次月经日期：1975年12月26日。月经$14\frac{5\sim6}{18\sim20}$，量多，经色紫黑，有条块，气臭秽，经期腹痛，腰痛，午后潮热，口干，喜冷饮。

检查：唇色红，舌质红，舌苔薄黄，脉洪数。

辨证：月经先期——实热证。

治法：清热凉血。

处方：生地30g，丹皮9g，地骨皮15g，黄柏9g，白芍15g，青蒿9g，茯苓15g，炒当归6g，黄芪30g，寸冬15g。水煎服。3剂。

服法：每日1剂，早晚各煎服1次。

二诊：1975年12月30日。

服药3剂后，潮热瘥，余症无大变化。查见：舌质红，苔薄黄，脉洪数。宗原法续理。

处方：①大生地30g，丹皮9g，地骨皮15g，黄柏9g，白芍15g，青蒿9g，茯苓15g，炒当归6g，黄芪30g，寸冬

15g。水煎服。3剂。

②六味地黄丸 9g×20丸；黄连上清丸 60g×1瓶。

服法：先服汤药3剂，每日1剂，早晚各煎服1次；服完3剂汤药后，服六味地黄丸20丸，每日早晚各服1丸，每丸配服黄连上清丸3g。

1976年5月1日随访：月经已正常。

按：本案例为月经先期实热证。患者素体阳盛，喜食辛辣食物而致血热，影响冲任，迫使经血先期而下。经期赶前，经量多，经色紫黑或鲜红，是本证的辨证要点。口干，喜冷饮，舌质红，苔薄黄，脉洪数，为实热之征。故本证以清热凉血法治之而获效，并以六味地黄丸配黄连上清丸内服以收功。方中丹皮、地骨皮、黄柏清热泻火凉血；两地清血热而生水；白芍敛阴；茯苓宁心。全方虽属清火之品，但多为滋水之药，使火泻而液不伤，经血可调。用炒当归者，因当归、川芎为滑利（活血）之品，在失血过多的情况下不宜应用，当归炒用，则"守而不走"（养血而不活血）。腰为肾府，肾阴虚则腰酸痛。心主血，为火脏，肾阴不足则水不济火，故心火上炎，血热沸腾而出血，故治以六味地黄丸滋肾阴，复配黄连上清丸以清热泻火、解毒生津而收功。

病案3

邹某，女，年33岁，工人，于1976年5月7日诊。

病史：23岁结婚，婚后孕2胎，足月顺产2胎。末次月经日期：5月6日。今天是行经期第二天，这次月经18天来潮。月经 $14\frac{4\sim5}{15\sim20}$，经量多，色浅淡，质清稀，经后小腹绵绵作痛，两髋痛，白带不多，体倦乏力。

检查：面色萎黄，精神不振，舌质淡，苔薄白，脉象缓弱。

辨证：月经先期——气虚证。

治法：益气摄血法。

处方：①党参 30g，黄芪 30g，阿胶 20g（另烊化，分 2 次入），白术 9g，炒当归 6g，远志 9g，炒枣仁 15g，棕榈炭 15g，地榆炭 30g，陈皮 9g，甘草 9g。水煎服。3 剂。

②人参归脾丸 9g×20 丸；龙胆泻肝丸 9g×10 袋。

服法：先服方①之汤药 3 剂，每日 1 剂，早晚各煎服 1 次；服完 3 剂汤药待经净后，服人参归脾丸，每次 1 丸，一天 2 次，每次配服龙胆泻肝丸 4.5g（半袋）。

二诊：5 月 21 日。

末次月经日期：5 月 6 日。药后诸症减轻。查见舌淡少苔，脉象缓弱。守法据方加减续理。

处方：①党参 30g，黄芪 30g，阿胶 20g（另烊化分 2 次入），白术 9g，炒当归 6g，远志 9g，炒枣仁 15g，棕榈炭 15g，地榆炭 30g，陈皮 9g，甘草 9g。水煎服。3 剂。

②人参归脾丸 9g×20 丸；龙胆泻肝丸 9g×10 袋；女金丹 9g×10 丸。

服法：先服人参归脾丸 20 丸，每次 1 丸，一天 2 次，每次配服龙胆泻肝丸 4.5g（半袋）；服完人参归脾丸后，服女金丹 10 丸，每日早晚各服 1 丸，俱用温开水送下。待下次月经来潮时，服方①之汤药 3 剂，每日 1 剂，早晚各煎服 1 次。

随访：月经已正常。

按：本案例为月经先期气虚证。患者劳倦过度，饮食失调，致脾虚中气不足，血失统摄，导致本病。经期赶前，量多，色浅淡，质清稀，为本病的辨证要点。脾虚中气不足，血失统摄，故月经先期而下，治当益气摄血，故治以益气摄血法，继用人参归脾丸复配龙胆泻肝丸以摄血清热，终用女金丹以益气补血调经而收功。益气摄血法中，参、芪、术、草补脾益气；归、胶、棕炭、地榆炭养血止血；远志、枣仁养心安神；少佐陈皮以理气，使补而不滞。诸药合用以奏益气摄血之效。

（三）临证备要

所谓月经先期，不能因一次提早就作先期论治，应当结合其他全身症状做出诊断。若一月中经来二三次，或半月十几天就来一次，这是气血紊乱的症状，不得作为月经先期论治。体格强壮气血旺盛的妇女，先期数日而来，若全身脉证不见病态，其经量又多者，而是血旺有余，不必治疗。

月经先期症状颇多，妇女的禀赋强弱，年龄大小都与之有关系。如果年轻体壮的人经来腹痛，经色深红或紫黑而量多者，大都属热属实；倘若年老体弱，经来量少而色浅淡，经后腹痛喜按，食欲不振，精神疲倦等，大都属寒属虚。在治疗上，虚者应以补气养血为主，属实者，以平肝凉血为妥。

月经先期，有按月经期逐月赶前，下血量亦逐月递增者，须防血崩。

二、月经后期

月经经期延后八九天，甚至每隔四五十天一行者，称为“月经后期”，也称“经迟”。如偶然延迟一次的，若无其他症状，则不属月经后期范畴。

（一）具体治法

1. 温经行滞法

适用于月经后期实寒证。症见：月经后期，量少，色暗红，腹痛拒按，得温痛减，舌苔薄白，脉象沉紧等。治宜温经行滞，此法主之。

处方：炒当归15g，川芎9g，赤芍9g，熟地黄15g，桃仁15g，红花9g，熟附子6g，香附9g，乌药9g。水煎服。

2. 温经补血法

适用于月经后期血虚血寒证。症见：经行后期，量少，色浅淡，腹部隐痛，喜暖喜按，舌淡红，苔薄白，脉象细迟等。治宜温经补血，此法主之。

处方：当归9g，川芎9g，白芍9g，熟地黄15g，熟附子6g，肉桂3g，黄芪30g，杞子15g，怀牛膝15g。水煎服。

3. 补益气血法

适用于月经后期血虚证。症见：经行后期，量少，色淡，小腹空痛，面色萎黄，舌淡无苔，脉象细弱等。治宜温经补血，此法主之。

处方：当归9g，川芎9g，白芍9g，熟地黄15g，党参30g，白术9g，茯苓9g，甘草9g，黄芪30g，肉桂3g。水煎服。

4. 活血行瘀理气法

适用于月经后期血瘀证。症见：经来不畅，经色紫黑有条块，色暗不鲜，腹痛拒按，舌有瘀点，脉象沉紧等。治宜活血行瘀理气，此法主之。

处方：当归15g，川芎9g，赤芍9g，桃仁15g，红花9g，五灵脂9g，生蒲黄6g（纱布包煎），元胡9g，没药6g，肉桂 3g。水煎服。

（二）病案举例

病案 1

陈某，女，27 岁，工人，张店区马尚镇人。于 1977 年 11 月 14 日诊。

病史：23 岁结婚，婚后未孕。末次月经日期：10 月 15 日。月经 13 $\frac{5}{40 \sim 50}$，量中等，经色紫暗，有条块，经期腹痛，腰痛，平常白带不多，乳房不胀，大小便正常。

检查：舌质暗，舌苔薄黄，脉象细涩。

辨证：月经后期——血瘀证。

治法：活血行瘀理气。

处方：①当归 15g，川芎 9g，赤芍 9g，桃仁 15g，红花 9g，香附 9g，五灵脂 9g，生蒲黄 9g（纱布包煎），元胡 9g，没药 9g，肉桂 3g。水煎服。3 剂。

②通经甘露丸 9g × 10 袋；得生丹 9g × 20 丸；六味地黄丸 9g × 40 丸。

服法：先服六味地黄丸 20 丸，每日早晚各服 1 丸；等下次月经来潮时，服方①之汤药 3 剂，每日 1 剂，早晚各煎服 1 次；服完 3 剂汤药，待经净后服通经甘露丸 10 袋，每日早晚各服 1 袋；服完通经甘露丸后服得生丹 20 丸，每日早晚各服 1 丸。

二诊：1978 年 1 月 6 日。

末次月经日期：1977 年 12 月 22 日。这次月经 30 天来潮，持续 4 天，经色正，血块很少，小腹痛，腰痛。查见：舌淡苔薄，脉象细数。治宜养血活血，行瘀理气。

处方：①当归9g，川芎9g，赤芍9g，桃仁15g，红花9g，香附9g，五灵脂9g，生蒲黄9g（纱布包煎），元胡9g，没药9g。水煎服。2剂。

②当归养血丸60g×2瓶；六味地黄丸9g×20丸；艾附暖宫丸9g×20丸。

服法：先服艾附暖宫丸20丸，每日早晚各服1丸，待下次月经来潮时，服方①之汤药2剂，每日1剂，早晚各煎服1次；服完2剂汤药，待经净后服当归养血丸2瓶，每次6g，每天2次；服完当归养血丸后，服六味地黄丸20丸，每日早晚各服1丸。

按：本案例系月经后期血瘀证。患者素多抑郁，情志不舒，则血结滞，气血运行不畅，冲任受阻，血海不能按时满溢，月经因而后期。经行后期，经色紫黑有条块，腹痛拒按，舌有瘀点或瘀斑，脉象沉涩，是本证的辨证要点。根据“寒者热之”“血实宜决之”的原则，治以活血行瘀理气，并配服当归养血丸、六味地黄丸、艾附暖宫丸等，缓以收功。“丸者缓也”。凡下焦病、久病（慢性病）之不能速愈者，则以丸药缓治之。

活血行瘀理气法中，四物活血调经；桃、红、灵脂、蒲黄、没药行瘀止痛；香附理气；肉桂温通经脉。合而用之，有活血行瘀、理气调经之效。

病案2

徐某，女，26岁，工人，张店区马尚镇人。于1977年7月6日诊。

病史：23岁结婚，婚后未孕。末次月经日期：1977年7月5日。今天是行经期第二天，这次月经38天来潮。月经$14\frac{4\sim7}{40\sim50}$，量中等，色紫黑，有条块，腹痛，喜暖喜按，腰部酸痛。

检查：舌淡少苔，脉象虚细。

辨证：月经后期——虚寒证。

治法：温经补血。

处方：当归 9g，川芎 9g，白芍 9g，熟地黄 15g，熟附子 6g，肉桂 3g，枸杞子 15g，黄芪 30g，怀牛膝 15g，香附 9g。水煎服。3 剂。

服法：每日 1 剂，早晚各煎服 1 次。

二诊：1977 年 7 月 10 日。

末次月经日期：7 月 5 日。这次月经 38 天来潮，持续 4 天，腰痛，小腹隐痛。查见：脉象细涩，舌淡少苔。据原方续理。

处方：①当归 9g，川芎 9g，白芍 9g，熟地黄 15g，熟附子 3g，肉桂 2g，枸杞子 15g，黄芪 30g，怀牛膝 15g，香附 9g。水煎服。2 剂。

②通经甘露丸 9g×10 袋；得生丹 9g×20 丸；六味地黄丸 9g×20 丸。

服法：先服通经甘露丸 10 袋，每日早晚各服 1 袋；服完通经甘露丸后，服得生丹 20 丸，每日早晚各服 1 丸，每丸配服六味地黄丸半丸；服完得生丹后，服六味地黄丸 10 丸，每日早晚各服 1 丸；待至下次月经来潮时，服方①之汤药 2 剂，每日 1 剂，早晚各煎服 1 次。

三诊：1977 年 10 月 11 日。

末次月经日期：1977 年 7 月 5 日。现停经 3 个月零 9 天。腰酸，体倦乏力，脉象滑细而数，舌苔薄。

辨证：早孕——肾虚证。

治法：益肾安胎。

处方：①红参15g（另煎入），白术9g，茯苓9g，甘草9g，寄生9g，炒杜仲15g，莲子15g，苏梗9g，黄芩9g，砂仁3g。水煎服。3剂。

②六味地黄丸9g×10丸。

服法：先服方①之汤药3剂，每日1剂，早晚各煎服1次；服完3剂汤药后，服六味地黄丸，每早1丸。

按：本案例系月经后期虚寒证。后期量少色淡，小腹隐痛，喜暖喜按，为本证的辨证要点。患者禀赋素弱，阳虚内寒，寒则脏腑气化不行，致冲任血虚，血海不能按时满溢，月经因而后期。根据“虚者补之”，“寒者热之”的原则，以温经补血法治之而获效。方中的四物养血；桂、附温经散寒；枸杞、牛膝补益肝肾，使精血相生；黄芪补气，合当归为当归补血汤，寓有阳生阴长之意；气行则血行，调经必先理气，故加香附以理气开郁，调经止痛（通则不痛）。诸药合用以奏温经补血之效。二诊时，脉见细涩，为血虚夹瘀之征，急则治标，故予通经甘露丸以化瘀通络，继服得生丹以调经养血，理气化瘀，因此血足经调，至三诊时，则已妊娠3个月。然，脉象滑数，应指两尺更弱，证属肾虚，故以益肾安胎为法，予汤药3剂及六味地黄丸内服，以使胎安而发育良好。

病案3

董某，女，19岁，工人，淄川区商家村人。于1975年11月15日诊。

病史：未婚。近半年来，经前口干，喝凉开水多。末次月经日期：1975年8月15日。

月经15 $\frac{1 \sim 3}{60 \sim 95}$，量不多，经色紫暗，经期腹痛拒按，得暖则减，腹部不痛，现停经3个月。

检查：面色无华，体瘦，头发稀疏，舌淡少苔，脉象沉紧。腹平软，肝脾（—），未触及包块，小腹左侧轻度压痛。

辨证：月经后期——实寒证。

治法：温经行滞。

处方：①当归 15g，川芎 9g，赤芍 9g，熟地黄 15g，桃仁 15g，红花 9g，熟附子 6g，干姜 6g，香附 9g，乌药 9g。水煎服。3 剂。

②通经甘露丸 9g × 10 袋；当归养血丸 60g × 2 瓶；六味地黄丸 9g × 20 丸；艾附暖宫丸 9g × 20 丸。

服法：先服通经甘露丸 10 袋，每次 1 袋，每天 2 次；服完通经甘露丸后，服当归养血丸 2 瓶，每次 6g，每天 2 次，每次配服六味地黄丸半丸；服完当归养血丸后，服艾附暖宫丸 20 丸，每次 1 丸，早晚各服 1 丸，每丸配服六味地黄丸半丸。待下次月经来潮时，先服方①之汤药 3 剂，每日 1 剂，早晚各煎服 1 次。

随访：月经已正常。

按：本案例系月经后期实寒证。月经后期，量少，色暗，腹痛拒按，得暖痛减，为本证的辨证要点。患者经前口干，喜冷饮，久之，感受寒凉，寒邪乘虚搏于冲任，血为寒凝，脉道不通（实寒），故月经后期。根据“寒者热之”，“血实宜决之”的原则，治以温经行滞法，复配服通经甘露丸、艾附暖宫丸、当归养血丸、六味地黄丸以收功。温经行滞法中，桃红四物活血化瘀行滞；香附、乌药理气止痛；姜、附温经散寒。合而用之，以收温经行滞之效。

（三）临证备要

月经后期，日久不治或治不如法，经期递延，经量递减者，每致经闭。临床上，月经后期应注意与早孕、胎漏相鉴别。《素问·至真要大论》说：“谨守病机，各司其属，有者求之，无者求之，……疏其气血，令其调达，而致和平。”应避免“盛盛”“虚虚”“致邪”“失正”。

哺乳妇人，一般是月经停止不来，但也有月经每月来潮的，不过在时间方面，经常有后延现象，如身无他病，这是受哺乳的影响，不是病态。月经后期之属于血虚者，每多与心肺有损有关，其日期往往愈延愈久，终致血枯经闭，治疗上宜以养血滋阴为主，忌用劫耗阴液之品。

三、月经先后无定期

月经不按周期来潮，先后无定，称为“月经先后无定期”，又称“经乱”。

（一）具体治法

1. 固肾培元法

适用于月经先后无定期肾虚者。症见：经期先后不定，量少色淡，质清稀，头晕耳鸣，腰部酸软，小腹空坠，舌苔薄白，脉象沉弱等。治宜固肾培元，此法主之。

处方：熟地黄 30g，干山药 15g，山茱萸 15g，丹皮 9g，茯苓 9g，泽泻 9g，当归 9g，黄芪 30g，菟丝子 15g，远志 9g，砂仁 3g，甘草 9g。水煎服。

2. 疏肝解郁养血法

适用于月经先后无定期肝气郁滞之证。症见：经期先后不定，量或多或少，经前小腹两侧痛，经行不畅，情志抑郁，善太息，口苦，脉象弦涩等。治宜疏肝解郁养血，此法主之。

处方：当归 15g，白芍 15g，熟地黄 15g，菟丝子 20g，干山药 15g，茯苓 9g，炒芥穗 6g，柴胡 6g。水煎服。

（二）病案举例

病案 1

杨某，女，24 岁，工人，张店区马尚镇人。于 1975 年 12 月 27 日诊。

病史：23 岁结婚。婚后未孕。末次月经日期：12 月 16 日。月经 15 岁初潮，周期不定，15 ~ 20 天或 40 ~ 50 天来潮一次，或数月一次，量或多或少，经色浅淡，有时紫黑质粘，腰痛，头晕，头发稀疏脱落。这次月经 18 天来潮，持续 7 天，量少。

检查：体瘦，面色晦暗不泽，头发稀疏，舌质淡，苔薄白，脉象沉弱。

辨证：月经先后无定期——肾虚证。

治法：固肾培元。

处方：①熟地黄 30g，干山药 15g，山茱萸 15g，牡丹皮 9g，茯苓 9g，泽泻 9g，当归 9g，黄芪 30g，菟丝子 15g，远志 9g，砂仁 3g，甘草 9g。水煎服。3 剂。

②六味地黄丸 9g × 20 丸；妇科十味片 100 片 ×1 瓶。

服法：先服方①之汤药 3 剂，每日 1 剂，早晚各煎服 1 次；服完 3 剂汤药后，服六味地黄丸 20 丸，每日早晚各服 1 丸，每丸配服妇科十味片 5 片，俱用温开水送下。

二诊：1976 年 1 月 8 日。

末次月经日期：1975 年 12 月 16 日。药后病情无明显变化。查见：脉沉弱，舌质淡，舌苔白。守原法续理。

处方：①熟地黄 24g，干山药 12g，山茱萸 15g，牡丹皮 9g，茯苓 9g，泽泻 9g，当归 9g，黄芪 30g，菟丝子 15g，远志 9g，砂仁 3g，甘草 9g。水煎服。3 剂。

②六味地黄丸 9g×20 丸；妇科十味片 100 片 ×1 瓶。

服法：先服方①之汤药 3 剂，每日 1 剂，早晚各煎服 1 次；服完 3 剂汤药后，服六味地黄丸 20 丸，每日早晚各服 1 丸，每丸配服妇科十味片 5 片。

三诊：1976 年 1 月 23 日。

末次月经日期：1 月 23 日。今天是行经期第一天，这次月经 39 天来潮，经色浅淡，腰酸，体倦乏力。查见：脉象沉细无力，舌质淡，苔薄白。守原法续理。

处方：①熟地黄 24g，干山药 12g，山茱萸 15g，牡丹皮 9g，茯苓 9g，泽泻 9g，当归 9g，黄芪 30g，菟丝子 15g，远志 9g，砂仁 3g，甘草 9g。水煎服。3 剂。

②六味地黄丸 9g×20 丸；妇科十味片 100 片 ×1 瓶。

服法：先服方①之汤药 3 剂，每日 1 剂，早晚各煎服 1 次；服完 3 剂汤药，待经净后服六味地黄丸 20 丸，每日早晚各服 1 丸，每丸配服妇科十味片 5 片。

劳动节随访，月经已正常。

按：本案例系月经先后无定期肾虚证。经期先后不定，量少色淡，质清稀，伴见腰酸痛，头晕耳鸣，为本证的辨证要点。患者禀赋不足，肾气虚弱，冲任失调，血海蓄溢失常，致月经周期错乱。肾阴虚则经血少，肾阳虚则经色淡，质清稀。腰为肾府，肾阴虚则腰酸痛，肾阳虚则腰冷痛。脑为髓海，髓海不足，孔窍不利，故头晕耳鸣。肾藏精，其华在发，肾精不足则头发稀疏脱落。肾为先天之本，元气之根，根据“虚者补之，损者益之”的原则，以固肾培元法治之而获效，继服六味地黄丸合妇科十味片以收功。固肾培元法中，六味地黄汤滋补肾阴；当归养血；黄芪补气；菟丝子补肝肾，益精髓，使阳生阴长，精血相生；少佐砂仁以理气，使补而不滞；甘草调和诸药。诸药合用以奏固肾培元之效。

病案 2

翟某，女，21 岁，工人，淄川区二里村人。于 1977 年 1 月 12 日诊。

病史：未婚。末次月经日期：1976 年 12 月 25 日。月经 13 岁初潮，经期前后不定，25 ~ 30 天或 50 ~ 60 天一潮，量或多或少，持续 3 ~ 5 天或 2 ~ 7 天，经色紫暗，经期胁肋及小腹胀痛，口苦，心烦易怒。检查：舌有紫气，脉象弦涩。

辨证：月经先后无定期——肝气郁滞证。

治法：疏肝解郁养血。

处方：当归 15g，白芍 15g，熟地黄 15g，菟丝子 20g，干山药 15g，茯苓 9g，炒芥穗 6g，柴胡 6g。水煎服。5 剂。每日 1 剂，早晚各煎服 1 次。

二诊：1977 年 1 月 19 日。

药后病情无明显变化。查见：舌质暗，脉象弦涩。据原法续理。

处方：①当归 15g，白芍 15g，熟地黄 15g，菟丝子 20g，干山药 15g，茯苓 9g，炒芥穗 6g，柴胡 6g。水煎服。5 剂。

②六味地黄丸 9g × 20 丸；逍遥丸 9g × 10 袋。

服法：先服方①之汤药 5 剂，每日 1 剂，早晚各煎服 1 次；服完 5 剂汤药后，服六味地黄丸 20 丸，每日早晚各服 1 丸，每丸配服逍遥丸半袋。

同年 7 月随访，月经已正常。

按：本案例系月经先后无定期肝气郁滞证。经期先后不定，量或多或少，色淡质稀或紫黑质黏，胁肋胀痛，口苦脉弦为本病的辨证要点。肝主疏泄，性喜条达。患者素性抑郁，致肝气逆乱，冲任失调，血海蓄溢失常，故月经期量紊乱。治宜疏肝解郁，活血调经，用疏肝解郁养血法治之而获效，复配六味地黄丸合逍遥丸内服以收功。《傅青主女科》说："经水出诸肾，而肾为肝之子，肝郁则肾亦郁矣，肾郁而气必不宣，前后之或断或续，正肾之或通或闭耳。……治法宜疏肝之郁，即开肾之郁也，肝肾之郁既开，而经水自有一定之期矣。"疏肝解郁养血法中，熟地、山药补肾阴；菟丝子益阴而固阳；归、芍养肝补血；茯苓健脾利湿；炒芥穗祛风止血；柴胡升阳。合而用之，有疏肝解郁调经之效。

（三）临证备要

本病患者，多为情志不遂的妇女，因为情志不遂，沉思积郁，容易损伤冲任，冲为血海，任主胞胎，冲任一伤，则血海蓄溢失常，导致本病的发生。

本病如果日久不治，不但不易孕育，而且气血逆乱，容易引起血崩，不可不引起重视。

本病如见腹中有痞块者，则按癥瘕积聚论治。

四、月经过多

月经周期正常，而经量及经期超过正常范围者，称为"月经过多"。

（一）具体治法

1. 清热凉血固经法

适用于月经过多血热证。症见：月经过多，经色深红，稠黏，或鲜红有紫块，心烦口渴，腰腹胀痛，便秘溲赤，舌红苔黄，脉滑数等。治宜清热凉血固经，此法主之。

处方：当归 9g，川芎 3g，白芍 15g，黄芩 9g，黄连 3g，知母 9g，黄柏 9g，阿胶 15g（另烊化，分 2 次入），艾叶 9g，香附 9g，甘草 6g。水煎服。

2. 益气摄血法

适用于月经过多气虚证。症见：月经过多，色淡，质清稀，气短懒言，小腹空坠，舌质淡红，苔薄白，脉象细弱等。治宜益气摄血，此法主之。

处方：党参 30g，黄芪 30g，阿胶 15g（另烊化，分 2 次入），白术 9g，炒当归 6g，远志 9g，炒枣仁 15g，棕榈炭 30g，地榆炭 30g，陈皮 9g，甘草 9g。水煎服。

（二）病案举例

尚某，女，30 岁，工人，张店区马尚镇人。于 1976 年 6 月 23 日诊。

病史：23 岁结婚，婚后孕 1，正产 1，小孩 3 岁。近 2 个多月来，经来流血量较多，持续 7 ~ 10 天，血色深红，心烦口渴，经前多喜冷饮，腰部酸软。末次月经日期：6 月 10 日。月经 $13\frac{7\sim10}{25}$，量较多。

检查：舌质红，苔薄黄，脉象滑数。

辨证：月经过多——血热证。

治法：清热凉血固经。

处方：当归 9g，川芎 6g，白芍 15g，生地黄 20g，黄芩 9g，黄连 2g，知母 9g，黄柏 9g，阿胶 15g（另烊化，分 2 次入），艾叶 9g，香附 6g，甘草 9g。水煎服。5 剂。每日 1 剂，早晚各煎服 1 次。

随访：月经已正常。

按：本病多因血热冲任失守，血海不固所形成。月经过多，经色深红质稠黏，便秘溲赤，舌红苔黄，脉象滑数，为本病的辨证要点。患者禀赋素盛，阳气有余，气盛则生热（阳盛则热），热则血溢不守而增多；过食辛辣之品，热伏冲任，迫血妄行，致令血量加多。阳盛则热，迫血妄行，故经行量多；血为热灼，则经色深红或紫黑而质黏稠；热壅气滞，气滞则血滞，故兼有血块和腰酸胀痛；热盛津伤，故口渴；尿黄便结，舌红苔黄，脉象滑数，为热邪内盛之征。根据“热者寒之”的原则，以清热凉血固经法治之。方中芩、连、知、柏清热泻火；生地、白芍凉血养阴；归、芎、香附活血理气止痛；胶、艾止血固经；党参补气摄血；甘草调和诸药。诸药合用，共奏清热凉血固经之效。

月经过多，常与月经先期同时出现，可参阅“月经先期”有关治法。

五、月经过少

月经周期如常，经量减少，或行经时间缩短，经量少于平日者，称为“月经过少”。

（一）具体治法

1. 补气养血扶脾法

适用于月经过少血虚证。症见：经来量少，色淡，小腹空痛，皮肤干燥不润，头晕心悸，腰腿酸软，舌质淡少苔，脉象虚细等。治宜补气养血扶脾，此法主之。

处方：当归 9g，川芎 9g，白芍 15g，熟地黄 15g，熟附子 6g，肉桂 2g，黄芪 30g，枸杞子 15g，怀牛膝 15g。水煎服。

2. 活血化瘀法

适用于月经过少血瘀证。症见：经来量少，色紫黑有条块，小腹胀痛拒按，血块排出痛减，舌质紫暗，脉象沉涩等。治宜活血化瘀。此法主之。

处方：当归 15g，川芎 9g，赤芍 15g，桃仁 15g，红花 9g，香附 9g，五灵脂 9g，生蒲黄 6g（纱布包煎），元胡 9g，没药 6g，肉桂 2g。水煎服。

（二）病案举例

病案 1

刘某，女，23 岁，工人，张店区马尚镇人。于 1977 年 1 月 3 日诊。

病史：已婚半年。末次月经日期：1976 年 12 月 17 日。月经 13 $\frac{1}{30}$，量少，有时点滴即止，经色红，或紫黑，经期腹痛，腰痛，经前乳房胀痛，乳头痛。

检查：舌质淡，少苔，脉象细涩。

辨证：月经过少——血虚肝郁证。

治法：益气养血扶脾，疏肝解郁。

处方：当归 9g，川芎 9g，白芍 15g，熟地黄 15g，党参 15g，白术 9g，茯苓 9g，甘草 9g，柴胡 9g，青皮 9g，川楝子 9g。水煎服。5 剂。

服法：每日 1 剂，早晚各煎服 1 次。

二诊：1977 年 1 月 10 日。

末次月经日期：1976 年 12 月 17 日。药后腰痛减轻，余症亦减。查见：舌淡少苔，脉象虚细。守原法续理。

处方：①当归 9g，川芎 9g，白芍 15g，熟地黄 15g，党参 30g，白术 9g，茯苓 9g，甘草 9g，柴胡 9g，青皮 9g，川楝子 9g，枳壳 9g。水煎服。3 剂。

②当归养血丸 60g×2 瓶；六味地黄丸 9g×20 丸；逍遥丸 9g×20 袋。

服法：先服方①之汤药 3 剂，每日 1 剂，早晚各煎服 1 次，服完 3 剂汤药后，服当归养血丸 2 瓶，每次 6g，每天 2 次，每次配服六味地黄丸半丸；服完当归养血丸后，服逍遥丸 20 袋，每日早晚各服 1 袋，每袋配服六味地黄丸半丸。经期停药，经后继续服。

5 月初随访，月经已正常。

按：本案例月经过少系血虚肝郁证。经来量少色淡，质清稀，为血虚经少的辨证要点。乳房属于足阳明胃经，乳头属于足厥阴肝经，伴见乳房胀痛，乳头痛，为肝郁气滞之征。根据“虚者补之”“木郁达之”的原则，治以补气养血扶脾法，佐柴胡、枳壳、青皮、川楝子以疏肝解郁，如是则标本兼顾，诸症悉瘥。

病案 2

王某，女，38 岁。于 1977 年 1 月 13 日诊。

病史：婚后孕 4 胎，足月顺产 4 胎，已绝育。近 3 个月来，月经不正常。末次月经日期：1976 年 12 月 21 日。月经 14 $\frac{1\sim2}{28\sim30}$，量少，有时点滴即止，经色紫暗，质黏有块，经期小腹痛，上腹胀。

检查：舌质淡，有紫气，少苔，脉象沉细而涩。腹壁松弛，肝脾（–），未触及包块。

辨证：月经过少——血瘀证。

治法：活血化瘀。

处方：①当归 15g，川芎 9g，赤芍 15g，桃仁 15g，红花 9g，香附 9g，元胡 9g，没药 6g，肉桂 2g。水煎服。2 剂。

②通经甘露丸 9g×10 袋；当归养血丸 60g×2 瓶；六味地黄丸 9g×20 丸。

服法：先服六味地黄丸 10 丸，每日早晚各服 1 丸；待下次月经来潮时，服方①之汤药 2 剂，每日 1 剂，早晚各煎服 1 次；服完 2 剂汤药，待经净后服通经甘露丸 10 袋，每日早晚各服 1 袋；服完通经甘露丸后，服当归养血丸 2 瓶，每次服 6g，每天 2 次，每次配服六味地黄丸半丸；服完当归养血丸后，服六味地黄丸 10 丸，每日早晚各服 1 丸。

同年 5 月份随访，月经已正常。

按：本案例月经过少系血瘀证。经来量少，色紫暗，夹有血块，经期小腹胀痛拒按，舌有瘀点或瘀斑，为本证的辨证要点。根据“实者泻之”“血实宜决之”的原则，以活血化瘀法治之，复以通经甘露丸、当归养血丸、六味地黄丸内服，调理半月以收功。

（三）临证备要

关于引起月经过少的原因，《万氏妇科汇要》说：“瘦人经水来少者，责其血虚也。”《叶天氏女科》说：“形瘦经少，此血气弱也。”此指血虚而致经少；又说：“形肥经少，痰凝经隧也。”此指经少由于痰阻。一般来说，本病大都是生血不足，因此血量涩少。薛立斋说：“血者水谷之精气也，和调五脏，洒陈六腑，在男则化为精，在女则上升为乳，下为月水，故心虽主血，肝藏血，亦皆统摄于脾，补脾和胃则血自生矣。”“脾为生化之源”，可见本病发生的原因，脾气虚弱不能生血是关键所在，临床上必须顾及这一点。在使用补血药时，勿过用腻滞之品，也不可妄用破血之药，免犯“虚虚”之戒。

妇女一向行经正常，偶尔一次有经量过少现象，要注意是否怀孕。

六、痛经

妇女在行经期间或行经前后，小腹及腰部疼痛，甚或剧痛难忍，严重时伴有恶心、呕吐、腹泻，甚至昏厥，随着月经周期持续发作，这种症状称为“痛经”。

（一）具体治法

1. 活血行瘀，理气止痛法

适用于痛经气滞血瘀证。症见：经前或经期小腹胀痛重坠，拒按，经量少，经行不畅，经色紫暗，有血块，块下则腹痛减轻，胸胁作胀，舌质紫暗或正常，脉象沉涩。治宜活血行瘀，理气止痛，此法主之。

处方：当归 15g，川芎 9g，赤芍 15g，桃仁 15g，红花 9g，五灵脂 9g，生蒲黄 9g（纱布包煎），元胡 9g，没药 6g，肉桂 2g，香附 9g。水煎服。

2. 益气养血止痛法

适用痛经气血虚弱证。症见：经后小腹绵绵作痛，按之痛减，体倦懒言，经量少，色淡质清，舌质淡，苔薄白，脉象虚细等。治宜益气养血止痛，此法主之。

处方：当归 9g，川芎 9g，白芍 15g，熟地黄 15g，党参 30g，白术 9g，茯苓 9g，甘草 9g，黄芪 30g，肉桂 2g，元胡 9g，乌药 9g。水煎服。

（二）病案举例

病案 1

赵某，女，24 岁，工人，张店区房镇人。于 1976 年 6

月 21 日诊。

病史：未婚。经来小腹疼痛难忍。末次月经日期：6 月 17 日。月经 14 $\frac{4 \sim 5}{30 \sim 35}$，量中等，经色紫黑有块，小腹胀痛，块下则腹痛减轻。

检查：舌尖边有瘀点，脉象沉涩。

辨证：痛经——血瘀证。

治法：活血行瘀止痛。

处方：①当归 15g，川芎 9g，赤芍 15g，桃仁 15g，红花 9g，五灵脂 9g，生蒲黄 9g（纱布包煎），元胡 9g，没药 9g，炮姜 3g。水煎服。2 剂。

②当归养血丸 60g×2 瓶；六味地黄丸 9g×30 丸。

服法：待经净后，服当归养血丸 2 瓶，每次 6g，每天服 2 次，每次配服六味地黄丸半丸；服完当归养血丸后，服六味地黄丸 20 丸，每日早晚各服 1 丸。待下次月经来潮时，服方①之汤药 2 剂，每日 1 剂，早晚各煎服 1 次。

二诊：1976 年 7 月 15 日。

今天是行经期第一天，上次方①之汤药 2 剂，正在服用中。这次月经 29 天来潮，腹痛较前减轻，经色紫暗，腰酸，平常白带不多。查见：脉象细涩，舌苔薄黄。治宜活血祛瘀。

处方：①当归 15g，川芎 9g，赤芍 15g，桃仁 15g，红花 9g，香附 9g，元胡 9g，没药 9g，党参 15g，炮姜 3g。水煎服。2 剂。

②当归养血丸 60g×2 瓶；六味地黄丸 9g×30 丸。

服法：待经净后，服当归养血丸 2 瓶，每次 6g，每天服 2 次，每次配服六味地黄丸半丸；服完当归养血丸后，服六味地黄丸20丸，每日早晚各服1丸。待下次月经来潮时，服方①之汤药2剂，每日1剂，早晚各煎服1次。

国庆节日随访，近2个月来月经时未再腹痛。

按：痛经的产生，主要是由于气血运行不畅所致，所谓“不通则痛”。气血运行不畅，则血不能随气而流通，以致冲任不利，经血滞于胞中而作痛。血瘀则经色紫黑有块；瘀血排出后则气血暂通，故腹痛稍减；舌质暗，舌边尖有瘀点，脉沉涩，均为气滞血瘀之征。故治以活血化瘀止痛法而获效。方中归、芎、芍活血调经，桃红、元胡、灵脂、蒲黄、没药行瘀止痛，炮姜温通气血，甘草调和诸药，共奏调气活血、行瘀止痛之效。

病案2

朱某，女，23岁，工人，周村区爱国村人。于1975年12月6日诊。

病史：未婚。近3个月来经来小腹疼痛难忍。末次月经日期：12月6日。月经 $13\frac{4\sim6}{25\sim30}$ 天，量中等，经期小腹绞痛难忍，经色紫黑，有条块，块下则腹痛减轻，平常腰痛，这次月经30天来潮。

检查：面部表情痛苦，舌有紫气，脉象沉涩。

辨证：痛经——气滞血瘀证。

治法：活血行瘀，理气止痛。

处方：①当归15g，川芎9g，赤芍15g，桃仁15g，红花9g，香附9g，元胡9g，没药9g，党参15g，炮姜3g。水煎服。2剂。

②当归养血丸60g×2瓶；六味地黄丸9g×30丸。

服法：服方①之汤药2剂，每日1剂，早晚各煎服1次；

服完2剂汤药，待经净后，服当归养血丸2瓶，一次6g，每日早晚各服1次，每次配服六味地黄丸半丸；服完当归养血丸后，服六味地黄丸20丸，每次1丸，每日早晚各服1丸。

二诊：1976年1月5日。

今天是行经期第一天。这次月经31天来潮，经来腹痛较上次显著减轻，经色紫黑，有块不多。查见：舌有瘀点，脉象沉涩。守原法续理。

处方：①当归15g，川芎9g，赤芍15g，桃仁15g，红花9g，五灵脂9g，生蒲黄9g（纱布包煎），元胡9g，没药9g，炮姜3g。水煎服。2剂。

②当归养血丸60g×2瓶；六味地黄丸9g×30丸。

服法：服方①之汤药2剂，每日1剂，早晚各煎服1次；服完2剂汤药待经净后，服当归养血丸2瓶，一次6g，每日早晚各服1次，每次配服六味地黄丸半丸；服完当归养血丸后，服六味地黄丸20丸，每日早晚各服1丸。

4月初随访，近2个月来，经期未再腹痛。

按：以上2个病例，均系痛经气滞血瘀证。本病以行经前后周期性小腹疼痛为主症。临床上一般以经前或行经期痛者为实（气滞血瘀），经后痛者为虚（气血虚弱），按之痛甚者为实，此外并须结合全身症状，辨证施治。一般来说，经前或经期腹痛的痛经，多为气滞血瘀，每月于月经将见微觉腹痛之日起，投药2～3剂，连服2个周期，多可痊愈。

病案3

杨某，女，28岁，市民，淄川区商家村人。于1976年6月21日诊。

病史：婚后孕4，流产3，足月正产1，小孩现1岁多，尚哺乳。现症经后小腹痛。末次月经日期：6月18日。这次月经32天来潮，持续3天。昨天经净，小腹疼痛，绵绵不休，喜暖喜按，按之痛减，体倦乏力，有时心慌，食纳可，二便调，白带不多。

检查：面色苍白，舌质淡，少苔，脉象细弱。

辨证：痛经——气血虚弱证。

治法：益气养血止痛。

处方：①当归9g，川芎9g，白芍15g，熟地黄15g，党参30g，白术9g，茯苓9g，甘草9g，黄芪30g，肉桂2g，元胡9g，乌药9g。水煎服。3剂。

②十全大补丸9g×20丸；人参归脾丸9g×20丸。

服法：先服方①之汤药3剂，每日1剂，早晚各煎服1次；服完3剂汤药后，服十全大补丸20丸，每日早晚各服1丸，中午服人参归脾丸1丸；服完十全大补丸后，服人参归脾丸10丸，每日早晚各服1丸。

之后，未再就诊。随访已愈。

按：本案例系痛经气血虚弱证。患者素体亏虚，气血虚弱，加之小孩1岁多尚哺乳，致行经以后血海空虚，胞络失于濡养，故经后腹痛，经来量少，色淡质稀；血虚不能上荣于面，故面色苍白；气虚则阳气不足，故体倦乏力；舌淡少苔，脉象细弱，为气血亏虚之征。根据“虚者补之”的原则，以益气养血止痛法治之而获效，气血充足，胞脉得养，则腹痛自瘥。

（三）临证备要

关于痛经，《医宗金鉴》说：“经前腹痛，乃气血凝滞。”《丹溪心法》说：“经过而作痛者，乃血虚有热。”根据以上二说，经前痛为气血凝滞，经后痛者为血虚。张景岳说：

“痛经病实者，多痛于未行之前，经通而痛自减。虚者多痛于既行之后，血去而痛未止，或血去而痛益甚。”这说明了实痛在经前，虚痛在经后，临床应须掌握这些宝贵的经验，辨证施治，庶免贻误。

在用药方面，当归、白芍、元胡、乌药四味药，为治一切痛经之要药，可随证应用。

七、崩漏

妇女不在行经期间，阴道不规则出血（“非时下血”），称为“崩漏”，又称“崩中漏下”。若出血量多，来势急猛的称为崩，又称为崩中；出血量少，淋沥不净的称为漏，又称为经漏。两者常互相转化，互为因果，即血崩日久，气血耗损渐致漏，久漏不止，病势渐进为崩，故崩漏并称。

（一）具体治法

1. 补脾摄血法

适用于崩漏脾虚证。症见：阴道突然下血或漏下不止，血色鲜红，小腹胀痛，食少便溏，心慌气短，倦怠乏力，腰酸或痛，小便清长，面色浮黄，舌淡苔白，脉象沉弱等。治宜补脾摄血，此法主之。

处方：党参 30g，黄芪 30g，阿胶 15g（另烊化，分 2 次入），白术 9g，炒当归 6g，远志 9g，炒枣仁 15g，棕榈炭 30g，地榆炭 30g，陈皮 9g，甘草 9g。水煎服。

2. 清热凉血止血法

适用于崩漏血热证。症见：阴道骤然下血甚多，或淋沥不断，血色鲜红，烦热口渴，睡眠欠佳，面色潮红，腰酸，心慌气短，倦怠乏力，脉象数大等。治宜清热凉血止血，此法主之。

处方：干生地24g，黄芩9g，丹皮9g，地榆炭30g，棕榈炭15g，阿胶15g（另烊化，分2次入），地骨皮15g，甘草9g。水煎服。

3. 疏肝解郁止血法

适用于崩漏气郁证。症见：阴道骤然下血甚多，或淋沥不断，或时有时无，血色紫暗，小腹及胸胁胀痛，性急易怒，时欲太息，精神抑郁，腰酸倦怠，舌质红，苔微黄，脉象弦紧等。治宜疏肝解郁止血，此法主之。

处方：炒当归9g，柴胡9g，焦栀子9g，茯苓15g，白术9g，丹皮9g，阿胶15g（另烊化，分2次入），血余炭9g，地榆炭30g，炒蒲黄9g（纱布包煎）。水煎服。

4. 化瘀止血法

适用于崩漏血瘀证。症见：阴道下血淋沥不止，或时断时续，或骤然下血量多，血色暗红，杂有血块，小腹疼痛拒按，腰酸倦怠，舌质正常或紫暗，脉象弦紧等。治宜化瘀止血，此法主之。

处方：当归9g，川芎6g，没药6g，五灵脂9g，丹皮6g，丹参15g，炒艾叶9g，阿胶15g（另烊化，分2次入），海螵蛸9g，三七粉6g（分2次冲）。水煎服。

5. 温补肾阳止血法

适用于崩漏肾阳虚证。症见：阴道下血持续不断，血色浅淡，面色淡白，形寒怕冷，腰部冷痛，小便频数而清长，舌淡苔薄，脉象细弱等。治宜温肾止血，此法主之。

处方：熟地黄24g，干山药15g，女贞子15g，菟丝子15g，杞果15g，姜炭9g，鹿角胶15g（另烊化，分2次入），海螵蛸9g，川续断15g，血余炭9g。水煎服。

6. 滋补肾阴止血法

适用于崩漏肾阴虚证。症见：阴道下血量多，血色较红，失眠耳鸣，健忘腰酸，口干苦，舌红少苔，脉象弦细等。治宜滋肾止血，此法主之。

处方：熟地黄 30g，干山药 15g，山茱萸 15g，牡丹皮 9g，茯苓 15g，泽泻 9g，阿胶 15g（另烊化，分 2 次入），仙鹤草 30g。水煎服。

（二）病案举例

病案 1

李某，女，28 岁，市民，淄川区商家村人。于 1976 年 6 月 23 日诊。

病史：自 5 月 1 日以来，阴道流血，至今已 50 多天未断，量时多时少，时断时续，血色鲜红，有时夹有血块，食欲不振，体倦乏力，腰部酸痛。月经初潮 16 岁，既往月经正常，婚后孕 2 胎，足月顺产 2 胎。

检查：面色浮黄，舌质淡，苔薄，脉象细弱。

辨证：崩漏——脾虚证。

治法：补脾摄血。

处方：①党参 30g，黄芪 30g，阿胶 15g（另烊化，分 2 次入），白术 9g，炒当归 6g，远志 9g，炒枣仁 15g，棕榈炭 30g，地榆炭 30g，陈皮 9g，甘草 9g。水煎服。3 剂。

②人参归脾丸 9g×20 丸；三七粉 3g×20 袋；六味地黄丸 9g×10 丸。

服法：先服方①之汤药 3 剂，每日 1 剂，早晚各煎服 1 次；服完 3 剂汤药后，服人参归脾丸 20 丸，每日早晚各服 1 丸，每丸配服三七粉 3g，中午服六味地黄丸 1 丸。

二诊：6月26日。

服药3剂后血即止，余症无大变化。药尚未服完，嘱继续服用。之后，未再来诊。

1976年11月15日追访，月经已正常。

按：本病发生的主要机理，是由于冲任损伤不能固摄所致。导致冲任损伤原因，就本案例分析，主要由于损伤脾气，致血海不固，经血崩漏而下。脾统血，脾虚则血失统摄，冲任不固，故出血量多或淋漓不断。脾虚则生化之源不足，故血色浅淡质稀。舌质淡，苔薄，脉细弱，为脾虚之征。根据“虚者补之”“散者收之”的原则，以补脾摄血法治之，3剂而血止，复以人参归脾丸配服三七粉，间服六味地黄丸以收功效。补脾摄血法中，参、芪、术、草补脾益气；归、胶、棕炭、血余炭补血止血；远志、枣仁养心安神；姜、枣调和脾胃；少佐陈皮以理气，使补而不滞。诸药合用以奏补脾摄血之效。

病案2

霍某，女，17岁，学生，淄川区西河村人。于1970年2月25日诊。

病史：1969年9月月经初潮，量少，色浅淡，一天多即止。至同年12月18日第二次月经来潮，持续20余天未断，经在卫生院注射黄体酮，内服维生素E等药，3天后血止。停药7天又流血，至今已近40天流血未断，量时多时少，时断时续，经色红，头晕耳鸣，腰部酸痛，体倦乏力。

检查：舌质红，少苔，脉象沉细。

辨证：崩漏——肾阴虚证。

治法：滋阴补肾止血。

处方：①熟地黄30g，干山药15g，山茱萸15g，牡丹皮9g，茯苓15g，泽泻9g，阿胶15g（另烊化，分2次入），仙鹤草30g。水煎服。3剂。

②人参归脾丸9g×10丸；三七粉3g×20袋；六味地黄丸9g×20丸。

服法：先服方①之汤药3剂，每日1剂，早晚各煎服1次；服完3剂汤药后，服六味地黄丸20丸，每日早晚各服1丸，每丸配服三七粉3g，中午服人参归脾丸1丸。

二诊：1970年3月11日。

服药3剂后血即止（3月1日血止），余症亦减轻，现尚感腰酸，体倦乏力。查见：舌红少苔，脉象沉细。守原法续理。

处方：①熟地黄30g，干山药15g，山茱萸15g，牡丹皮9g，茯苓15g，泽泻9g，阿胶15g（另烊化，分2次入），仙鹤草30g。水煎服。

②人参归脾丸9g×20丸；三七粉3g×20袋；六味地黄丸9g×40丸。

服法：先服六味地黄丸40丸，每日早晚各服1丸，中午服人参归脾丸1丸及三七粉3g；待至下次月经来潮时，服方①之汤药3剂，每日1剂，早晚各煎服1次。

之后，未再来诊。8月间随访，近4个月来月经正常。

按：本案例系崩漏肾阴虚证。由于肾阴不足，不能上济于心以滋心，致心火上炎，血热沸腾，致阴道下血量多，血色红，失眠头晕，健忘腰酸。舌红少苔，脉象虚细，为肾阴不足之征。根据“虚者补之”，“散者收之”的原则，以滋补肾阴止血法治之，服药3剂而血止。复以六味地黄丸、人参归脾丸、三七粉内服，缓以治本。滋补肾阴止血法中，六味地黄丸滋阴补肾，阿胶、仙鹤草补血止血，诸药合用共奏滋阴补肾止血之效。

病案 3

黄某，女，38 岁，市民，临淄区皇城村人。于 1975 年 12 月 18 日诊。

病史：12 月 2 日月经来潮，因家务争吵生气后，月经已 17 天未断，量多，色暗，心烦易怒，胁肋胀痛，腰酸，体倦乏力，平常白带较多。婚后孕 3 胎，足月顺产 2 胎，流产 1 胎。月经 14 $\frac{3 \sim 5}{25 \sim 28}$，量中等。

检查：舌尖边赤，舌苔薄黄，脉象细弦。

辨证：崩漏——气郁证。

治法：疏肝解郁止血。

处方：①炒当归 9g，白芍 9g，柴胡 9g，焦栀子 15g，茯苓 15g，白术 9g，丹皮 9g，阿胶 15g（另烊化，分 2 次入），血余炭 9g，地榆炭 30g，炒蒲黄 9g（纱布包煎），乌梅 15g（捣碎）。水煎服。3 剂。

②逍遥丸 60g×2 瓶；三七粉 3g×20 袋；人参归脾丸 9g×10 丸。

服法：先服方①之汤药 3 剂，每日 1 剂，早晚各煎服 1 次；服完 3 剂汤药后，服逍遥丸 2 瓶，每次 6g，每天 2 次，每次配服三七粉 3g，中午服人参归脾丸 1 丸。

1976 年 5 月初随访，未再流血，月经正常。

按：本案例系崩漏气郁证。患者郁怒伤肝，肝气郁滞，郁久化热生火，肝不藏血，故经来量多不止；腰为肾府，故见腰酸倦怠。舌尖边赤，苔黄脉弦，为肝气郁滞之征。根据“木郁达之”的原则，宜疏肝解郁止血法治之。方中柴胡疏肝解郁，归、芍、阿胶补血止血；因肝病则乘脾，故用苓、术和中健脾；丹、栀清热泻火；地榆炭、炒蒲黄、乌梅以清热敛肝止血。诸药合用，共收疏肝解郁之效。

病案 4

杨某，女，年 23 岁，市民，周村区王村镇人。于 1977 年 10 月 22 日诊。

病史：未婚。近 1 个月来阴道流血未断，量时多时少，血色红，烦热口渴，喜冷饮，心慌气短。月经 13 $\frac{3 \sim 5}{30}$，量中等，色正无块。

检查：舌苔薄黄，脉象数大。

辨证：崩漏——血热证。

治法：清热凉血止血。

处方：生地黄 30g，黄芩 9g，牡丹皮 9g，地榆炭 30g，棕榈炭 30g，阿胶 15g（另烊化，分 2 次入），地骨皮 15g，甘草 9g。水煎服。3 剂。

服法：每日 1 剂，早晚各煎服 1 次。

二诊：10 月 27 日。

药后，10 月 24 日血止，口渴亦减。查见脉象数大，舌苔薄黄。守法据方加减续理。

处方：生地黄 30g，棕榈炭 20g，阿胶 15g（另烊化，分 2 次入），地骨皮 15g，甘草 9g，麦门冬 20g，丹皮 9g，玄参 15g。水煎服。3 剂。

服法：每日 1 剂，早晚各煎服 1 次。

随访：药后未再流血，月经正常。

按：本案例系崩漏血热证。患者平素喜食辛辣，热郁于内，损伤冲任，迫血妄行，致成崩漏，故出血量多，血色深红；热邪内炽，津液耗损，故烦热口渴，面色潮红；失血过多，心失所养，故心慌气短，舌质红，苔黄，脉数大，为内热之征。根据“热者寒之”“散者收之”的原则，治以清热凉血止血法。方中两地、芩、丹清热凉血；阿胶益阴止血；地榆炭、棕榈炭清热止血；甘草调和诸药。诸药合用共奏清热凉血止血之效。

病案 5

王某，女，年 50 岁，市民，博山区大海眼村人。于 1977 年 9 月 10 日诊。

病史：绝经已 2 年。近 2 个月来，阴道流血未断，量时多时少，血色紫暗，腰痛，潮热盗汗，倦怠乏力，食欲不振，心慌气短。

检查：面色浮黄，舌体瘦，有裂纹，少苔，脉象细数。

辨证：崩漏——脾肾两虚证。

治法：益肾补脾摄血。

处方：①党参 30g，黄芪 30g，阿胶 15g（另烊化，分 2 次入），白术 9g，炒当归 6g，远志 9g，炒枣仁 15g，菟丝子 15g，女贞子 15g，旱莲草 30g，地榆炭 30g，熟地黄 30g，棕榈炭 15g。水煎服。3 剂。

②人参归脾丸 9g × 20 丸；三七粉 3g × 20 袋；六味地黄丸 9g × 10 丸。

服法：先服方①之汤药 3 剂，每日 1 剂，早晚各煎服 1 次；服完 3 剂汤药后，服人参归脾丸 20 丸，每日早晚各服 1 丸，每丸配服三七粉 3g，中午服六味地黄丸 1 丸。

二诊：1977 年 9 月 26 日。

服药第四天血止。现感腰痛，体倦乏力，白带较多。查见：舌苔无大变化，脉象细数。妇科检查：外阴（–），阴道（–），宫颈糜烂，宫体大小正常，双侧附件（–）。

守原法据方加减续理。

处方：①党参 30g，黄芪 30g，阿胶 15g（另烊化，分 2 次入），白术 9g，炒当归 6g，远志 9g，炒枣仁 15g，棕榈炭 15g，地榆炭 30g，芡实 20g，海螵蛸 9g。水煎服。3 剂。

②人参归脾丸 9g×20 丸；三七粉 3g×10 袋；六味地黄丸 9g×10 丸。

服法：先服方①之汤药 3 剂，每日 1 剂，早晚各煎服 1 次；服完 3 剂汤药后，服人参归脾丸 20 丸，每日早晚各服 1 丸，中午服六味地黄丸 1 丸及三七粉 3g。

1977 年 12 月 20 日来信说“未再流血”。

按：患者年过七七，绝经已 2 年，最近 2 个月来阴道流血未断，诊系肾脾两虚，血失统摄所致。腰为肾府，肾阴不足，故腰痛潮热，有时盗汗；舌体瘦，有裂纹，少苔，脉细数，为脾肾两虚之征。根据“虚者补之”、“散者收之”的原则，以补脾益肾摄血为治而获效。然，老年妇女，经断复来，须防恶变，至二诊时妇科检查，未见恶性病变，遂予人参归脾丸，间服六味地黄丸及三七粉以收功。

（三）临证备要

导致崩漏的机理，主要是由于冲任损伤，不能固摄所致。肝肾是冲任之本，而冲脉又隶属于阳明，冲、任、督三脉皆起于胞，肾以系胞，是以肾虚与崩漏关系至为密切，故在治法上，补肾气是重要的一环。

崩漏是以失血症状为主，在治法上当根据“急则治其标”“缓则治其本”的原则，结合塞流、澄源、端本三个环节，辨证施治。塞流，就是止血。止血，要在使用的方剂中加用相应的止血药物进行治疗，不可专事止涩。要之：热者宜清而止之，则可选用清热止血的地榆炭、侧柏炭、生地炭、藕节、贯众炭；寒者宜温而止之，则可选用散寒止血的炮姜炭等；虚者宜补而止之，则可选用补血止血的阿胶；实者宜泻而止之，则可选用化瘀止血的三七粉、茜草炭、蒲黄炭；祛风止血者用荆芥炭；阴阳俱虚者用龟鹿二仙胶；敛肝止血者用乌梅、五味子。至于单纯止涩的药物如棕榈炭、血余炭、赤石脂、乌贼骨、仙鹤草、生龙骨、生牡蛎等，都可酌情选配应用，以增益其止血之效。《叶天士女科全书》说："留得一分自家之血，即减少一分上升之火。"实践证明，凡是血证，能使血少流一分，则增加一分抵抗力量，减少一分虚火上升的现象。止血是相当重要的。

澄源，就是澄清本源的意思，具体说来，就是调整月经周期，并使期、量、色、质恢复正常，这应根据"寒者热之""热者寒之""虚者补之""实者泻之"的原则辨证施治。为澄清本源，临床上，对血证的四个方面——出血、血虚、血热、血瘀相互之间的关系，要有一个全面的认识，这是因为血证的这四个方面，并非互不相关，而是紧密联系的。如血热则迫血妄行，引起出血，而出血的结果，又会产生血虚，血外溢到一定部位停滞下来，就会发成瘀血。瘀为六郁之一，郁久化热，血虚导致阴虚，阴虚内热，热郁化火，则又迫血妄行，诱发出血。只有对血证的这四个方面，有一个全面的认识，才能很好地澄清本源。

端本，是调理善后的方法，要在培补气血，总以调补脾肾为主，避免过用滋腻。

以上三个步骤，彼此之间是紧密联系的，不能截然分开。因此，止血药物的应用，在澄源、端本两个阶段中，也应酌情选用，不能骤然撤去，以免功亏一篑。

根据425例崩漏的疗效观察，425例中，痊愈者375例，治愈率为88.23%，有效者26例，总的有效率为94.34%。疗效标准：痊愈指下血止，一般症状消失，月经期、量、色、质恢复正常达3个月以上，在更年期妇女则绝经达半年以上者；有效，指下血已止，而月经周期建立不及3个月者。

附：王云铭治疗崩漏经验

王海华

王云铭主任医师治疗崩漏不囿一家之言，而从临床出发，融会贯通，辨证施治。对崩漏的辨治，王老以阴阳、寒热、虚实、气血为辨证纲领，以肝、脾、肾、心来定位，取得较好疗效，兹总结如下。

（一）辨证

1. 辨虚实

“邪气盛则实，精气夺则虚”。崩漏是失血的病证，气为血之帅，血为气之母，随着精血津液的大量亡失，气失依附，因之而虚、而陷、而脱，致气血俱亏，所以崩漏多是虚证。虚有阴虚、阳虚、气虚、血虚之不同。实，主要指瘀血。瘀血是崩漏发生发展过程中的病理产物，又是导致崩漏反复不愈的病因之一。

1.1 辨阴虚　阴虚指肾的真阴亏虚。肾藏精，精不足，则肾阴虚。阴虚则生内热，相火妄动，迫血妄行。或阴虚，水不济火，心火偏旺，主血功能失调，经血失约。临床症见阴道下血量多，血色深红，头晕耳鸣，口燥咽干，腮颊潮红，手足心热，腰膝酸软，舌质淡红，少苔或无苔，脉细数等。

阴虚则阳易亢，阳亢则火升，故腮颊潮红，阳亢不潜藏，致头晕耳鸣；阴虚则热自内生，故见内热；少阴之脉循喉咙，足少阴属肾，肾阴虚故口燥咽干；手足心皆属于阴，阴虚内热故手足心热；腰为肾之府，肾虚故腰膝酸软；相火妄动，迫血妄行，故阴道下血量多，血色深红；舌质红，少苔或无苔，脉细数皆为阴虚火旺之征。

1.2 辨阳虚 阳虚指肾阳虚、脾阳虚。肾阳虚则命门火衰，症见阴道下血淋漓不断，量时多时少，血色浅淡，腰部冷痛，面色皖白，口唇色淡。或兼脾阳虚，纳呆便溏，倦怠乏力，舌质色淡，脉沉细。

脾肾阳虚，血不上荣于面，故面色皖白，口唇色淡；阳衰，气不行之于脉，故腰部冷痛；肾阳虚，不能温煦脾阳，脾阳不振，运化不健，故纳呆便溏，倦怠乏力；阳气虚，不能化血而赤，故血色浅淡；气不提摄，故阴道下血，淋沥不断，量时多时少，舌质淡，脉沉细，皆为脾肾阳虚之象。

1.3 辨气虚 气虚主要指脾气虚或中气下陷。症见阴道暴下血甚多，或淋沥不断，血色鲜红或浅淡，小腹胀或有空坠感，短气自汗，纳呆便溏，脉虚细或缓弱，舌质淡或胖嫩，苔薄或白腻。

气虚不能摄血，故阴道暴下血甚多，或淋沥不断，血色浅淡或红；中气不足，则气短自汗；气滞于腹则腹胀；气陷失于提掣，则小腹空坠；脾虚健运失职，则纳呆、便溏；脾虚生湿，故苔白腻；气血俱虚则舌质胖嫩；脉虚细或缓弱为脾肾阳虚之征。

1.4 辨血虚 血虚指肝血少。症见面色苍白，甲床色淡，头发干枯，皮肤干燥，甚则肌肤甲错，眩晕，目干涩，肢体麻木，阴道下血淋漓不断，血色淡红，或夹瘀块，舌质淡红，脉弦细。

苍为肝之色，白为血虚，故血虚则面色苍白；发为血之余，血少润泽，故发干枯；血主濡之，血少皮肤肢体失于濡养，故甲床色淡，皮肤干燥，或麻木，甚则肌肤甲错；血虚则肝火旺，肝阳亢则眩晕；目受血而能视，血少则目干涩；肝为藏血之脏，血虚肝旺，血不能藏，故阴道下血淋漓不断，血色淡红；气虚则血运无力而留瘀，故夹血块。舌质淡红，脉弦细皆为肝血不足之征。

1.5 辨瘀血 瘀血指经血凝结而为瘀，或阻于胞宫，或阻于经脉。症见阴道暴下血甚多，或淋沥不断，血色紫暗，夹有血块，小腹疼痛拒按，块下痛减，舌边质紫，或边尖有瘀点，脉沉实或弦涩。若阻于经脉，则见下血日久不断，或淋沥不爽，或时断时续，或潮时腹痛。

瘀血为有形之物，阻于胞宫胞脉，气机不通，故腹痛拒按，块下则气机暂通而痛减；积滞在里，血行不畅，故阴道下血淋沥不断，或时断时续，或突然暴下，血色紫暗，夹有血块；瘀积于内，阻于心脾肝胆，舌尖属心，舌边属肝胆，故舌边质紫，边尖有瘀点；积滞为里实，故脉见沉实或弦涩。

2. 辨寒热

寒则滞留其血，因此因寒而致的崩漏极少见。其寒之原因主要是素体阳虚，或气随血失，阴损及阳，寒自内生。临床见证多以气虚、阳虚为主。血得温则行，遇热（火）则沸溢，因此因热而致崩漏较多。热可分为实热、虚热、郁热、湿热几种。

2.1 实热　实热指血中实热。素体阳盛或感热邪，或嗜食辛辣助阳之品，致热伏冲任，伤及营血，血热堤决。症见阴道暴下血甚多，或淋沥不断，血色鲜浅，或夹瘀块，烦热口渴，面赤唇红，溲赤便结，舌质红或绛，脉数大。血热堤决，故阴道暴下血甚多，血色鲜红；热则煎熬其血而致瘀，故夹有血块，或淋沥不断；热盛上扰于面，则面赤唇红；热伤津液，津亏失濡则口渴，溲赤便结；热扰心神则烦躁；舌质红或绛，脉数大，皆为血中实热之象。

2.2 郁热　郁热指肝经郁热。怒气伤肝或精神抑郁，郁久化热，扰动血海。症见阴道骤然下血甚多，或淋沥不断，或时断时续，血色紫暗，夹有血块，烦躁易怒，时欲叹息，胸胁胀满，小腹胀痛，不喜揉按，舌质红，苔黄，脉弦数。肝郁气滞，郁而化火，火伤冲任，疏泄功能失常，疏泄太过则阴道骤然下血甚多，或淋沥不断；疏泄不及则血暂止，故时断时续；郁热熬血，故夹血块，色紫暗；情志郁结，肝气不舒，则烦躁易怒，或时欲叹息；肝脉布胁胁抵少腹，肝郁气滞，气机不通，故胸胁胀满，小腹胀痛，不喜揉按。舌质红，苔黄，脉弦数，皆为肝经郁热之征。

2.3 虚热　虚热指精血津液耗损致阴虚，阴虚生内热。《素问·阴阳别论》“阴虚阳搏谓之崩”七个字指出了临床常见崩漏的主要病机。阴虚指脏虚，主要指肾，其次是肝、脾、心。阳搏指热。热与血搏结，伤及五脏，致冲任不固，而导致崩漏。从而看出，崩漏病变部位在胞宫，病变中心在肾、肝、脾、心。

2.4 湿热　湿热主要系外界邪毒侵入胞宫所致，妇女在经行、产后、手术时，御邪机能受损，病邪乘机侵袭。其次湿热可由体内而生，如劳倦、饮食不节，致脾失健运，湿浊下注，蕴而化热；或房劳暗伤肝肾，相火煎熬而成。湿热蕴蓄胞宫，伤及气分则为带下，灼伤血络则为崩漏。症见阴道下血色深红或紫黑，质黏稠，或带浊，气臭秽，崩漏前后，带下量多，或赤或白，或赤白相兼，伴腰骶酸重，小腹牵痛，小便热黄，大便秘结，或溏而不爽，或身热易汗，心烦少寐，舌质红，苔黄腻，脉滑数。

3. 辨气血

辨气血，重在辨血病及气，还是气病及血。气为血帅，血为气母，血与气相互依存，不可分离。崩漏虽为血证，但与气有着密切联系。因此，诊治崩漏，必须辨清是血病及气，还是气病及血。血病及气是血病在先，气伤在后，重在治血，兼顾其气。气病及血，是因气虚不摄，气虚为本，出血为标，治当益气为主，兼顾其血。绝不能把二者的主次、因果倒置。

3.1 血病及气　暴崩失血或淋沥不断，日久不止，阴血流失，气失依附，遂因之而虚，这是崩漏阴损及阳的病机之一。临床除有血虚见症外，伴有倦怠乏力，少气懒言，动则气短等气虚的症状。这种患者，往往热随血去，热象多不明显。

3.2 气病及血　气滞而病，血不能独行，可使瘀血发生；气郁化火，则肝气横逆，疏泄太过，二者都可能导致崩漏。但气病及血，在崩漏发生上的主要病机是气虚不能摄血。血之所以能畅行于经脉之中，主要靠气的摄纳和维护。若气虚不能摄护，必致血不循经，外溢而为崩漏。气不摄血所致崩漏，因病损脏腑之不同，临床表现各异，一般可表现为肺脾气虚、心脾两虚、中气下陷三种情况。

3.2.1 肺脾气虚　即气不摄血，临床除见脾虚证外，尚兼肺气虚损，多伴自汗恶风，易于感冒等肺卫不固，及发热、烦渴欲饮、脉洪大等肺脾气伤的表现。

3.2.2 心脾两虚　又称脾不统血，兼有心血不足的惊悸、怔忡、不寐等症状。

3.2.3 中气下陷　病在脾肺，以脾为主，乃血随气陷而致。临床特点是心中空虚，小腹有下坠感，两寸脉弱，或左关浮大无力。

4. 辨舌脉

崩漏属于血病，除应根据经血的期、色、量、质辨证外，更重要的是辨舌脉，以析寒热虚实。舌为心之苗，心生血，开窍于舌，舌质的变化，反映了崩漏发生、发展、变化的过程。王老将舌质的变化归纳为四种：一是见舌质鲜红或绛，为崩初或病程未久，热在营血，迫血妄行；二是见舌质淡红或胖嫩，舌尖红或边有瘀斑，为崩漏日久气血虚弱，或夹热，或夹瘀；三是见舌质淡白无华，胖嫩而润，为久崩久漏，命门火衰，冲任失煦而不固；四是见舌色淡青，或边有瘀斑，又为久崩久漏，气虚、阳虚夹瘀之象。

崩漏以虚证为主，故脉以虚象多见，即使有实证，脉象也是虚中夹实。气血虚弱，脉见沉细沉缓，两尺尤弱；气血大伤则见芤脉；阴虚内热见细数脉；瘀血内停，阻滞经脉，见弦涩脉；血热则见弦数或洪数之脉。

（二）用药

王老治疗崩漏，是根据《内经》“急则治其标，缓则治其本”，“血脱者当益其气”的原则，结合塞流、澄源、端本三步辨证施治。

1. 塞流

崩漏下血，大下如注，体内精血津液迅速大量亡失，生命处于垂危。此时，有形之血不能速生，而无形之气所当急固。王老说："留得一分气，便留得一分血，便留得一分生机"，体现了"治血先治气"的指导思想。患者赵某，38岁，1993年3月26日初诊。阴道流血自2月5日开始，至今已49天未断，量时多时少。3月24日开始，突然下血甚多，时大下如注，在其单位医院打针服药无效而就诊。诊时患者由二人搀扶，极度无力，面色晄白，口唇色淡，精神萎靡不振。症见阴道下血量多，色鲜红，夹有血块，伴心慌，眩晕，视物昏花，语声低微，舌质淡，尖红，苔薄白，脉芤。证系久崩久漏，气随血脱，病情笃重。急用人参煎汤频服，以益其气，又以益气摄血汤加减，连服5天血止，后又调理月余，身体康复。该病经血暴下，气随血失，在尚未至血脱之时，急用独参汤益气，气旺以摄血，赢得了时间，挽救了生命，体现了"血脱者益其气"治疗原则的重要性。若患者出现肢冷汗出，脉微欲绝，阴竭阳脱的危重证候，必须采取中西医结合，迅速输氧、输血，补充血容量，分秒必争，抢救患者。独参汤、参附汤方专力宏，配合摄血药治疗，救生命于垂危。

《叶天士女科全书》中说："崩漏初起，宜先止血，以塞其流"，是治崩漏第一步"塞流"。塞流就是止血。血是构成人体基本元素，又是维持人体生命活动的最基本的物质，确有"以奉生身，莫贵于此"之用。因此，崩漏初作，首先止血，是当务之急。王老强调："止血的方法，要在使用的方剂中加用相应的止血药，不可专事止涩。"这就要根据《内经》"寒者热之，热者寒之，虚者补之，实者泻之"的原则，辨证使用止血药物。止血药物包括炭类、酸收、固涩、胶黏四类。

1.1 热者宜清而止之 即用具有凉血止血的药物，治疗血热而致崩漏。药物有大蓟、小蓟、槐花、地榆炭、侧柏炭、旱莲草等。地榆炭、旱莲草既有清热养阴作用，又具有良好的止血效果，故常用至 30 ~ 50g。

1.2 寒者宜温而止之 即选用散寒止血的药物，治疗血寒而致崩漏。药物如炮姜、艾叶、百草霜等。炮姜温经止血效果佳，常用至 6 ~ 9g。

1.3 虚者补而止之 即选用养血止血的药物，治疗气血虚弱崩漏。如胶粘药物阿胶、鹿角胶、龟板胶等；养血补血的药物需炒炭，如当归炭、生地炭等。

1.4 实者泻而止之 可选用化瘀止血的药物，治疗因血瘀而致崩漏。药物有茜草炭、蒲黄炭、血余炭、三七粉、云南白药等。

1.5 陷者升而止之 即选用具有升阳举陷的药物，宜壮提清阳，摄纳阴血。药物如升麻、柴胡、荆芥炭、防风炭等。

1.6 久崩久漏，滑脱不禁，宜敛宜涩 药物有乌梅、山萸肉、五味子、煅龙骨、煅牡蛎、赤石脂等。

2. 澄源

澄源，即血止以后澄清本源，也就是针对出血原因采用相应的治法，这是治疗崩漏最重要的一环。特别是崩漏初止，崩漏虽缓但淋沥不净，更应澄源施治。这就必须根据病情采用补虚、消瘀、清热之法。

2.1 虚者补之 是针对崩漏所表现出的阴虚、阳虚、气虚、血虚的不同证候，用补阴、补阳、补气、补血的药物治疗。补气药物常用党参、黄芪、白术、山药等。气虚甚者重用人参、黄芪，可用至 60 ~ 120g。补血药物常用当归、熟地、白芍、何首乌、龙眼肉等。补阴，常用的药物如麦冬、生地、玄参、旱莲草、龟板、鳖甲、知母、黄柏等。生地黄滋阴养血，又有清热作用，可重用至30 ~ 50g。龟板、鳖甲滋阴潜阳，且有软坚散结作用，对癥积所致崩漏疗效显著，可用至30g。补阳药物有附子、干姜、肉桂、仙茅、仙灵脾、巴戟天、杜仲、川断、菟丝子等。但因“血家忌刚燥，当以柔药和之”，因此，桂、附等辛烈走窜动血之品很少用，只有在肢冷、汗出、脉微欲绝三大症俱全时用之。

使用补益药物，注意以下几点：

要时时顾护胃气。补气药常与行气药配伍，如木香、陈皮等，使补而不呆；滋阴少佐芳化之品、如藿香、佩兰、砂仁等，使滋而不腻。

补阳药要配伍补气药，以气中求阳；补阳要配伍补阴药，以阴中求阳；补阴要配伍补阳药，以阳中求阴。如此则生化无穷，泉源不竭。

2.2 热者清之 《素问·阴阳别论》说：“阴虚阳搏谓之崩”，说明崩漏病机在于阴虚，热与血搏结为其主要病因。因此，清其热是澄源施治的主要方法，也是防止崩漏复发的最重要的一环。王老认为：要澄源施治，必须对“血虚、出血、血热、血瘀”血证的四个方面有一个全面完整的认识。如血热，则迫血妄行，导致出血；血在一定部位停蓄下来成为瘀血，瘀为六郁之一，郁久化热，又迫血妄行，导致反复出血不止。因此，澄源施治，定要清热。

清实热，常用黄芩、栀子、黄连、黄柏、龙胆草等。其中黄芩、栀子配伍与血分药同用，即引入血分，而清血分实热；丹皮清热凉血，又兼祛瘀之功；制大黄泻热凉血，并逐瘀血而推陈出新，为临床所常用。

清虚热，常用生地黄、白芍、地骨皮、知母、黄柏、旱莲草等。其中芍药清热凉血，兼有和营止痛之效，可重用至30g。

使用清热药，要“适可而止，不要过剂”，因血遇寒则凝，过用则有留瘀之弊，且寒药易伤阳气，所以王老用清热止血的方剂，一般一次只连进3 ~ 5剂。

2.3 实者泻之 实，主要指瘀血。瘀血阻于胞宫胞络，新血不得归经，使崩漏反复不愈。因此，有瘀不攻，则闭门留寇；反之，无瘀而攻，则徒伤正气。所以，一定要判明有无瘀血，正确使用活血化瘀药或攻逐瘀血的药物。常用药物如：当归、川芎、桃仁、红花、五灵脂、蒲黄、大黄、三七、云南白药、乳香、没药等。其中五灵脂配蒲黄为失笑散，既能活血化瘀，又具良好止痛之效；三七补虚而化瘀止血，定痛而无留瘀之弊。对于虫类攻逐通络之药，因其性烈，王老不主张用。在使用活血化瘀药物时，一般配伍理气之品如木香、枳壳等，以使气行血行；二是适当配伍温通药，如炮姜、艾叶等，以增温通经脉之力，达到瘀滞得化之效。

3. 端本

端本，也称复旧，是调理善后的方法。叶天士说：“崩漏既止，里热又除，宜补气血，以端其本”，指出了此阶段重在补益气血，使身体康复。康复的标志：中年或青年建立或恢复正常的月经周期，老年则达绝经。为此，必须补脾胃，以助气血生化之源；益肝肾，以养先天之精华，以后天养先天，则先天之气壮，后天之气旺，五脏安和，经充气足血旺，则月事以时而下。

端本阶段，病势已缓，根据“缓则治其本”的原则，治分两段，即经期采用益气摄血固精之法，防止复发，平时则益脾胃，补肝肾，养血调经，王老常用丸药缓图。补脾胃如人参归脾丸、十全大补丸、香砂六君丸等。益肝肾用六味地黄丸、金匮肾气丸等。调经血用乌鸡白凤丸、七制附香丸、妇科十味片等。若有热者则适当选龙胆泻肝丸、栀子清火丸、黄连上清丸等治疗。

王老认为：塞流、澄源、端本三个步骤，彼此之间互相联系，不能截然分开。或塞流与澄源并用，或澄源与端本并用而施治。在止血药的应用上，不只塞流阶段要用，就是在澄源、端本阶段，还要适当配伍，不可骤然撤去，以防功亏一篑。这的确是临床经验所得。

（三）分型与施治

崩漏总由脏腑功能失调，冲任损伤，气血失固所致。王老将其分为脾虚、血热、气郁、血瘀、肾虚五个类型辨证施治。

1. 脾虚型

主症：阴道骤然下血或漏下不止，血色鲜红，小腹胀痛，食少便溏，心慌气短，倦怠乏力，腰部酸痛，面色浮黄，舌淡苔薄，脉细数或细缓。

治法：补脾摄血。

方药：归脾汤加减。党参 30g，黄芪 30g，阿胶 15g（另烊化，分 2 次入），血余炭 9g，炒当归 6g，白术 9g，远志 9g，炒枣仁 5g，陈棕炭 30g，陈皮 9g，甘草 9g。水煎服。

方中参、芪、术、草补脾益气；归、胶、棕炭、血余炭补血止血；远志、枣仁养心安神；枣、姜调和脾胃；少佐陈皮以理气，使补而不滞。诸药合用以奏补脾摄血之效。

2. 血热型

主症：阴道骤然下血甚多，血色鲜红，烦热口渴，睡眠欠佳，面色潮红，腰酸，心慌气短，倦怠乏力，舌红苔黄，脉象数大。

治法：清热止血。

方药：清热止血汤。生地黄 30g，黄芩 9g，丹皮 9g，地骨皮 15g，地榆炭 30g，棕榈炭 15g，阿胶 15g，甘草 9g。水煎服。

方中两地、芩、丹益阴清热凉血；阿胶养阴止血；甘草泻火；地榆炭、棕榈炭清热收敛止血。诸药合用共奏清热凉血止血之效。

3. 气郁型

主症：阴道骤然下血或淋沥不断，或时有时无，血色紫暗，胸胁及小腹胀痛，心烦易怒，时欲叹气，精神抑郁，腰酸倦怠，舌质红，苔微黄，脉弦数或弦涩。

治法：疏肝解郁止血。

方药：丹栀逍遥散加减。炒当归 6g，白芍 9g，柴胡 9g，茯苓 9g，白术 15g，丹皮 9g，焦栀子 12g，地榆炭 30g，阿胶 15g，乌梅 15g。水煎服。

方中柴胡疏肝解郁；归、芍、阿胶补血止血；因肝病易乘脾，故用苓、术和胃实脾；丹、栀清热泻火；地榆炭、乌梅清热敛肝止血。诸药合而用之，具疏肝解郁止血之效。

4. 血瘀型

主症：阴道下血淋沥不断，或时断时续，或骤然下血甚多，血色紫暗，夹有血块，小腹疼痛拒按，块下痛减，腰酸倦怠，舌质暗红，边尖有瘀点，脉弦涩或弦紧。

治法：化瘀止血。

方药：逐瘀止崩汤。当归9g，川芎9g，没药9g，五灵脂9g，炒蒲黄9g，丹皮9g，炒丹参15g，炒艾叶9g，阿胶15g，海螵蛸9g，三七粉6g（分2次冲）。水煎服。

方中归、芎活血养血；三七、丹参、丹皮、灵脂、蒲黄、阿胶、没药祛瘀止血镇痛；艾叶、海螵蛸温经止血。诸药合用共奏祛瘀止血之效。

5. 肾虚型

主症：偏肾阳虚者，阴道下血持续不断，血色浅淡，面色淡白，形寒怕冷，腰部冷痛，舌质淡，苔薄白，脉细弱。

偏肾阴虚者，阴道下血量多，血色较红，失眠耳鸣，健忘腰酸，舌红少苔，脉虚细数。

治法：偏肾阳虚者，温壮肾阳，佐以止血；偏肾阴虚者，滋阴补肾，佐以止血。

方药：偏肾阳虚者，右归饮加减。熟地黄30g，干山药15g，女贞子15g，菟丝子15g，枸杞子15g，鹿角胶15g（另烊化入），姜炭9g，海螵蛸9g，川断9g，血余炭9g。水煎服。

方中熟地、女贞补肾养血；山药补脾益气；菟丝、枸杞、鹿角、川断温补脾肾之阳；姜炭、血余炭、海螵蛸散寒止血，共奏温经止血之效。

偏肾阴虚者，六味地黄汤加减。熟地黄30g，干山药15g，山茱萸15g，牡丹皮9g，茯苓9g，泽泻9g，阿胶15g，仙鹤草30g。水煎服。

方中六味地黄汤滋阴补肾，阿胶、仙鹤草补血止血，诸药合用，共奏滋阴止血之效。

（四）病案举例

病案 1

王某，35 岁，周村区张坊乡付家村农民。

1993 年 3 月 16 日初诊：

月经自 1992 年 10 月来潮，至今已半年多未断，量时多时少，或时有时无，血色时淡时红，腹不痛，腰痛，心慌乏力，动则气喘，精神不振，面色浮黄，时发眩晕，舌质淡红，舌苔薄黄，脉沉细数。

辨证：心脾两虚，瘀血阻滞。

治法：益肾补脾，清热摄血。

处方：①益气摄血汤加减：炒当归 6g，黄芪 30g，党参 30g，生地黄 15g，丹皮 9g，黄芩 9g，焦栀子 15g，茜草炭 15g，仙鹤草 30g，龙骨 15g，牡蛎 15g，三七粉 6g（分 6 次吞服）。3 剂，水煎服。

②人参归脾丸 9g × 20 丸；云南白药 4g × 2 瓶。

③阿胶 180g。

按以下顺序服药：先服汤药 3 剂，每日 1 剂，早晚各煎服 1 次。人参归脾丸，每次 1 丸，日服 2 次，每次配服云南白药 0.4g。服汤药及丸药期间，中午单独烊化阿胶 20g 服用。嘱其忌食辛辣，调畅情志。

3 月 30 日二诊：

药服至 3 月 23 日血止，仍腰痛，白带不多，外阴痒，有湿疹，伴头昏沉而胀，口苦咽干，时有耳鸣，舌质红，苔薄黄，脉弦细数。病减轻血止，湿热之邪下注上攻，故阴痒头昏。为脾虚邪实之证，治宜健脾益气，清热利湿。

处方：①龙胆泻肝丸 60g × 2 瓶；人参归脾丸 9g × 20 丸；

云南白药 4g×2 瓶。

②荆芥 30g，防风 30g，透骨草 30g。2 剂，水煎坐浴。

嘱其先服人参归脾丸 20 丸，每次 1 丸，日服 2 次，每次配服云南白药 0.4g，中午服龙胆泻肝丸 6g，日服 2 次。服药期间，每日早晚用②方煎汤坐浴，一剂用 2 天。

4 月 26 日三诊：

末次月经 4 月 25 日。这次月经是 26 天来潮，今天是经行第二天，量不多，经色淡，阴痒及湿疹、头晕、心慌、乏力等症状均减轻，舌质淡，苔薄黄，脉细数。病情减轻，守原法续理。

处方：①益气摄血汤加减：炒当归 6g，黄芪 30g，白术 9g，党参 30g，生地 15g，丹皮 9g，黄芩 9g，焦栀子 15g，茜草炭 15g，仙鹤草 30g，藕节 15g。3 剂，水煎服。

②人参归脾丸 9g×20 丸；云南白药 4g×2 瓶；龙胆泻肝丸 60g×1 瓶。

嘱先服汤药 3 剂，每日 1 剂，早晚各煎服 1 次。继服人参归脾丸，每次 1 丸，日服 2 次，每次配服云南白药 0.4g，中午服龙胆泻肝丸 6g。

3 个月后来诊，月经已正常。

病案 2

高某，18 岁，东营市油田工人。

1992 年 10 月 20 日初诊：

半年来月经过多，持续时间较长。末次月经 9 月 25 日，至今已 25 天未断，经色始淡后红，量时多时少，淋沥不断，平时带中夹血，色白或淡黄，质稀，无臭秽，小腹痛，下坠，腰酸痛，面色浮虚无华，时眩晕，倦怠乏力，舌质红，苔薄黄，脉沉细数。证系脾肾两虚所致崩漏，治宜益肾补脾，清热摄血，固精止带。

处方：①炒当归6g，黄芪30g，白术9g，党参30g，生地黄15g，丹皮9g，黄芩9g，焦栀子15g，茜草炭15g，地榆炭30g。3剂，水煎服。

②人参归脾丸9g×20丸；云南白药4g×2瓶；龙胆泻肝丸60g×2瓶。

服法：先服方①汤药3剂，每日1剂，早晚各煎服1次。继服人参归脾丸20丸，每次1丸，日服2次，每次配服云南白药0.4g，中午服龙胆泻肝丸6g。最后服龙胆泻肝丸1瓶，一次6g，日服2次。

11月13日二诊：

服方①1剂后血止，于10月24日又来月经，持续6天，量较前减少，经色始淡后红，有块不多，腹不痛，腰痛，平时白带多，色白夹血，自11月12日又见血点滴，色暗红。脉沉细数，舌尖红，苔薄黄。病虽减轻，仍气血不摄，故宗原法续理。

处方：①当归6g，黄芪30g，白术9g，党参30g，生地黄15g，丹皮9g，黄芩9g，焦栀子15g，陈棕炭30g，地榆炭30g，血余炭9g，三七粉6g。3剂，水煎服。

②人参归脾丸9g×20丸；云南白药4g×2瓶；龙胆泻肝丸60g×1瓶；六味地黄丸9g×10丸。

服法：先服方①汤药3剂，每日1剂，早晚各煎服1次。继服人参归脾丸20丸，每次1丸，日服2次，每次配服云南白药0.4g，中午服六味地黄丸1丸及龙胆泻肝丸6g。

12月8日三诊：

末次月经11月26日，量少，持续3天，现已净十余天，腰痛，白带不多，无夹血，余症均减轻，脉沉细数，舌尖红，苔薄黄。病情无新变化，继按11月13日方①、方②去龙胆泻肝丸服。

1993年1月6日四诊：

末次月经1992年12年20日，这次月经是上次经净后23天来潮，持续10天，量较多，经色紫暗有块，腹痛不坠，平时白带不多，外阴不痒，腰酸痛，脉沉细数，舌尖红，苔薄黄。病情继续减轻，继按12月8日方①、方②继服。

3个月后来人述，月经周期正常。

八、经断前后诸证

妇女49岁前后，月经终止，称为“经断”或“经绝”。在月经将绝未绝之时，多出现月经周期先后不定，经量或多或少，这是生理常态。但有些妇女，在经断前后，往往出现一些症状，如心烦易怒，情志失常，头昏目眩，耳鸣心悸，失眠，腰酸，掌心热，颧红汗出，口干，纳呆等症，这些症状，常是三三两两出现，称为“经断前后诸证”。

（一）具体治法

1. 补益肝肾，育阴潜阳法

适用于经断前后诸证肾阴亏虚、肝阳上亢证。症见：头痛头晕，心烦易怒，忧郁，耳鸣，盗汗，口干，纳呆，腰酸痛，月经量少，色鲜红或暗红，舌质红，少苔，脉象细数等。治宜补益肝肾，育阴潜阳，此法主之。

处方：熟地黄30g，干山药15g，山茱萸15g，牡丹皮9g，茯苓15g，泽泻9g，菊花15g，生龙骨20g，生牡蛎20g，白芍15g，珍珠母30g。水煎服。

2. 温肾助阳行水法

适用于经断前后诸证肾阳亏虚、水泛伤脾证。症见：腰脊酸痛，畏寒肢冷，倦怠，尿少，夜尿频，浮肿，阴部重坠，纳呆便溏，经、带量多，色淡质稀，舌质淡，苔薄白，脉象细弱等。治宜温肾助阳，化气行水，此法主之。

处方：熟地黄 30g，干山药 15g，山茱萸 15g，牡丹皮 9g，茯苓 15g，泽泻 9g，熟附子 6g，肉桂 2g，怀牛膝 15g，车前子 12g（纱布包煎）。水煎服。

（二）病案举例

病案 1

冯某，女，50 岁，工人，博山区两平村人。于 1976 年 3 月 11 日诊。

病史：绝经半年多，现头晕，心慌，腰部酸痛，睡眠好，食纳可，二便调，血压不高。

检查：面色浮黄，舌苔薄黄，脉象细数。

辨证：肾阴亏虚，肝阳上亢。

治法：补益肝肾，育阴潜阳。

处方：熟地黄 30g，干山药 15g，山茱萸 15g，牡丹皮 9g，茯苓 15g，泽泻 9g，菊花 15g，生龙骨 20g，生牡蛎 20g，白芍 15g，珍珠母 20g。水煎服。3 剂。

服法：每日 1 剂，早晚各煎服 1 次。

二诊：3 月 27 日。

药后眩晕已瘥，尚感头不清楚，腰酸乏力。查见：舌苔薄白，脉象沉弱。守原法加减续理。

处方：①熟地黄 30g，干山药 15g，山茱萸 15g，牡丹皮 9g，茯苓 15g，泽泻 9g，菊花 9g，生龙骨 20g，生牡蛎

20g，白芍 15g，杞果 15g。水煎服。3 剂。

②六味地黄丸 9g×20 丸；人参归脾丸 9g×10 丸。

服法：先服方①之汤药 3 剂，每日 1 剂，早晚各煎服 1 次；服完 3 剂汤药后，服六味地黄丸 20 丸，每日早晚各服 1 丸，中午服人参归脾丸 1 丸。之后，未再来诊。

按：本案例系肾阴亏虚，肝阳上亢之证。患者年过七七，由于真阴亏损，阳失潜藏，故头目眩晕，腰部酸痛；阴亏火旺，心肝失养，故见心慌。舌苔薄黄，脉象细数，为阴虚火旺之征。根据“虚者补之”的原则，以补益肝肾、育阴潜阳法治之，服药 3 剂而眩晕瘥，继服六味地黄丸、人参归脾丸滋阴潜阳，补益心脾以收功。

病案 2

鲍某，女，50 岁，干部，张店区人。于 1975 年 3 月 26 日诊。

2 月 19 日月经来潮，至今已近 40 天未断，量时多时少，若断若续，经色始红，以后渐成紫黑色，有时夹有血块，腰痛，头晕心慌，倦怠乏力，食纳可，口干，五心烦热。婚后孕 3，足月顺产 2，人工流产 1。月经初潮 18 岁。

检查：面色浮黄，舌体胖嫩，尖边有齿印，少苔，脉象细数。

辨证：脾肾两虚，血虚血热证。

治法：补脾益肾，清热摄血。

处方：炒当归 6g，黄芪 30g，地榆炭 30g，丹皮 9g，黄芩 9g，生地黄 30g，血余炭 9g，阿胶 15g（另烊化，分 2 次入），太子参 30g，棕榈炭 15g，三七粉 6g（分 2 次冲服）。水煎服。3 剂。

服法：每日 1 剂，早晚各煎服 1 次。

二诊：1975年3月30日。

服药3剂，血已止。腰痛，头晕心慌，体倦乏力。查见：脉象细数，舌体胖嫩，少苔，舌尖边有齿印。守原法，继服3月26日方减三七粉，3剂。

服法：每日1剂，早晚各煎服1次。

三诊：1975年4月15日。

末次月经时间：4月13日。今天是行经期第三天。这次月经15天来潮，经量多，经色浅淡，体倦乏力。查见：舌淡少苔，脉象沉细。治宜补脾益肾，清热摄血。

处方：炒当归6g，黄芪30g，地榆炭30g，丹皮9g，黄芩9g，生地黄30g，血余炭9g，阿胶15g（另烊化，分2次入），太子参30g，棕榈炭15g，三七粉6g（分2次冲服）。水煎服。3剂。

服法：每日1剂，早晚各煎服1次。

四诊：1975年4月18日。

药后血止。这次月经15天来潮，持续5天，昨天血止。现感腰痛，体倦乏力。查见：脉象细数，舌淡少苔。据上法续理。

处方：①炒当归6g，黄芪30g，地榆炭30g，丹皮9g，黄芩9g，生地黄20g，血余炭9g，阿胶15g（另烊化，分2次入），太子参30g，棕榈炭15g。水煎服。3剂。

②人参归脾丸9g×20丸；三七粉3g×20袋；六味地黄丸9g×10丸。

服法：先服方①之汤药3剂，每日1剂，早晚各煎服1次；服完3剂汤药后，服人参归脾丸20丸，每日早晚各服1丸，每次配服三七粉3g，中午服六味地黄丸1丸。

五诊：1975年5月28日。

末次月经时间：5 月 25 日。这次月经 15 天来潮。今天是行经期第四天，经量中等，腰痛，面目及下肢轻度浮肿，头晕，倦怠乏力。查见：脉象细数，舌淡少苔。为肾脾两虚、血虚血热之证。治宜补益脾肾，清热摄血。

处方：红参 15g（另炖加入），黄芪 30g，阿胶 15g（另烊化，分 2 次入），白术 9g，炒当归 6g，远志 9g，炒枣仁 15g，棕榈炭 15g，地榆炭 30g，陈皮 9g，甘草 9g，丹皮 9g，黄柏 9g。水煎服。3 剂。

服法：每日 1 剂，早晚各煎服 1 次。

六诊：1975 年 6 月 3 日。

药后下血量减少，腰痛，体倦乏力，浮肿，纳呆。查见：面色萎黄，脉象细数，舌淡少苔。守原法，继服 5 月 28 日方加三七粉 9g（分 2 次）。水煎服，5 剂。

服法：每日 1 剂，早晚各煎服 1 次。

七诊：1975 年 6 月 11 日。

服完 3 剂后血止，余症亦减。查见：脉象细数，舌淡少苔。守原法，依 6 月 3 日方续服 3 剂，每日 1 剂，早晚各煎服 1 次。

之后，以益气摄血法（方见月经先期）及温补肾阳止血法（方见崩漏）交替应用，调理月余而愈。

1976 年 4 月 1 日患者因它病前来就诊，据称：月经自 1975 年 6 月 6 日后，未再潮动，绝经已 2 年多。

按：患者年逾七七，肾气不足，火不生土，脾阳虚衰，冲任失调，血失统摄，以致经血崩漏而下。血虚导致阴虚，阴虚内热，进而化火，则又迫血妄行，诱发出血。本例系脾肾两虚、血虚血热之证，根据“虚者补之”的原则，以补脾益肾、清热摄血为法，前后调理 3 个多月而诸症悉退，经绝痊愈。

病案 3

宋某，女，49 岁，社员，博山区池上镇人。于 1975 年 12 月 6 日诊。

病史：绝经 1 年多，婚后孕 5，足月顺产 4，人工流产 1（1964 年）。

近一个多月来，头晕，腰背胀痛，面目及下肢浮肿，形寒怕冷，动则喘乏，脘闷纳呆，大便溏泄，小便短少。

检查：面色萎黄，下肢肿，精神不振，舌体胖，有齿印，舌淡，苔薄白，脉沉细弦。血压：180/100mmHg。

辨证：脾肾两虚，肝阳上亢。

治法：温肾健脾利湿，平肝潜阳。

处方：熟地黄 30g，干山药 15g，山茱萸 15g，牡丹皮 9g，茯苓 15g，泽泻 15g，车前子 12g（纱布包煎），钩藤 30g，菊花 9g，赤小豆 30g，生龙骨 20g，生牡蛎 20g。水煎服。5 剂。

服法：每日 1 剂，早晚各煎服 1 次。

二诊：1975 年 12 月 13 日。

药后，浮肿大减，眩晕亦差。查见：舌体胖，有齿印，苔薄白，脉沉细弦。血压：170/95mmHg。守原法续理。

处方：①熟地黄 30g，干山药 15g，山茱萸 15g，牡丹皮 9g，茯苓 15g，泽泻 15g，车前子 12g（纱布包煎），赤小豆 30g，生龙骨 20g，生牡蛎 20g。水煎服。3 剂。

②杞菊地黄丸 9g × 20 丸；龙胆泻肝丸 60g × 1 瓶；牛黄降压丸 6g × 20 丸。

服法：先服方①之汤药 3 剂，每日 1 剂，早晚各煎服 1 次；服完 3 剂汤药后，服杞菊地黄丸 20 丸，每日早晚各服

1丸，每丸配服牛黄降压丸1丸，中午服龙胆泻肝丸6g。

三诊：1975年12月28日。

药后浮肿消，头晕减轻，精神较前佳。查见：舌质淡，苔薄白，脉象细弦。血压：150/90mmHg。

治法：育阴潜阳。

处方：杞菊地黄丸9g×20丸；龙胆泻肝丸60g×1瓶；牛黄降压丸6g×20丸。

服法：杞菊地黄丸20丸，每日早晚各服1丸，每丸配服牛黄降压丸1丸，中午服龙胆泻肝丸6g。

追访：已愈。

（三）临证备要

经断前后诸证，证情复杂，究其原因，责在肾虚，或偏肾阴虚，或偏肾阳虚。肾阴不足，则水不涵木，可致肝阳上亢，进而化火生风；水不涵木，可致心神失交；金水相滋乃生理常态，肾阴不足，则阴虚内热而化火，灼伤肺阴，导致肺阴不足；肺阴亏虚，不能输津润肾，每致肺肾两亏，形成恶性循环；肾者主水，肾阴不足，则命火偏旺；肾阳虚衰，则火不生土，水泛伤脾。由是可知经断前后诸证，证情复杂。临床上，尽管病情千变万化，症状错综复杂，要灵活掌握，辨证施治。

带下病论治

正常妇女阴道内有少量白色无臭味的分泌物，以滑润阴道黏膜，常在月经前期、排卵期或妊娠期增多，这是正常生理现象。如《沈氏女科辑要笺正》说："带下女子生而即有，津津常润，非本病也"，正说明了这个问题。如果分泌物过多，或色、质、气味异常，并引起症状的，称为"带下病"。《素问·骨空论》说："任脉为病，……女子带下瘕聚。"带下病不是单纯的妇科疾病，是生殖系统中的一种常见症状，如阴道炎、盆腔炎、宫颈炎、宫颈癌及宫体癌等，都可有不同程度的带下，因此，对带下病应予重视并积极找出原因，及时治疗。祖国医学根据带下的不同颜色和症状，分为白带、黄带、赤带、青带、黑带及杂色带等，临床上以前三种为多见。如见到杂色带等应考虑是否患有生殖系统恶性肿瘤（如宫颈癌等）的可能，需进一步检查。

本病的发生，主要是脾肾二脏功能的失常，不能化水谷为精微，反聚而为湿，湿浊下注，使任脉不固，带脉失约所致。在旧社会，带下病是很普遍的，故俗有"十女九带"之说。盖脾为阴土，喜燥恶湿，脾失健运，则脾精不守，不能化为营血，湿土之气下陷，而为带下。且湿性黏腻，易阻滞气机，郁久化热生火，则带色由白而黄而红，病情逐渐深重；子病累母，影响及肾，带色则又见黑。本病日久不治，则津液暗耗，轻则影响健康，重则导致不孕，或堕胎、小产、滑胎，宜及早注意防治。

带下病的治疗，原则上是用温、清、补、涩四法。寒证宜温，热证宜清，虚证宜补，滑脱宜涩。因此，脾虚阳气下陷，寒湿下注的，宜补气升阳，温化寒湿；湿热者宜清热利湿解毒；火热带下者宜泻火；肾虚滑脱者宜温肾固涩。这些都是一般的治疗法则，临证时，还需根据具体情况，分别论治。

（一）具体治法

1. 健脾除湿止带法

适用于白带脾虚证。症见：白带过多，色白如涕，无臭，面色无华，四肢欠温，神疲乏力，纳少便溏，甚或下肢浮肿，舌质淡，苔薄白腻，脉象缓弱等。治宜健脾除湿止带，此法主之。

处方：干山药 30g，白术 15g，苍术 9g，党参 30g，白芍 9g，陈皮 6g，柴胡 6g，车前子 12g（纱布包煎），炒芥穗 3g，甘草 6g。水煎服。

2. 温肾除湿止带法

适用于白带肾虚证。症见：白带清冷量多，淋沥不断，面色晄白，大便溏薄，小便频数色清，腰部酸痛，小腹部有冷感，舌质淡，苔薄白，脉沉迟者。治宜温肾除湿止带。此法主之。

处方：菟丝子 15g，沙苑子 9g，黄芪 15g，炒山药 30g，肉桂 2g，桑螵蛸 9g，补骨脂 9g，制附子 3g。水煎服。

3. 清热除湿止带法

适用于白带热盛证。症见：带下如米泔，或黄绿如脓，或夹血液，且有臭气，阴部瘙痒，小便短赤，口苦咽干，舌质红，苔黄，脉数等。治宜清热除湿止带，此法主之。

处方：茯苓 15g，猪苓 15g，泽泻 9g，车前子 12g（纱布包煎），茵陈 15g，黄柏 9g，栀子 9g，丹皮 9g，赤芍 9g，牛膝 9g，土茯苓 30g。水煎服。

（二）病案举例

病案 1

蒋某，女，26 岁，工人，张店区金岭铁矿。于 1982 年 3 月 21 日诊。

病史：已婚 2 年多，未孕。末次月经日期：2 月 27 日。月经 14 $\frac{5 \sim 6}{30 \sim 35}$，量中等，经期小腹微痛。现白带过多，带色白，无臭，面色无华，四肢欠温，神疲乏力，食欲不振，大便稀，小便正常。

检查：舌质淡，苔薄白而微腻，脉缓弱。

辨证：带下病——脾虚湿盛证。

治法：健脾除湿止带。

处方：干山药 30g，白术 15g，苍术 9g，党参 30g，白芍 9g，陈皮 6g，柴胡 6g，车前子 12g（纱布包煎），炒芥穗 3g，甘草 6g。水煎服。5 剂。

二诊：3 月 28 日。

末次月经日期：3 月 27 日。服药 5 剂后，白带大减，食欲较前增，大便已不稀。余症无大变化。查见：舌苔薄白，脉象缓弱。守法依方再服 3 剂。

三诊：药后食纳可，二便调，白带正常。查见：舌苔薄白，脉象细涩，为有瘀之象。治宜活血化瘀。

处方：当归 12g，川芎 9g，赤芍 9g，熟地黄 20g，桃仁 15g，红花 9g，香附 9g，元胡 9g，炮姜 3g。2 剂。水煎服。

服法：待下次月经来潮时开始服用，每日 1 剂，早晚各煎服 1 次。

按：本案例系带下病脾虚湿盛证。由于饮食不节，劳逸失度，损伤脾气，脾失健运，不能运化水谷为精微，反聚湿于下，导致冲任二脉失约而为带下；脾虚中阳不振，运化失常，故见大便溏薄；脾气虚弱，故面色无华，四肢欠温，神疲乏力；舌质淡，苔薄微腻，脉象缓弱，为脾虚湿盛之象。故治以健脾除湿止带法。方中参、术、甘草补脾益气；二术健脾燥湿；柴、芍、陈皮疏肝解郁，理气升阳；车前子利水除湿；炒芥穗入血分，祛风胜湿。全方乃脾、肾、肝三经同治，具有健脾除湿升阳之功。再，苍术、白术何故并用？盖因脾主运化，喜燥恶湿。白术苦甘温，入脾胃二经，功能补脾益气，化湿利水，增加脾的吸收、消化（“化”）功能；苍术辛苦温，入脾胃二经，功能燥湿健脾祛风，增加脾的运输功能（“运”），则“脾气上升”的功能自然正常，运输水谷之精气到肺生气，运输水谷之精微到心生血（“心主血”）。

病案 2

郇某，女，23 岁，市民，济南市人。于 2000 年 2 月 24 日诊。

病史：未婚。末次月经日期：1 月 24 日。月经初潮 16 岁，之后经期不定，注射黄体酮则潮，否则不潮。白带量多，质清稀，淋沥不断，面色㿠白无华，大便稀，小便频数色清，腰部酸痛，小腹部有凉感。在济南市某医院妇科检查及 B 超检查提示为子宫发育不良（宫体 4.8cm × 4.3cm × 3.4cm）。

检查：脉象细数，舌苔薄白。

辨证：带下病——肾虚证。

治法：温肾除湿止带。

处方：菟丝子 15g，沙苑子 9g，黄芪 15g，炒山药 15g，肉桂 2g，桑螵蛸 9g，补骨脂 9g，制附子 6g。水煎服。5 剂。

服法：水煎服，每日 1 剂，每日早晚各煎服 1 次。

二诊：2000 年 3 月 1 日。

末次月经日期：1 月 24 日，现停经 38 天。药后腰痛减轻，白带减少，余症亦减。查见脉象细数，舌苔薄白。据上方加减续理。

处方：菟丝子 15g，沙苑子 9g，黄芪 15g，炒山药 30g，肉桂 2g，桑螵蛸 9g，补骨脂 9g，制附子 6g，丹参 24g。水煎服。5 剂。

服法：每日 1 剂，每日早晚各煎服 1 次。

三诊：2000 年 3 月 8 日。

末次月经日期：3 月 8 日。今天是行经期第一天。这次月经 45 天来潮，经量不多，小腹微感疼痛，无坠胀感，腰酸痛减轻，白带已正常。查见：脉象细缓，舌苔薄白。为肾虚血瘀之证。治宜益肾活血。

处方：①当归 15g，川芎 9g，赤芍 9g，熟地黄 30g，桃仁 15g，红花 9g，香附 12g，元胡 9g，炮姜 6g。2 剂。水煎服。

②六味地黄丸 9g×20 丸；妇科十味片 100 片 ×1 瓶。

服法：先服汤药 2 剂，每日 1 剂，每日早晚各煎服 1 次；待经净后服六味地黄丸，每次 1 丸，每次配服妇科十味片 5 片，俱用温开水送下。

按：本案例白带病系肾虚证。由于肾阳不足，下元亏损，带脉失约，故精液滑脱而下，而白带过多。肾阳不足，阳虚内寒，带脉失约，任脉不固，则带下量多清稀，淋沥不断；肾阳不足，不能下暖膀胱，上温脾阳，故大便溏薄，小便频数色清；肾阳虚故腰部酸痛；阳虚不能温煦胞宫，故小腹部有凉感。舌质淡，苔白，脉沉迟，为肾阳不足之征。故治以温阳除湿止带法。方中菟丝、沙苑、桑螵蛸、补骨脂补肝温肾，桂、附温肾壮阳，合用以奏温补肾阳、除湿止带之效。加丹参者，以“一味丹参，功同四物，能补血活血”，用于本方，有活血通经之效。

病案 3

路某，女，35 岁，家属，临淄区路山镇人。于 2000 年 3 月 8 日诊。

病史：23 岁结婚，婚后孕 4，正产 1，孩子现 2 岁。流产 3，末次流产：1999 年 10 月孕 45 天流产。末次月经日期：3 月 6 日。今天是行经期的第三天。月经 14 $\frac{6}{30\sim35}$，量中等，经期微感腹痛。现症白带过多，带色黄，有时夹血，且有异味，阴部瘙痒，小便短赤，口苦咽干。

检查：脉象细数，舌苔黄厚。

辨证：带下病——湿热内蕴证。

治法：清热除湿止带。

处方：①茯苓 15g，猪苓 9g，泽泻 15g，车前子 12g（纱布包煎），茵陈 15g，黄柏 9g，栀子 15g，丹皮 9g，赤芍 9g，牛膝 9g，土茯苓 30g。水煎服。5 剂。

服法：每日 1 剂，早晚各煎服 1 次。

②蛇床子 30g，苦参 60g，川椒 30g，明矾 30g，百部 30g。3 剂。

用法：每日 1 剂，水煎取汁，趁热熏洗坐浴，每日早晚各煎洗 1 次。

二诊：3 月 15 日。

药后带下量大减，外阴瘙痒已瘥。查见：脉象细数，苔薄黄。据证续理。

处方：①茯苓 15g，猪苓 9g，泽泻 15g，车前子 12g（纱布包煎），茵陈 15g，黄柏 9g，栀子 9g，丹皮 9g，赤芍 9g，牛膝 9g，土茯苓 30g。水煎服。3 剂。

②连翘败毒丸 60g × 2 瓶；知柏地黄丸 9g × 20 丸；龙胆泻肝丸 60g × 1 瓶。

服法：先服汤药 3 剂，每日 1 剂，早晚各煎服 1 次；服完 3 剂汤药后服连翘败毒丸，一次 6g，一天 2 次（早晚）；服完连翘败毒丸后，服知柏地黄丸 20 丸，每次 1 丸，一天 2 次，每次配服龙胆泻肝丸 3g，俱用温开水送下。

按：带下病湿热内蕴证，总由经行产后，胞脉空虚，或因洗浴用具不洁，或为房事所伤，湿毒秽浊之物内侵，损伤冲任二脉所致。由于湿毒内困，损伤冲任二脉，以致蕴而生热，秽浊下流，故带下量多，色黄如脓，或夹血液而有臭气，阴部瘙痒；湿热内蕴，损伤津液，故口苦咽干，小便短赤。舌红苔黄脉数，为湿热内蕴之征。故治以清热除湿止带法。方中苓、泻、车前利水除湿，茵陈清热利湿，知、柏清湿热而解毒，赤芍活血化瘀，牛膝引药下行，加土茯苓者在于增强祛湿解毒的作用，诸药合用，以收清热除湿、解毒止带之效。

病案 4

李某，女，35 岁，周村区胜利村人。于 2000 年 5 月 1 日诊。

病史：23 岁结婚。婚后孕 4，正产 1，孩子现 6 岁，流产 3。末次流产日期：1999 年 5 月。末次月经日期：4 月 29

日。今天是行经期第三天。月经 13 $\frac{5 \sim 6}{30 \sim 35}$，经量中等。现症：带下多，色黄如脓，阴部瘙痒、疼痛，心烦，易怒，胸部及胁肋胀痛，睡眠欠佳，食欲不振，小便黄。

检查：脉象弦细而数，舌苔薄黄而腻。

辨证：带下病——肝经湿热证。

治法：清肝泻火，杀虫止痒。

处方：龙胆草 12g，黄芩 9g，山栀子 9g，木通 9g，车前子 12g（纱布包煎），泽泻 9g，大生地 15g，当归 6g，柴胡 9g，甘草 9g，苍术 9g，鹤虱 9g，芜荑 9g，白鲜皮 15g。水煎服。5 剂。

服药方法：待月经干净后服，每日 1 剂，早晚各煎服 1 次；二煎后，接着多加水，三煎取汁后，趁热熏洗外阴部，至汗湿红润为度。

二诊：2000 年 5 月 8 日。

药后白带减少，外阴部瘙痒亦大为减轻，查见脉象弦细而数，舌苔薄黄。据方加减续理。

处方：龙胆草 12g，黄芩 9g，山栀子 9g，木通 9g，车前子 12g（纱布包煎），泽泻 9g，大生地 15g，当归 6g，柴胡 9g，甘草 9g，苍术 9g，鹤虱 9g，芜荑 9g，白鲜皮 15g。水煎服。3 剂。

服法：每日 1 剂，早晚各煎服 1 次；二煎后接着多加水，三煎取汁，趁热熏洗外阴部。

按：本案例系白带病肝经湿热证。本病多因忽视卫生，感染病虫，虫蚀阴部，或肝经郁热，湿热下注所致。由于脾虚生湿，肝经郁热，湿热生虫，或感染病虫，虫蚀阴中，故见阴痒，睡眠欠佳，带多色黄；湿热阻遏中焦，故见胸部及胁肋胀痛，食欲不振。舌苔黄腻，脉弦细数，为肝经湿热之征。故治以清肝泻火，杀虫止痒之法。方中龙胆草清下焦湿热；芩、栀苦寒泻火；木通、车前、泽泻清利湿热；火盛必伤阴，故用生地、当归滋养肝血，使邪去而不伤正；柴胡升阳，以升提下陷之气；甘草和中解毒，调和诸药。诸药合用，以奏清肝泻火，杀虫止痒之效。

妊娠病论治

妊娠病总论

妊娠期由于生理上有特殊变化，较平时容易发生疾病，所以必须注意平时的预防和发病后的治疗，以免影响妇女的健康和胎儿的发育。

一、妊娠病的发病机理

受孕期间，首先要供给胎儿的血液营养，因而形成阴血的偏虚。其次是胎儿逐渐增大，影响气机升降，又容易形成气滞痰郁等疾患。此外脾胃虚弱，生化之源不足，或肾气亏损，胎元不固，也能造成许多妊娠病。

二、妊娠病的原因和治疗

引起妊娠病的原因，不外内伤七情，外感六淫以及跌仆损伤和饮食房劳等。治疗时，必须辨证施治。如因病而影响孕妇胎动的，宜治其病，病愈则胎自安；孕妇如因胎动不安而导致病变的，宜安其胎，胎安则病自愈。安胎的方法，古人主张养血清热，以血为本。胎前用药宜凉，则血不致妄行，而能养胎。但临床上仍然要从寒热虚实分别论治为妥。一般从肝肾和脾胃方面着手治疗。因为脾胃为水谷之海，生化之源，胎儿依靠母体的血液来营养，脾胃强健，血液充足，就能养胎。肾为先天之本，冲任之脉皆系于肾，冲为血海，任主胞胎，因此说“胞系于肾”。在生理功能上，肝肾相互为用，所以补肝肾就是固冲任，就能起到护胎的作用。尤其体弱易于坠胎的孕妇，更要重视调理脾胃和滋养肝肾。故总的说来，妊娠病的治疗原则是治病与安胎并举。治法以补肾培土为主，佐以疏气。补肾为固胎之本，培脾乃益血之源，血因气行，疏气则气顺，如是则本固血充，气血调和，则胎自安。

三、关于妊娠药禁问题

胎前有三禁：一是禁汗，怕过汗亡阳以伤气；二是禁下，怕过下亡阴以伤血；三是禁利小便，怕小便多有伤津液。故在药物的使用上，应注意药禁，举凡峻下、滑利、行血、破血、耗气、散气及一切有毒的药品，都要慎用或禁用。但在病情需要的情况下，也可适当选用，惟须注意严格掌握剂量，“衰其大半而止”，以免伤胎。《素问·六元正纪大论》说：“妇人重身，毒之如何？岐伯曰：有故无殒，亦无殒也。帝曰：愿问其故何谓也？岐伯曰：大积大聚，其可犯也，衰其大半而止，过者死。”正说明这个道理。

附：《济阴纲目》孕妇药忌歌

蚖斑水蛭及虻虫，乌头附子配天雄。
野葛水银并巴豆，牛膝薏苡与蜈蚣。
三棱代赭芫花麝，大戟蛇蜕黄雌雄。
牙硝芒硝丹皮桂，槐花牵牛皂角同。
半夏南星与通草，瞿麦干姜桃仁通。
硇砂干漆蟹爪甲，地胆茅根莫用好。

四、关于孕期保健

1. “勿乱服药”，“勿妄针灸”：孕期服药或针灸要慎重，无病者不宜服药“养胎”，因有病则病当之，无病则体当之。需服药时，选药配方，应予审慎。

2. 饮食调养：宜食清淡富有营养而又容易消化的食物，慎用干硬和刺激性较强的食物；忌大饥大饱，或吸烟饮酒，以保持脾胃调和，大便通畅。

3. 起居有常：环境要舒适，生活有规律，外避风寒，内调七情，心情舒畅，精神愉快。

4. 劳逸适度：不宜提拿重物及攀高涉险，以免伤胎。睡眠要充足，但又不宜过于贪睡，以免气滞难产。

5. 杜绝房事：房劳伤肾，耗伤胎元，易致坠胎和小产。正如《女科经纶》说：“妇人觉有妊，男即不宜与接，若不忌，主半产。”现代医学认为，妊娠头三个月性交易致流产，后三个月性交易致早产，且易引起产后感染。

6. 衣着合体：衣服要宽大轻松，柔软合体，切勿紧胸束腰，以免影响气血运行，有碍胎儿成长。勿用较紧的乳罩，以免影响乳房发育，或造成乳头内陷。

7. 清洁卫生：保持皮肤及外阴清洁，应经常洗澡，以淋浴为宜。

8. 乳头护理：妊娠七个月后，应经常用温开水擦洗乳头。如乳头内陷，则应经常用手将其牵引（或用吸引法吸出），以利于产后吮乳。

9. 定期检查：妊娠六个月以前每月检查一次，从第七个月起每两周检查一次，最后一个月应每周检查一次，发现异常及时纠正。

妊娠病各论

一、恶阻

妊娠早期出现晨吐、恶心、厌食，是妊娠常有的反应，经过一段时期，即可逐渐恢复，无须治疗。若呕吐反复发作，甚至完全不能进食者，称为妊娠恶阻，又称妊娠呕吐。

（一）具体治法

1. 和中降逆止呕法

适用于妊娠恶阻胃虚证。症见：妊娠二三月，呕恶厌食，或食后即吐，神疲思睡，四肢乏力，舌淡，苔薄，脉缓滑等。治宜和中降逆止呕，此法主之。

处方：党参30g，白术9g，茯苓15g，甘草6g，陈皮9g，姜半夏6g，木香3g，砂仁3g。水煎服。

2. 清肝和胃止呕法

适用于妊娠恶阻肝热证。症见：呕吐酸水或苦水，食入即吐，胸胁胀闷，头昏或胀，烦渴口苦，尿黄量少，大便燥结，舌红苔黄，脉弦滑数等。治宜清肝和胃止呕，此法主之。

处方：苏叶9g，黄连2g，陈皮9g，姜半夏6g，竹茹9g。水煎服。

3. 养阴和胃止呕法

适用于妊娠恶阻气阴两虚证。症见：呕吐剧烈，反复发作，或呕出物呈血性，精神疲乏，形体消瘦，肌肤不泽，目眶深陷，双目无神，或有发热，口渴尿少，舌红无津，苔薄黄或光剥，脉象细数无力等。治宜益气养阴，和胃止呕，此法主之。

处方：红参15g（另煎入），五味子9g，麦门冬30g，玄参30g，大生地30g。水煎服。

（二）病案举例

病案1

李某，女，29岁，家属，邹平县焦桥乡人。于2000年7月5日诊。

病史：29岁结婚。婚后孕1，流产1。末次月经：5月1日。现停经66天。恶心呕吐，不思饮食，神疲思睡，倦怠乏力。

检查：腹平软，耻骨联合上有饱满感。尿妊娠试验（+）。脉象缓滑，舌苔薄白。

辨证：妊娠恶阻——胃虚证。

治法：和中降逆止呕。

处方：党参30g，白术9g，茯苓15g，甘草6g，陈皮9g，姜半夏6g，木香3g，砂仁3g。水煎服。3剂。

服法：每日1剂，早晚各煎服1次。

按：本案例受孕之初，冲脉之气较盛，其气上逆犯胃，胃虚，气不下降，反随逆气上冲而致呕恶。胃以和降为顺，胃虚，冲气上逆，故呕恶厌食，甚或食后即吐；脾胃气虚，故神倦思睡，四肢乏力。舌淡苔白，脉象缓滑，为脾胃虚弱之征。故治以和中降逆止呕法。方中参、术、苓、草补脾益气；砂仁、半夏温胃降逆止呕；木香、陈皮调气和胃。诸药合用以奏健胃和中，降逆止呕之效。

半夏古有“堕胎”之说，列为妊娠药禁。半夏性味辛温，入脾胃二经，功能化痰止呕，和胃燥湿。生用有毒，生姜能制其毒，故临床上用半夏多以姜制，名曰“姜半夏”。《金匮要略》中的干姜人参半夏丸，早已用治妊娠呕吐而并不碍胎，“有故无损，亦无损也”。

病案 2

郑某，女，28 岁，工人，张店区人。于 2001 年 7 月 19 日诊。

病史：26 岁结婚，婚后未孕。末次月经日期：6 月 5 日。现停经 45 天。恶心厌食，食入即吐，倦怠乏力，余无明显不适。

检查：尿早早孕试验（+）。舌苔薄白，脉象缓滑。

辨证：妊娠恶阻——胃虚证。

治法：和中降逆止呕。

处方：党参 30g，白术 9g，茯苓 15g，甘草 6g，陈皮 3g，姜半夏 6g，木香 3g，砂仁 3g。水煎服。3 剂。

服法：每日 1 剂，早晚各煎服 1 次。

二诊：8 月 17 日。

末次月经日期：6 月 5 日。服药 3 剂后，恶心呕吐即瘥，食欲增加，腰痛，白带不多。现妊娠 2 个月零 12 天。彩超检查提示：子宫体积增大，形态饱满，于宫腔内可探及妊娠囊回声，可见胎芽，胎心搏动规律。脉滑细数，舌苔薄白。治宜益肾安胎。

处方：白术 9g，黄芩 9g，寄生 9g，续断 9g，党参 30g，茯苓 15g，莲子 15g，砂仁 3g，甘草 9g。水煎服。3 剂。

服法：每日 1 剂，早晚各煎服 1 次。

按：本例服药 3 剂后，恶心呕吐即止，食欲增进。

病案 3

苗某，女，25 岁，章丘市明水服装厂工人。于 1998 年 10 月 23 日诊。

病史：婚后孕 1，流产 1。1997 年 9 月孕 50 天流产。末次月经日期：8 月 15 日。现停经 70 天。章丘市医院诊断为早孕。现症：恶心呕吐，食后即吐，精神不振，四肢乏力。

检查：B 超提示：子宫体积增大，宫腔内可见妊娠囊回声，囊内可见胎块及胎心搏动。早孕（符合 70 天妊娠）。脉象缓滑，舌苔薄白。

辨证：妊娠恶阻——胃虚证。

治法：和中降逆止呕。

处方：党参 30g，白术 9g，茯苓 15g，甘草 6g，陈皮 9g，姜半夏 6g，木香 3g，砂仁 3g。水煎服。5 剂。

服法：每日 1 剂，早晚各煎服 1 次。注意服药前，口中嚼点生姜，少进频服。

二诊：1998 年 10 月 30 日。

服药 5 剂后，恶心呕吐止，食欲增进。腰酸乏力，二便调。查见脉滑细数，舌苔薄白。予益肾安胎之剂。

处方：白术 9g，黄芩 9g，寄生 9g，续断 9g，党参 30g，茯苓 15g，莲子 15g，砂仁 3g，甘草 9g。水煎服。3 剂。

服法：每日 1 剂，早晚各煎服 1 次。

按：以上恶阻胃虚证 3 例，均以和中降逆止呕法，服药 3 ~ 5 剂而即愈。例 3 苗某，恶心呕吐严重，食入即吐，在服药方法上，嘱其服药前嚼点生姜后，将药液少进频服，一俟药力得行，则胃气复归和降，恶心呕吐即止。

病案 4

吴某，女，26 岁，临淄区齐陵村人。于 1998 年 9 月 4

日诊。

病史：24岁结婚。婚后于1996年9月孕2个多月因提重物扭伤而流产。末次月经日期：6月29日。现停经68天。恶心，呕吐酸水，食入即吐，胸胁胀闷，头部有胀感，烦渴口苦，尿黄量少，大便不畅。

检查：尿妊娠试验（+）。舌质红，苔薄黄，脉象滑数而具弦象。

辨证：恶阻——肝热证。

治法：清肝和胃止呕。

处方：苏叶6g，黄连2g，陈皮9g，姜半夏6g，竹茹9g。水煎服。3剂。

服法：每日1剂，早晚各煎服1次。注意服药时，口中先嚼点生姜，然后少进频服。

二诊：1998年9月10日。

服药3剂后，恶心呕吐止，食欲较前增加。现感腰酸不适。查见脉象弦细滑，舌苔薄黄，舌质红。为妊娠肾虚之证。治宜益肾安胎。

处方：白术9g，黄芩9g，寄生9g，炒杜仲15g，党参30g，白术9g，茯苓9g，甘草9g，砂仁3g。水煎服。3剂。

服法：每日1剂，早晚各煎服1次。

按：本案例恶阻系肝热证。由于患者平素肝阳偏亢，心烦易怒，肝失条达，孕后血聚养胎，肝血益虚，阴虚阳盛，肝火上炎所致。肝血不足，肝火偏旺，肝火冲气上逆犯胃，故而呕吐，食入即吐；肝火上升，故头部有胀感，烦热口苦；肝气横逆，故胸胁胀闷；肝病及胆，故呕吐烦渴口苦；呕吐过多，损伤阴液，故大便不畅。舌质红，苔薄黄，脉弦滑数，为肝热之征。故治以清肝和胃止呕。方中苏叶芳香和胃，黄连、竹茹清热止呕，二陈理气止呕，共奏清热调肝、和胃止呕之效。服药3剂后恶心呕吐即止。

病案5

刘某，女，35岁，桓台县耿桥村人。于1998年5月19日诊。

病史：23岁结婚，婚后孕3，正产1，孩子现11岁。流产2，末次流产日期：1998年1月孕2个多月流产。末次月经日期：1998年3月22日。现停经59天。现症：恶心呕吐，呕吐酸水，食入即吐，头部昏沉，口苦，尿黄，大便不畅。

检查：尿妊娠试验（+）。舌红，苔黄，脉弦细滑。

辨证：恶阻——肝热证。

治法：清肝和胃止呕法。

处方：苏叶9g，黄连2g，陈皮9g，姜半夏6g，竹茹9g，菊花9g，钩藤12g，石斛15g，麦门冬15g。水煎服。3剂。

服法：每日1剂，早晚各煎服1次。之后，未再来诊。

病案6

窦某，女，28岁，工人，临朐县石庙村人。于1998年8月11日诊。

病史：25岁结婚，婚后孕3，流产3，末次流产日期：1996年11月孕2个多月流产。末次月经日期：5月25日。现停经79天。恶心呕吐，不思饮食，食入即吐，胸胁胀闷，心烦易怒，口苦。

检查：8月7日临朐县医院B超检查提示：早孕。舌红，苔黄，脉弦滑数。

辨证：恶阻——肝热证。

治法：清肝和胃止呕。

处方：苏叶 9g，黄连 2g，陈皮 9g，姜半夏 6g，竹茹 9g，沙参 15g，石斛 15g。水煎服。3 剂。

服法：每日 1 剂，早晚各煎服 1 次。

1998 年 8 月 18 日随访，服药后恶心呕吐即止。

病案 7

张某，女，33 岁，职工，济南市历城唐五老北村人。于 1998 年 7 月 24 日诊。

病史：23 岁结婚，婚后孕 4，正产 1，孩子已 10 岁，流产 3，末次流产日期：1997 年 11 月孕 40 天流产。末次月经日期：1998 年 5 月 31 日。现停经 55 天。恶心呕吐剧烈，反复发作，有时呕吐苦水，或呕吐物呈血性，精神不振，形体消瘦，肌肤不泽，口渴尿少，舌红无津。

检查：尿妊娠试验（+）。查见：脉象滑细而数，舌质红，少津，苔薄黄。

辨证：恶阻——气阴两虚证。

治法：养阴和胃止呕。

处方：红参 20g（去芦，另煎入），麦门冬 30g，五味子 9g，玄参 20g，生地黄 30g，陈皮 9g，竹茹 9g。水煎服。5 剂。

服法：每日 1 剂，早晚各煎服 1 次，连服 3 剂后，隔日，再服 2 剂。

二诊：1998 年 8 月 1 日。

药后恶心呕吐即止，食欲增加，精神体力较前增加。查见脉象滑细而数，舌质红，苔薄黄。辨证同上，据方续理。

处方：红参 20g（去芦，另煎入），麦门冬 30g，五味子 9g，玄参 20g，大生地 30g，陈皮 9g，竹茹 9g。水煎服。5 剂。

服法：每日 1 剂，早晚各煎服 1 次，连服 3 剂后，则隔日 1 剂。

按：本案例恶阻为气阴两虚证。若久吐不止或治不如法，脾胃俱伤，水谷精微不得输布，肝肾失养，肾失潜藏，肝气上逆，气机逆乱，呕吐加剧，气随阴耗，则发展成为气阴两亏之重症。从症状上分析，由于久吐伤阴耗气，故精神疲乏；剧吐损伤胃络，络破血溢，故呕吐物呈血性；津液耗损，故形体消瘦，肌肤不泽，口渴尿少；胃失和降，气机逆乱，故呕吐剧烈。舌红无津，苔薄黄，脉滑细数，均为气阴两亏之征。故治以养阴和胃止呕。方中生脉散益气生津，合以增液汤增液补阴，加竹茹清热止呕，配以陈皮理气，使补而不滞，诸药合用以收益气养阴，和胃止呕之效。方药对证，故服药 5 剂后而恶心呕吐即止。

病案 8

李某，女，35 岁，邹平县西董乡河家村人。于 1998 年 12 月 4 日诊。

病史：22 岁结婚，婚后孕 4，正产 1，孩子现 12 岁，流产 3，末次流产日期：1997 年 5 月 10 日。末次月经日期：1998 年 10 月 21 日。现停经 45 天。恶心呕吐剧烈，反复发作，有时呕吐物呈血性，精神不振，形体消瘦，肌肤不泽，口干尿少。

检查：尿妊娠试验（+）。舌红无津，脉滑细数。

辨证：恶阻——气阴两虚证。

治法：养阴和胃止呕。

处方：红参 20g（去芦，另煎入），五味子 9g，麦门冬 30g，玄参 30g，生地黄 30g，陈皮 9g，竹茹 9g。水煎服。5 剂。

服法：每日 1 剂，早晚各煎服 1 次。连服 3 剂后，停药一天再服 2 剂。服药时注意少进频服。

二诊：1998 年 12 月 12 日。

末次月经日期：10 月 21 日。服药 5 剂后，恶心呕吐即止，食欲增进，精神体力较前佳。查见：舌苔薄黄，脉象滑细而数。予调补冲任、安奠胎元之剂。

处方：红参 20g（去芦，另煎入），白术 9g，茯苓 9g，甘草 9g，炒杜仲 15g，寄生 9g，陈皮 9g，竹茹 15g，砂仁 3g。3 剂。水煎服。

服法：每日 1 剂，早晚各煎服 1 次。

按：本案例为恶阻气阴两虚证，服药 5 剂后恶心剧吐即止，食欲精神转佳。二诊时予调补冲任、安奠胎元之剂，以巩固疗效。

病案 9

贾某，女，36 岁，淄川区红星村人。于 1998 年 5 月 25 日诊。

病史：23 岁结婚，婚后孕 7，正产 1，孩子现 13 岁，流产 6，末次流产：1996 年 10 月孕 6 个月因羊水早破而流产。末次月经日期：3 月 28 日。现妊娠 59 天。呕吐剧烈，反复发作，精神不振，形体消瘦，肌肤不泽，口干尿少。

检查：尿妊娠试验（+）。舌红少津，苔薄黄，脉象滑细而数。

辨证：恶阻——气阴两虚证。

治法：养阴和胃止呕。

处方：红参 20g（去芦，另煎入），五味子 9g，麦门冬 30g，玄参 30g，生地黄 30g，陈皮 9g，竹茹 9g，砂仁 3g。水煎服。5 剂。

服法：每日1剂，早晚各煎服1次。服药注意少进频服。

二诊：1998年6月5日。

服药后恶心呕吐即止，食欲增进，精神体力转佳。查见：舌质红，苔薄黄，脉象滑细而数。予调补冲任，安奠胎元之剂，以巩固疗效。

处方：红参20g（去芦，另煎入），白术9g，茯苓9g，甘草9g，寄生9g，炒杜仲9g，黄芩9g，白芍5g，砂仁3g，陈皮9g，竹茹15g。水煎服。3剂。

按：以上9例妊娠恶阻，证情不同，治法各异，分别治以和中降逆止呕法、清肝和胃止呕法、养阴和胃止呕法，服药3～5剂，恶心呕吐即止。其有呕吐剧烈、食入即吐者，则于服药前口中嚼点生姜后再服药，注意“少进频服”，但得药力一行，则恶心呕吐即止。

二、妊娠腹痛

妇女怀孕后，胸腹之间或小腹部发生疼痛，称为“妊娠腹痛”。因产生本病的原因为胞脉阻滞，故又称“胞阻”。《金匮要略·妇人妊娠病脉证并治第二十》说：“妇人怀妊六七月，脉弦发热，其胎愈胀，腹痛恶寒，少腹如扇。所以然者，子脏开故也。当以附子汤温其脏。”又说：“假令妊娠腹中痛，为胞阻，胶艾汤主之。”“妇人怀妊，腹中疼痛，当归芍药散主之。”这对妊娠腹痛的诊治，给后世树立了典范。

（一）具体治法

1. 扶阳补气法

适用于妊娠腹痛虚寒证。症见：妊娠数月，小腹冷痛，腹胀大，背微恶寒，舌淡苔薄，脉弦等。治宜扶阳补气，此法主之。

处方：炒当归 6g，黄芪 30g，炮姜 6g，白芍 15g，甘草 9g。水煎服。

2. 补气养血法

适用于妊娠腹痛气血亏虚证。症见：妊娠期中，绵绵腹痛，面色萎黄，头目眩晕，心悸气短，身体倦怠，口干不欲饮，舌质淡红，脉细无力等。治宜补气养血，此法主之。

处方：红参 15g（另煎入），白术 9g，茯苓 15g，甘草 9g，炒当归 6g，白芍 15g，熟地黄 24g，砂仁 3g。水煎服。

3. 解郁理气法

适用于妊娠腹痛气郁证。症见：妊娠期中，胸腹胀痛，两胁尤甚，烦躁易怒，嗳气肠鸣，食欲不振，舌苔薄腻，脉弦等。治宜疏肝解郁理气，此法主之。

处方：柴胡 15g，白术 12g，茯苓 15g，炒当归 6g，白芍 15g，甘草 6g，薄荷 3g，煨姜 2 片，苏梗 9g，陈皮 9g。水煎服。

（二）病案举例

病案 1

耿某，女，25 岁，工人，于 1997 年 7 月 4 日诊。

病史：结婚 1 年多，未孕。末次月经日期：1997 年 5 月 17 日。现停经 49 天。小腹胀痛，有凉感。既往月经 $14\frac{4\sim5}{20\sim35}$，经量中等。

检查：尿妊娠试验（+）。舌质淡，苔薄，脉弦。

辨证：妊娠腹痛——虚寒证。

治法：扶阳补气法。

处方：炒当归6g，黄芪30g，炮姜6g，白芍15g，甘草9g，砂仁3g。水煎服。5剂。

服法：每日1剂，早晚各煎服1次。连服3剂后，停药一天，再服2剂。

二诊：1997年7月12日。

服药5剂后，小腹痛瘥，食欲较前增加。查见：舌质淡，苔黄，脉弦。治以调补冲任，安奠胎元。

处方：红参15g（另煎入），白术9g，茯苓15g，寄生9g，炒杜仲15g，甘草9g，白芍15g，砂仁3g，炮姜3g。水煎服。3剂。

服法：每日1剂，早晚各煎服1次。

按：本案例妊娠腹痛系虚寒证。主要由于素体阳虚，寒邪乘虚侵袭胞中，寒则血凝气滞，故少腹冷痛；阳虚内寒，寒气内郁，故小腹胀痛有凉感。舌淡苔薄，脉弦，为阳虚阴寒之征。故治以扶阳补气法。方中黄芪补气，当归养血，炮姜扶阳祛寒，白芍敛阴和血止痛，砂仁理气安胎，甘草调合诸药，合用以奏扶阳补气之效。服药5剂后，小腹疼痛即瘥。二诊时，予调补冲任汤3剂内服，以调补冲任，安奠胎元。

病案2

赵某，女，25岁，张店牵引电机公司职工。于1997年5月30日诊。

病史：1995年4月结婚，婚后孕1，流产1（1995年10月孕2个多月流产）。末次月经日期：4月2日。现停经59天。小腹冷痛，腹胀大，腰背部怕凉。既往月经

14 $\frac{5 \sim 6}{30 \sim 35}$，经量中等。

检查：尿妊娠试验（+）。舌质淡，苔薄白，脉象弦迟。

辨证：妊娠腹痛——虚寒证。

治法：扶阳补气法。

处方：炒当归6g，黄芪30g，炮姜6g，白芍20g，甘草9g，砂仁3g。水煎服。5剂。

服法：每日1剂，早晚各煎服1次。

二诊：1997年6月9日。

药后小腹痛瘥，食欲增进，体力较前增加。查见：脉象细弦，舌苔薄，舌质淡。治以调补冲任，安奠胎元。

处方：红参15g（另煎入），白术9g，茯苓15g，寄生9g，炒杜仲15g，甘草9g，白芍15g，砂仁3g，炮姜3g，水煎服。3剂。

服法：每日1剂，早晚各煎服1次。

按：本案例妊娠腹痛虚寒证，服药5剂，腹痛即瘥。二诊时遂予调补冲任汤3剂内服，以调补冲任，安奠胎元，以使胎安而发育良好。

病案3

孙某，女，25岁，工人，周村区南阎镇西马村人。于1997年3月10日诊。

病史：23岁结婚，婚后未孕。末次月经日期：1997年1月3日。现停经57天。小腹痛，有凉感，腰酸，倦怠乏力，白带不多。既往月经13 $\frac{7}{30 \sim 37}$，经量中等。

检查：尿妊娠试验（+）。舌质淡，苔薄白，脉象弦细。

辨证：妊娠腹痛——虚寒证。

治法：扶阳补气。

处方：炒当归6g，黄芪30g，炮姜6g，白芍20g，甘草9g，砂仁3g。水煎服。3剂。

服法：每日1剂，早晚各煎服1次。

二诊：3月15日。

小腹冷痛、小腹胀诸症，服药3剂后即瘥。现感腰酸，体倦乏力。查见：舌质淡，苔薄白，脉象弦细。腹平软，耻骨联合上有胎块感。治以调补冲任，安奠胎元。

处方：红参15g（另煎入），白术9g，茯苓15g，寄生9g，炒杜仲15g，甘草9g，白芍15g，砂仁3g，炮姜3g。水煎服。3剂。

服法：每日1剂，早晚各煎服1次。

按：以上3例妊娠腹痛虚寒证，均以扶阳补气法治之，服药3～5剂后，腹痛即瘥，再予调补冲任、安奠胎元之剂内服，以使胎安而发育良好。在脉象上，3例均见“弦”象。弦脉主肝病、疼痛、疟疾、痰饮等。弦为气血收敛、经脉拘急之象，指下“端指以长，如按琴弦”，仔细体察，方知脉搏的搏动直而有力，极不柔软。诊脉时，应仔细体察，熟能生巧，庶不致“指下难明”！

病案4

李某，女，30岁，周村区南营镇西涯村人。于1997年9月25日诊。

病史：24岁结婚。婚后孕1，引产1（1992年8月孕5个月引产）。末次月经日期：6月17日。现妊娠3个月零8天。小腹胀痛，有凉感，腰痛，白带不多，乳房不胀，头目弦晕，心悸气短，肢体倦怠，口干不欲饮。

检查：面色萎黄，舌质淡，少苔，脉象细滑无力。腹平软，宫底位耻骨联合上三横指。

辨证：妊娠腹痛——气血亏虚证。

治法：补气养血法。

处方：红参 20g（另煎入），白术 9g，茯苓 15g，甘草 9g，炒当归 6g，白芍 20g，熟地黄 24g，砂仁 3g。水煎服。5 剂。

服法：每日 1 剂，早晚各煎服 1 次。连服 3 剂后，停药一天，再服 2 剂。

二诊：1997 年 10 月 3 日。

服药 5 剂后腹痛即止，食欲较前增加，体力较前佳，仍感心慌气短。查见：面色萎黄，舌质淡红，脉细无力。宫底位于耻骨联合上三横指，多普勒检查胎心好。守法续理。

处方：红参 20g（另煎入），白术 9g，茯苓 15g，寄生 9g，炒杜仲 15g，甘草 9g，白芍 15g，砂仁 3g。水煎服。3 剂。

服法：每日 1 剂，早晚各煎服 1 次。

按：本案例妊娠腹痛系气血亏虚证。由于素体虚弱，气血不足，运行不畅，胞脉阻滞所致。气血虚弱，胞脉失养，故腹痛绵绵；血虚不荣于肌表，故面色萎黄；不能上荣于巅顶，故头目弦晕；气虚血少，血不养心，故心悸气短；气虚不达，则体倦乏力；血虚则津液不足，故口干不欲饮。舌质淡红，脉细无力为气血不足之征。故以补气养血法治之。方中参、术、苓、草（四君）补气益脾胃；四物（去川芎）养血。去川芎及当归炒用者，以去其滑利之性，免致碍胎。诸药合用，共奏补气养血之效。服药 3 剂后，腹痛即瘥。二诊时予调补冲任方 3 剂内服，以调补冲任，安奠胎元。

病案 5

郑某，女，28 岁，博山区青龙工业陶瓷厂工人。于 1997 年 3 月 1 日诊。

病史：24 岁结婚。婚后孕 2，流产 2，末次流产日期：1996 年元旦孕 3 个多月流产。末次月经日期：1 月 1 日。现停经 60 天。既往月经 17 $\frac{5\sim7}{30\sim60}$，经量中等。现症：小腹绵绵作痛，心悸气短，肢体怠倦，食欲不振。

检查：尿妊娠试验（+）。面色萎黄，舌质淡红，脉象沉细无力。

辨证：妊娠腹痛——气血亏虚证。

治法：补气养血法。

处方：红参 15g（另煎入），白术 9g，茯苓 15g，甘草 9g，炒当归 6g，白芍 20g，熟地黄 24g，砂仁 3g。水煎服。5 剂。

服法：每日 1 剂，早晚各煎服 1 次。

二诊：1997 年 3 月 9 日。

服药 5 剂后，腹痛瘥，食欲及体力较前增加，余症无大变化。查见面色萎黄，舌质淡红，脉象沉细。耻骨联合上有胎块感。治宜益肾养血安胎。

处方：红参 20g（另煎入），白术 9g，茯苓 15g，寄生 9g，炒杜仲 15g，甘草 9g，白芍 15g，砂仁 3g。水煎服。3 剂。

服法：每日 1 剂，早晚各煎服 1 次。

按：本案例妊娠腹痛气血亏虚证，服药 5 剂，腹痛即瘥。二诊时遂予调补冲任方 3 剂内服，以调补冲任，安奠胎元，使胎安而发育良好。

病案 6

沈某，女，30 岁，家属，于 1997 年 3 月 28 日诊。

病史：23 岁结婚，婚后未孕。末次月经日期：2 月 14 日。现停经 43 天。恶心，倦怠，不思饮食，小腹绵绵作痛，心慌气短，头部昏沉。既往月经 $12\frac{4}{27 \sim 30}$，量中等。

检查：尿妊娠试验（+）。面色无华，舌质淡红，脉象沉细无力。

辨证：妊娠腹痛——气血亏虚证。

治法：补气养血法。

处方：红参 15g（另煎入），白术 9g，茯苓 15g，甘草 9g，炒当归 6g，白芍 20g，熟地黄 24g，砂仁 3g。水煎服。5 剂。

服法：每日 1 剂，早晚各煎服 1 次。连服 3 剂后，停药一天，再服。

二诊：1997 年 4 月 5 日。

服药 5 剂后，腹痛瘥，食欲较前增，余症无大变化。查见：舌质淡红，脉细无力。据方加减续理。

处方：红参 15g（另煎入），白术 9g，茯苓 15g，甘草 9g，炒当归 6g，白芍 9g，熟地黄 24g，砂仁 3g。水煎服。5 剂。

服法：每日 1 剂，早晚各煎服 1 次。

按：以上 3 例妊娠腹痛气血亏虚证，分别服药 5 剂后，腹痛即瘥，瘥后均予益肾养血、安奠胎元之剂内服，以使胎安而发育良好。

病案 7

郝某，女，28 岁，高青县青城镇人。于 1997 年 3 月 18

日诊。

病史：26岁结婚，婚后未孕。末次月经日期：2月6日。现停经41天。5天前因家务争吵后两胁肋部及小腹部胀痛，乳房胀痛，心烦易怒，口苦，食欲不振。

检查：尿妊娠试验（+）。舌苔薄黄，脉象细弦。

辨证：妊娠腹痛——气郁证。

治法：疏肝解郁理气法。

处方：柴胡15g，白术9g，茯苓15g，炒当归6g，白芍20g，甘草6g，薄荷3g，苏梗9g，陈皮9g。水煎服。5剂。

服法：每日1剂，早晚各煎服1次。连服3剂后，停药一天，再服。

二诊：3月28日。

服药5剂后，腹部胀痛即瘥，胸胁胀痛亦瘥，乳房已不胀，乳头有痒感，食欲较前增。查见脉象细数，舌苔薄黄。治宜益肾养血安胎。

处方：党参30g，白术9g，茯苓15g，甘草9g，寄生9g，炒杜仲15g，黄芩9g，苏梗9g，陈皮9g。水煎服。3剂。

服法：每日1剂，早晚各煎服1次。

按：本案例为妊娠腹痛气郁。总由忿怒过度，肝脾气郁，气不宣达所致。肝脉循阴器，胸胁为肝脉所过之处，由于肝脉气滞，经脉受阻，滞而不通，故胸胁胀痛，小腹疼痛尤甚；肝气郁结失于条达，则烦躁易怒，嗳气多；肝气犯脾，脾失健运，故食欲不振。舌苔薄黄而腻，脉象弦细，为肝气郁滞之征。治宜解郁理气。方中柴胡疏肝解郁；归、芍养血平肝；苓、术、草和中培土；薄荷协同柴胡加强疏肝作用；苏梗、陈皮理气安胎。诸药合用，共奏疏肝解郁之效。服药5剂而痛止，食欲增，情志得舒。二诊时予益肾养血之剂内服，以调补冲任，安奠胎元。

病案 8

马某，女，26 岁，章丘市华家村人。于 1997 年 4 月 16 日诊。

病史：24 岁结婚。婚后孕 2，流产 2，末次流产日期：1995 年 5 月孕 50 天流产。末次月经日期：3 月 2 日。现停经 46 天。7 天前生气后小腹胀痛，胁肋胀，乳房胀，鼻子有时出血，血色鲜红，心烦易怒，口苦，不思饮食，二便调。

检查：尿妊娠试验（+）。面色潮红，舌苔薄黄，脉象弦细。

辨证：妊娠腹痛并鼻衄——气郁证。

治法：疏肝解郁，理气凉血。

处方：柴胡 9g，白术 9g，茯苓 15g，炒当归 6g，白芍 20g，甘草 6g，薄荷 3g，苏梗 9g，陈皮 9g，生地炭 20g，小蓟炭 30g，焦栀子 9g。水煎服。5 剂。

服法：每日 1 剂，早晚各煎服 1 次。连服 3 剂后，停药一天，再服 2 剂。

二诊：4 月 26 日。

服药 5 剂后，腹痛已止，鼻衄亦瘥，食欲增加，乳房胀、胁肋胀等症亦减轻。查见舌苔薄黄，脉象弦细。治宜益肾养血安胎。

处方：红参 15g（另煎入），白术 9g，茯苓 15g，甘草 9g，寄生 9g，炒杜仲 15g，黄芩 9g，白芍 15g，砂仁 3g。水煎服。3 剂。

服法：每日 1 剂，早晚各煎服 1 次。

按：本案例妊娠腹痛并鼻衄系气郁证，治以疏肝解郁理气，佐以凉血止血之生地炭、小蓟炭、焦栀子等。腹痛瘥，鼻衄止后，遂予益肾安胎之剂内服，以调补冲任，安奠胎元。

以上 8 例妊娠腹痛，证情复杂，治法各异，分别予扶阳补气、补气养血、解郁理气等法治之，服药 3 ~ 5 剂后，则腹痛瘥，瘥后均予益肾养血安胎、调补冲任之剂内服，以使胎安而发育良好。

三、滑胎

怀胎以后，阴道不时下血，量少，或时下时止，或淋沥不断，并无腹痛、腰胀、小腹坠胀现象，称为“胎漏”。如先感胎动下坠，继有轻微的腹胀，或阴道内有少许血液流出，称为“胎动不安”。如上述症状持续不止，腰酸、小腹下坠加重，流血增多以致流产的，称为“坠胎”或“小产”。有坠胎或小产之后，下次受孕，仍如期而坠的，称为“滑胎”（习惯性流产）。《医宗金鉴·妇科心法要诀》说：“五七月已成形象者，名为小产；三月未形成形象者，谓之堕胎……若怀胎三五七月无故而胎自坠，至下次受孕，亦复如是，数数坠胎。则谓之滑胎。”这对坠胎、小产、滑胎，作了清楚的说明。

滑胎，多因冲任损伤不能摄血养胎所致。《素问·上古天真论》说：“（女子）二七而天癸至，任脉通，太冲脉盛，月事以时下，故有子。”王冰注云：“任脉冲脉，皆奇经也，肾气全盛，冲任流通，经血渐盈，应时而下，……冲为血海，任主胞胎，二者相资，故能有子。”可见冲任二脉与胎孕的关系极为密切。冲任督三脉皆起于胞，所谓“一源而三歧也”。肾气盛，冲任二脉通盛，胎孕自可正常。冲脉为十二经之海，又称血海，胎赖血以养，而心主血，肝藏血，脾统血，肺主气，血的生成、统摄、运行，有赖于气的生化与调节。脾为后天之本，生化之源，与胃（足阳明）相表里，而任脉主一身之阴，凡精血津液等阴液，又都属任脉总司，为人体妊养之本。带脉束腰如带，统束诸经，带脉功能正常与否，又直接关系到冲任二脉。《血证论》说："带脉束腰一周，下连血室，女子以系腰，男子以束体，乃血之管领也。""带脉在中焦脾胃之部分，即从脾治之，……治脾即是治带。"据此可知，冲脉隶属于阳明，调阳明即可固冲任；任脉隶属于少阴，肝肾是冲任之本，补肝肾就是固冲任，故能起到安奠胎元的作用。

临床上，胎漏、胎动不安、坠胎、小产等病，治疗不及时或治不如法，常可导致滑胎；而胎漏、胎动不安、坠胎、小产等病，亦可视为滑胎的几个先驱证候。这样综合认识，有利于辨证施治。

在服药的方法上，素有慢性病之气血虚弱者，在未孕之前即注意治疗，以恢复健康；既孕之后，于怀孕之月份起，养胎保胎，以使胎安而发育良好。

（一）具体治法

1. 调补冲任，益气养血法

适用于胎漏、胎动不安、坠胎、小产、滑胎者。症见：妊娠初期，阴道不时下血，色浅淡，腰痛腹坠，面色㿠白，精神萎靡，语声低微，舌淡苔薄，脉象滑弱等。治宜调补冲任，益气养血，此法主之。

处方：红参 15g（另煎入，或以党参 30g 代），白术 9g，茯苓 15g，甘草 9g，寄生 9g，炒杜仲 15g，黄芩 9g，白芍 15g，砂仁 3g，阿胶 20g（另烊，分 2 次入），炒艾叶 9g。水煎服。

2. 调补冲任，固肾安胎法

适用于胎漏、胎动不安、坠胎、小产、滑胎者。症见：妊娠期中，腰部酸痛，小腹下坠，或有阴道流血，两腿酸软，头晕耳鸣，小便频数清长，舌淡，苔白，脉象沉弱等。治宜调补冲任，固肾安胎，此法主之。

处方：红参 15g（另煎入，或以党参 30g 代），白术 9g，茯苓 15g，甘草 9g，寄生 9g，炒杜仲 15，黄芩 9g，白芍 15g，砂仁 3g，巴戟天 9g，枸杞子 30g，熟地黄 20g。水煎服。

3. 调补冲任，益脾养血法

适用于胎漏、胎动不安、坠胎、小产、滑胎者。症见：妊娠胎动下坠，腰部及小腹部坠胀，或腹痛下血，小腹胀甚，面色淡黄浮肿，神疲乏力，皮肤不润，舌淡红，苔薄，脉象虚缓而滑等。治宜调补冲任，益脾养血，此法主之。

处方：红参 15g（另煎入，或以党参 30g 代），白术 9g，茯苓 15g，甘草 9g，寄生 9g，炒杜仲 15g，黄芩 9g，白芍 15g，砂仁 3g，炒当归 6g，黄芪 30g。水煎服。

（二）病案举例

病案 1

邹某，女，26 岁，工人，淄博市博山区人。于 1993 年 8 月 26 日诊。

病史：婚后孕 3 胎，流产 3 胎。第一胎：婚后不久孕 50 天流产；第二胎：1992 年 10 月孕 3 个月流产；第三胎：1993 年 5 月孕 60 天流产并刮宫。

末次月经日期：1993 年 7 月 4 日。现停经 54 天。月经

13 $\frac{4\sim6}{30\sim35}$，量中等。现腰腹不痛，白带不多，乳房不胀，食纳可，大小便正常。

检查：脉象细数，舌苔薄黄。B超提示：子宫大小形态正常，实质回声均质，内膜厚0.5cm，双侧附件未见明显异常。

辨证：肾虚血瘀，月经失调。

治法：益肾活血调经。

处方：①当归9g，川芎9g，赤芍9g，熟地黄24g，桃仁15g，红花9g，三棱9g，莪术9g，元胡9g，乌药9g，炮姜3g。水煎服。3剂。

②当归养血丸90g×2瓶；艾附暖宫丸9g×20丸；金匮肾气丸9g×20丸。

服法：先服当归养血丸，每次服9g，每天2次，每次配服金匮肾气丸半丸；服完当归养血丸后，服艾附暖宫丸，每次1丸，一天2次，每次配服金匮肾气丸半丸。按照上面的次序服药，月经来潮时，停服丸药，服方①的汤药2剂，每日1剂，早晚各煎服1次，待经净后，继续服上面的丸药。

二诊：1993年9月8日。

末次月经日期：9月8日。今天是行经期第一天。这次月经67天来潮，持续5天，量中等，经红色，有块不多，小腹不痛，腰尻部有下坠感。查见脉象细数，苔薄白。治宜益肾养血活血。

处方：①当归12g，川芎9g，赤芍9g，熟地黄24g，桃仁15g，红花9g，三棱9g，莪术9g，炮姜3g，元胡9g，党参30g，黄芪30g。水煎服。2剂。

②六味地黄丸9g×20丸；妇科十味片100片 ×1瓶；

金匮肾气丸 9g×20 丸。

服法：先服方①之汤药 2 剂，每日 1 剂，早晚各煎服 1 次；等经净后服六味地黄丸，每次 1 丸，一天 2 次，每次配服妇科十味片 5 片；服完六味地黄丸后，服金匮肾气丸，每次 1 丸，一天 2 次。

三诊：1994 年 3 月 15 日。

末次月经日期：3 月 9 日。这次月经 28 日来潮，持续 5 天，量中等，经色紫黑，有块不多，小腹不痛，经前白带较多，乳房无胀痛。查见脉象细数，舌苔薄黄。治宜益肾补脾，养血活血。

处方：①当归 12g，川芎 9g，赤芍 9g，熟地黄 24g，桃仁 15g，红花 9g，三棱 9g，莪术 9g，炮姜 3g，元胡 9g，党参 30g，黄芪 30g。水煎服。2 剂。

②熟地黄 24g，干山药 9g，山茱萸 9g，牡丹皮 9g，茯苓 9g，泽泻 9g，当归 6g，黄芪 30g，仙茅 9g，仙灵脾 15g，砂仁 3g。水煎服。3 剂。

③得生丹 9g×20 丸；六味地黄丸 9g×20 丸。

服法：先服方②汤药 3 剂，每日 1 剂，早晚各煎服 1 次；服完 3 剂汤药后服得生丹，每次 1 丸，一天 2 次，每次配服六味地黄丸半丸；服完得生丹后，服六味地黄丸，每次 1 丸，一天 2 次。服完上面的药，等下次月经来潮时，服方①之汤药 2 剂，每日 1 剂，早晚各煎服 1 次。

四诊：1994 年 4 月 25 日。

末次月经日期：1994 年 3 月 9 日。现停经 48 天。肢体倦怠，食欲不振，腰酸，白带较多，二便调，余无明显不适。查见脉滑细数，舌苔薄白。尿妊娠试验（+）。为早孕肾脾两虚之证。治宜调补冲任，益气养血，安胎。

处方：①红参 15g（另煎入），白术 9g，茯苓 15g，甘草 9g，寄生 9g，炒杜仲 15g，黄芩 9g，白芍 15g，砂仁 3g，莲子 15g。水煎服。3 剂。

②六味地黄丸 9g × 10 丸。

服法：先服汤药 3 剂，每日 1 剂，早晚各煎服 1 次；服完 3 剂汤药后，服六味地黄丸，每早 1 丸。并嘱：之后，每月如法服用汤药方① 3 剂及六味地黄丸 10 丸，直服至妊娠满 7 个月。其间如有胎漏下血，小腹重坠，小腹痛，浮肿或腰痛较重时，随即来诊，并须注意妊娠期的保健事宜。

随访：1995 年 1 月 8 日，患者足月顺产一女婴。

按：本案例患者正当生育旺盛年龄，婚后孕 3 胎，流产 3 胎。流产后前来就诊，经予益肾补脾、养血调经为治，就诊 4 次后病愈怀孕，怀孕后遂予调补冲任、安奠胎元之剂内服，以使胎安而发育良好，同时并嘱其注意孕期保健事宜。

病案 2

王某，女，27 岁，桓台县新城镇人。于 1993 年 8 月 20 日诊。

病史：24 岁结婚，婚后孕 3 胎，流产 3 胎。末次流产日期：1992 年 12 月孕 2 个月因提重物后流产。

末次月经日期：8 月 18 日。今天是行经期第三天。月经 $15\frac{3\sim5}{25\sim28}$，经量中等，经色紫黑有条块，经期腹痛，平时白带不多，外阴不痒，经前乳房微有胀感，无鼻衄。

检查：舌苔薄黄，脉象细数。

辨证：肾脾两虚，血瘀。

治法：益肾补脾，养血活血。

处方：①当归 9g，川芎 9g，赤芍 9g，熟地黄 24g，桃

仁 15g，红花 9g，三棱 9g，莪术 9g，炮姜 3g，元胡 9g，乌药 9g。水煎服。2 剂。

②当归 9g，白芍 9g，柴胡 9g，茯苓 9g，白术 9g，女贞子 15g，菟丝子 15g，覆盆子 9g，枸杞子 15g，砂仁 3g。水煎服。3 剂。

③女金丹 9g×20 丸；六味地黄丸 9g×20 丸。

服法：先服方①之汤药 2 剂，每日 1 剂，早晚各煎服 1 次；等经净后，服方②之汤药 3 剂，每日 1 剂，早晚各煎服 1 次；服完 3 剂汤药后服女金丹，每次 1 丸，一天 2 次，每次配服六味地黄丸半丸；服完女金丹后，服六味地黄丸，每次 1 丸，一天 2 次，俱用温水送下。

二诊：1993 年 11 月 26 日。

现停经 46 天。体倦乏力，不思饮食，腰痛，白带不多，乳房微胀，睡眠梦多。查见脉象滑细而数，舌苔薄黄。尿妊娠试验（+）。

辨证：早孕——肾虚证。

治法：益肾安胎，调补冲任。

处方：①红参 15g（另煎入），白术 9g，茯苓 15g，甘草 9g，寄生 9g，炒杜仲 15g，黄芩 9g，白芍 15g，砂仁 3g，莲子 15g。水煎服。3 剂。

②六味地黄丸 9g×10 丸。

服法：先服方①之汤药 3 剂，每日 1 剂，早晚各煎服 1 次；服完 3 剂汤药后，服六味地黄丸，每早 1 丸，温开水送下。并嘱：之后，每月如法服汤药方① 3 剂及六味地黄丸 10 丸，直服至妊娠满 7 个月。其间如有胎漏下血、小腹重坠、小腹痛、浮肿或腰痛较重时，随即来诊，并须注意妊娠期的保健事宜。

随访：1994年9月，王某足月分娩一男孩，母子健康。

按：本案例患者，婚后孕3胎，流产3胎，流产后前来就诊，经予益肾补脾养血调经为治，病愈怀孕，遂予调补冲任、安奠胎元之剂内服，以使胎安而发育良好，同时并嘱其注意孕期保健事宜。

病案3

徐某，女，28岁，张店区马尚镇人。于1998年4月8日诊。

病史：23岁结婚，婚后孕3胎，流产3胎。末次流产日期：1997年9月孕40天流产，未刮宫。末次月经日期：3月26日。月经15 $\frac{3\sim5}{30\sim35}$，量中等，经色红，无块，经期小腹坠痛，平常白带不多，经前乳房胀，腰痛。

检查：脉沉细数，舌苔薄白。

辨证：肾虚血瘀。

治法：益肾养血活血。

处方：①当归9g，川芎9g，赤芍9g，熟地黄24g，桃仁15g，红花9g，三棱9g，莪术9g，炮姜3g，元胡9g，乌药9g。水煎服。2剂。

②熟地黄24g，干山药12g，山茱萸15g，牡丹皮9g，茯苓9g，泽泻9g，当归9g，黄芪30g，仙茅9g，仙灵脾15g，砂仁3g。水煎服。3剂。

③得生丹9g×20丸；栀子清火丸60g×1瓶；六味地黄丸9g×60丸；逍遥丸9g×20袋。

服法：先服方②之汤药3剂，每日1剂，早晚各煎服1次；服完后服六味地黄丸40丸，每次1丸，一天2次；等下次月经来潮时，服方①汤药2剂，每日1剂，早晚各煎服

1次；等月经净后，服得生丹20丸，每次1丸，一天2次，每次配服栀子清火丸3g，中午服逍遥丸9g；服完得生丹后，服六味地黄丸20丸，每次1丸，一天2次，中午服逍遥丸9g。

二诊：1998年6月17日。

末次月经日期：6月6日。这次月经40天来潮，持续5天，量中等，经色暗红，有血块，小腹不痛，腰痛。查见：脉细数，舌苔薄黄。治宜益肾养血活血。

处方：①当归9g，川芎9g，赤芍9g，熟地黄24g，桃仁15g，红花9g，三棱9g，莪术9g，元胡9g，乌药9g，炮姜3g。水煎服。2剂。

②熟地黄24g，干山药9g，山茱萸15g，牡丹皮9g，茯苓9g，泽泻9g，当归9g，黄芪30g，仙茅9g，仙灵脾15g，砂仁3g。水煎服。3剂。

③六味地黄丸9g×40丸；人参归脾丸9g×20丸；金匮肾气丸9g×20丸。

服法：先服方②之汤药3剂，每日1剂，早晚各煎服1次；服完3剂汤药后，服六味地黄丸40丸，每次1丸，一天2次，每次配服人参归脾丸半丸，中午服金匮肾气丸1丸；待至下次月经来潮时，服方①之汤药2剂，每日1剂，早晚各煎服1次。

三诊：1999年4月3日。

末次月经3月28日。这次月经41天来潮，持续5天，量中等，经红色，有血块，小腹不痛，腰痛，经前白带多，乳房胀。查见：脉象细数，舌苔薄白。为肾虚血瘀之证，治宜益肾活血通经。

处方：①当归9g，川芎9g，赤芍9g，熟黄地24g，桃仁 15g，红花 9g，三棱 9g，莪术 9g，元胡 9g，乌药 9g，炮姜 3g。水煎服。2 剂。

②橘核 9g，川楝子 9g，肉桂 2g，厚朴 9g，枳实 9g，元胡 9g，海藻 9g，牡蛎 9g，木香 9g，木通 9g，桃仁 15g。水煎服。3 剂。

③得生丹 9g×20 丸；六味地黄丸 9g×30 丸；金匮肾气丸 9g×20 丸。

服法：先服方②之汤药 3 剂，每日 1 剂，早晚各煎服 1 次；服完 3 剂汤药后服得生丹，每次 1 丸，一天 2 次，每次配服六味地黄丸半丸，中午服金匮肾气丸 1 丸；服完得生丹后，服六味地黄丸 20 丸，每次 1 丸，一天 2 次，中午服金匮肾气丸 1 丸；按上次的次序服完药后，等下次月经来潮时服方①之汤药 2 剂，每日 1 剂，早晚各煎服 1 次。

四诊：1999 年 5 月 11 日。

末次月经日期：5 月 3 日。这次月经 37 天来潮，持续 4 天，小腹不痛，腰痛，经前白带不多，乳房胀。查见：脉象细数，舌苔薄黄。治宜补脾益肾，养血活血。

处方：①当归 9g，川芎 9g，赤芍 9g，熟地黄 24g，桃仁 15g，红花 9g，三棱 9g，莪术 9g，元胡 9g，乌药 9g，炮姜 3g。水煎服。2 剂。

②橘核 9g，川楝子 9g，肉桂 2g，厚朴 9g，枳实 9g，元胡 9g，海藻 9g，牡蛎 9g，木香 9g，木通 9g，桃仁 15g。水煎服。3 剂。

③六味地黄丸 9g×40 丸；人参归脾丸 9g×20 丸；金匮肾气丸 9g×20 丸。

服法：先服方②之汤药 3 剂，每日 1 剂，早晚各煎服一次；服完 3 剂汤药后，服六味地黄丸 40 丸，每次 1 丸，一天2次，每次配服人参归脾丸半丸，中午服金匮肾气丸1丸。按照上面的次序服药后，等下次月经来了时，服方①之汤药2剂，每日1剂，早晚各煎服1次。

五诊：1999年6月17日。

末次月经日期：6月8日。这次月经37天来潮，持续5天，经量中等，小腹不痛，腰痛，白带不多，乳房胀。查见：脉象细数，舌苔薄。治宜益肾补脾，养血活血。

处方：①当归9g，川芎9g，赤芍9g，熟地黄24g，桃仁15g，红花9g，三棱9g，莪术9g，元胡9g，乌药9g，炮姜3g。水煎服。2剂。

②熟地黄24g，干山药12g，山茱萸15g，牡丹皮9g，泽泻9g，蛇床子9g，菟丝子15g，五味子9g，砂仁3g。水煎服。3剂。

③六味地黄丸9g×30丸；逍遥丸9g×20袋；得生丹9g×20丸。

服法：先服方②之汤药3剂，每日1剂，早晚各煎服1次；服完3剂汤药后，服得生丹20丸，每次1丸，一天2次，每次配服六味地黄丸半丸，中午服逍遥丸1袋；服完得生丹后，服六味地黄丸20丸，每次1丸，一天2次，中午服逍遥丸1袋。按照上面的次序服完药后，等下次月经来潮时，服方①之汤药2剂，每日1剂，早晚各煎服1次。

六诊：1999年7月28日。

末次月经：7月20日。这次月经43天来潮，持续6天，经色正，小腹不痛，腰痛，经前白带多，外阴有时痒，乳房胀。查见：脉细数，舌苔薄黄。输卵管通水提示：双侧输卵管通畅。治宜益肾养血，清热解毒。

处方：①当归9g，川芎9g，赤芍9g，熟地黄24g，桃仁 15g，红花 9g，三棱 9g，莪术 9g，元胡 9g，乌药 9g，炮姜 3g。水煎服。2 剂。

②熟地黄 24g，干山药 12g，山茱萸 15g，牡丹皮 9g，茯苓 9g，泽泻 9g，蛇床子 9g，菟丝子 15g，五味子 9g，砂仁 3g。水煎服。3 剂。

③得生丹 9g×20 丸；六味地黄丸 9g×30 丸；龙胆泻肝丸 9g×20 袋；五福化毒丸 3g×20 丸。

服法：先服方②之汤药 3 剂，每日 1 剂，早晚各煎服 1 次；服完 3 剂汤药后服得生丹 20 丸，每次 1 丸，一天 2 次，每次配服六味地黄丸半丸，中午服龙胆泻肝丸 1 袋；服完得生丹后，服六味地黄丸 20 丸，每次 1 丸，一天 2 次，每次配服五福化毒丸 1 丸，中午服龙胆泻肝丸 1 袋。服完上面的药后，等下次月经来潮时，服方①之汤药 2 剂，每日 1 剂，早晚各煎服 1 次。

七诊：1999 年 9 月 3 日。

末次月经日期：7 月 20 日。现停经 46 天。腰酸痛，白带不多，乳房胀，食欲不振，体倦乏力，查见：脉象滑细而数，舌苔薄白。尿妊娠试验（+）。

辨证：早孕——肾虚证。

治法：益肾安胎，调补冲任。

处方：①红参 15g（另煎入），白术 9g，茯苓 15g，甘草 9g，寄生 9g，炒杜仲 15g，黄芩 9g，白芍 15g，莲子 15g，砂仁 3g。水煎服。3 剂。

②六味地黄丸 9g×10 丸。

服法：先服方①之汤药 3 剂，每日 1 剂，早晚各煎服 1 次；服完 3 剂汤药后，服六味地黄丸，每早 1 丸，温开水送下。并嘱：之后，每月如法服用汤药方① 3 剂及六味地黄丸

10 丸，直服至妊娠满 7 个月。其间如有胎漏下血、小腹重坠，小腹痛、浮肿或腰痛较重时，随即来诊，并须注意妊娠期的保健事宜。

2002 年 5 月 1 日，徐某的丈夫李某告知：徐某于 2000 年 5 月 8 日顺产一男婴。

按：本案例患者，婚后孕 3 胎，流产 3 胎，末次流产后前来就诊，遂予益肾补脾，养血调经为治，病愈怀孕后，遂予调补冲任、安奠胎元之剂内服，同时并嘱其注意孕期保健事宜。

病案 4

徐某，女，26 岁，工人，博山区八陡镇人。于 1993 年 6 月 17 日诊。

病史：24 岁结婚。婚后孕 4，流产 4。第一胎是婚后不久孕 50 天流产。第二胎是 1991 年 8 月孕 5 个月流产。第三胎是 1992 年 4 月孕 80 天流产。第四胎是 1993 年 2 月孕 50 天流产。末次月经日期：1993 年 6 月 4 日。月经 $16\frac{3\sim5}{30\sim35}$，量中等，经色紫黑，有条块，经期小腹微痛，腰不痛，平常白带多，外阴有时痒，经前乳房不胀，无鼻衄。

检查：脉象细数，舌苔薄黄。

辨证：滑胎——肾脾两虚，冲任失调证。

治法：益肾补脾养血，调补冲任。

处方：①当归 9g，川芎 9g，赤芍 9g，熟地黄 24g，桃仁 15g，红花 9g，三棱 9g，莪术 9g，元胡 9g，乌药 9g，炮姜 3g。水煎服。2 剂。

②六味地黄丸 9g × 20 丸；人参归脾丸 9g × 20 丸；金匮

肾气丸 9g×20 丸。

服法：先服六味地黄丸，每次 1 丸，一天 2 次，中午服人参归脾丸 1 丸；服完六味地黄丸后服金匮肾气丸，每次 1 丸，一天 2 次，中午服人参归脾丸 1 丸，俱用温开水送下；待下次月经来潮时服方①之汤药 2 剂，每日 1 剂，早晚各煎服 1 次。

二诊：1993 年 7 月 27 日。

末次月经日期：7 月 12 日。这次月经 39 天来潮，持续 6 天，经量中等，经色正，有块不多，腹痛，腰痛，外阴痒，白带较多，经前乳房胀痛。查见：脉象细数，舌苔薄黄。为肾虚血瘀、肝经湿热之证。治宜益肾、清利湿热。

处方：①当归 9g，川芎 9g，赤芍 9g，熟地黄 24g，桃仁 15g，红花 9g，三棱 9g，莪术 9g，元胡 9g，乌药 9g，炮姜 3g。水煎服。2 剂。

②六味地黄丸 9g×20 丸；逍遥丸 9g×20 袋；龙胆泻肝丸 9g×20 袋。

服法：先服六味地黄丸，每次 1 丸，每日早晚各服 1 次，中午服逍遥丸 1 袋；服完六味地黄丸后，服龙胆泻肝丸，每日早晚各服 1 袋，中午服逍遥丸 1 袋。待至下次月经来潮时，服方①之汤药 2 剂，每日 1 剂，早晚各煎服 1 次。

三诊：1993 年 9 月 17 日。

末次月经日期：8 月 9 日。现停经 40 天。这次月经 29 天来潮，持续 8 天，经量中等，经色红，有块，经期腹痛腰痛，经前白带不多，乳房胀痛，小腹不痛，现阴道不规则见血水。查见：脉象滑数，舌苔薄白。尿妊娠试验（+）。为肾脾两虚胎漏之证。治宜益肾补脾，摄血安胎。

处方：①红参 15g（另煎入），白术 9g，茯苓 15g，甘草 9g，寄生 9g，炒杜仲 15g，黄芩 9g，白芍 15g，砂仁 3g，地榆炭 30g，仙鹤草 30g，血余炭 9g，鹿角胶 15g（另烊化，分 2 次入）。水煎服。3 剂。

②六味地黄丸 9g × 10 丸。

服法：先服汤药 3 剂，每日 1 剂，早晚各煎服 1 次；服完 3 剂汤药后，服六味地黄丸，每早 1 丸。

四诊：1993 年 10 月 18 日。

腰痛，白带不多，恶心呕吐，小腹痛，食欲不振，体倦乏力。查见：腹部平软，肝脾（–），无明显压痛，耻骨联合上有胎块感。脉象滑数，舌苔薄黄。治宜益肾安胎，和胃降逆。

处方：①红参 15g（去芦，另煎入），白术 9g，茯苓 15g，甘草 9g，寄生 9g，炒杜仲 15g，黄芩 9g，白芍 24g，砂仁 3g，陈皮 9g，竹茹 9g。水煎服。3 剂。

②六味地黄丸 9g × 10 丸。

服法：先服汤药 3 剂，每日 1 剂，早晚各煎服 1 次；服完 3 剂汤药后，服六味地黄丸，每早 1 丸。

五诊：1993 年 11 月 22 日。

腰不痛，白带较多，乳房胀痛。查见：脉象滑数，舌苔薄黄。腹平软，宫底位于耻骨联合上三横指。治宜益肾补脾，养血安胎。

处方：①红参 20g（去芦，另煎入），白术 9g，茯苓 9g，甘草 9g，寄生 9g，炒杜仲 15g，黄芩 9g，白芍 15g，砂仁 3g。水煎服。3 剂。

②六味地黄丸 9g × 10 丸。

服法：先服方①之汤药 3 剂，每日 1 剂，早晚各煎服 1 次；服完 3 剂汤药后，服六味地黄丸，每早 1 丸，温水送下。

并嘱：之后，每月如法服用①方汤药3剂及六味地黄丸10丸，直服至妊娠满7个月。其间如有胎漏下血，小腹坠痛，小腹痛，浮肿或腰痛较重时，随即来诊，并须注意妊娠期的保健事宜。

随访：患者徐某于1994年5月，足月分娩一男孩，母子健康。

按：本案例患者婚后孕4胎，流产4胎。末次流产后前来就诊，经予益肾补脾、养血调经为治，病愈怀孕后，遂予调补冲任、安奠胎元之剂内服，同时并嘱其注意孕期保健事宜。

病案5

樊某，女，33岁，周村区胜利村人。于2000年3月8日诊。

病史：23岁结婚，婚后孕4，正产1，小孩2岁，流产3，末次流产日期：1999年10月孕40天流产。

末次月经日期：3月6日。今天是行经期第三天。月经 $13\frac{4\sim6}{30\sim35}$，经量中等，经色紫黑，有块，经期腹痛，腰痛，白带不多，经前乳房胀。

检查：脉象细数，舌苔薄白。

辨证：滑胎——肾脾两虚，冲任失调证。

治法：益肾补脾，养血活血。

处方：①当归9g，川芎9g，赤芍9g，熟地黄24g，桃仁15g，红花9g，三棱9g，莪术9g，元胡9g，乌药9g，炮姜3g。水煎服。2剂。

②六味地黄丸9g×20丸；人参归脾丸9g×20丸；金匮肾气丸9g×20丸。

服法：先服六味地黄丸，每日早晚各服 1 丸，中午服人参归脾丸 1 丸；服完六味地黄丸后，服金匮肾气丸，每次 1 丸，每日早晚各服 1 丸，中午服人参归脾丸 1 丸。服完上面的药后，待至下次月经来潮时，服方①之汤药 2 剂，每日 1 剂，早晚各煎服 1 次。

二诊：2000 年 3 月 29 日。

末次月经日期：3 月 6 日。这次月经来潮，持续 6 天。现无明显不适。查见脉象细数，舌苔薄黄。

上次之药尚未服完，嘱按计划服完后再来诊。

三诊：2000 年 5 月 26 日。

末次月经：4 月 9 日。现停经 48 天。体倦乏力，食欲不振，睡眠梦多。查见脉象滑数，舌苔薄黄。尿妊娠试验（+）。为早孕，肾脾两虚，冲任失调之证。治宜益肾补脾，养血安胎。

处方：①红参 20g（另煎入），白术 9g，茯苓 9g，甘草 9g，寄生 9g，炒杜仲 15g，黄芩 9g，白芍 15g，砂仁 3g，莲子 15g。水煎服。3 剂。

②六味地黄丸 9g × 10 丸。

服法：先服汤药 3 剂，每日 1 剂，早晚各煎服 1 次；服完 3 剂汤药后，服六味地黄丸 10 丸，每早服 1 丸。

四诊：2000 年 6 月 12 日。

现妊娠 65 天。腰痛，白带较多，乳房胀，睡眠可，尿意频数。查见：脉象滑数，舌苔薄黄。腹部平软，耻骨联合上有胎块感。治宜益肾养血安胎。

处方：①红参 20g（另煎入），白术 9g，茯苓 9g，甘草 9g，寄生 9g，炒杜仲 15g，黄芩 9g，白芍 15g，砂仁 3g，栀子 9g。水煎服。3 剂。

②六味地黄丸 9g×10 丸。

服法：先服汤药 3 剂，每日 1 剂，早晚各煎服 1 次；服完 3 剂汤药后，服六味地黄丸 10 丸，每早服 1 丸，温开水送下。

五诊：2000 年 7 月 20 日。

现妊娠 3 个月零 12 天。腰不痛，白带不多，乳房不胀，小腹胀，口干。脉滑数，舌苔薄黄。

B 超提示：宫腔内可见胎儿回声，双顶径 2.0cm，胎心搏动好，胎盘位于子宫后壁，羊水适量。单胎妊娠。

治法：益肾安胎。

处方：①红参 20g（去芦，另煎入），白术 9g，茯苓 9g，甘草 9g，寄生 9g，炒杜仲 15g，黄芩 9g，白芍 15g，砂仁 3g，天花粉 15g。水煎服。3 剂。

②六味地黄丸 9g×10 丸。

服法：先服汤药 3 剂，每日 1 剂，早晚各煎服 1 次；服完 3 剂汤药后，服六味地黄丸 10 丸，每早 1 丸，温水送下。并嘱：之后，每月如法服用方①汤药 3 剂及六味地黄丸 10 丸，直服至妊娠满 7 个月。其间如有胎漏下血、小腹重坠、小腹痛、浮肿或腰痛较重等情况时，随即来诊，并须注意妊娠期的保健事宜。

随访：患者樊某于 2001 年 1 月分娩一男婴，母子健康。

按：本案例患者，婚后孕 4 胎，流产 3 胎，末次流产后前来就诊，经予益肾补脾、养血调经为治，病愈怀孕后，遂予调补冲任、安奠胎元之剂内服，同时嘱其注意孕期保健事宜。

病案 6

祁某，女，28 岁，张店塑料厂工人。于 1995 年 10 月 4

日诊。

病史：24 岁结婚，婚后孕 3，流产 3。第一胎：1992 年 11 月孕 4 个月因胎停止发育而流产。第二胎：1993 年 12 月孕 4 个半月因腹痛流血而流产。第三胎：1994 年 12 月 29 日孕 2 个月流产。末次月经日期：9 月 26 日。月经 $14\frac{3\sim5}{30\sim35}$，经量中等，经色紫暗，有块不多，经期腹痛，腰痛，白带不多，经前乳房胀痛，无鼻衄。

检查：脉象细数，舌苔薄黄。

辨证：滑胎——脾肾两虚，冲任失调证。

治法：益肾补脾养血，调补冲任。

处方：①当归 12g，川芎 9g，赤芍 9g，熟地黄 24g，桃仁 15g，红花 9g，三棱 9g，莪术 9g，元胡 9g，乌药 9g，炮姜 3g。水煎服。2 剂。

②六味地黄丸 9g×30 丸；人参归脾丸 9g×30 丸；金匮肾气丸 9g×30 丸。

服法：先服六味地黄丸，每日早晚各服 1 丸，中午服人参归脾丸 1 丸；服完六味地黄丸后，服金匮肾气丸，每日早晚各服 1 丸，中午服人参归脾丸 1 丸，俱用温开水送下。待至下次月经来潮时，服方①之汤药 2 剂，每日 1 剂，早晚各煎服 1 次。

二诊：1995 年 11 月 8 日。

末次月经日期：10 月 28 日。这次月经 32 天来潮，持续 3 天，量中等，经色正，有块不多，腹不痛，腰痛，白带较多，乳房胀痛。查见：脉沉细数，舌苔薄黄。治宜补脾益肾，养血活血。

处方：①当归 12g，川芎 9g，赤芍 9g，熟地黄 24g，桃

仁 20g，红花 9g，三棱 9g，莪术 9g，元胡 12g，炮姜 3g。水煎服。2 剂。

②六味地黄丸 9g×20 丸；人参归脾丸 9g×20 丸；金匮肾气丸 9g×20 丸。

服法：先服六味地黄丸，每日早晚各服 1 丸，中午服人参归脾丸 1 丸；服完六味地黄丸后，服金匮肾气丸，每日早晚各服 1 丸，中午服人参归脾丸 1 丸，俱用温开水送下。待至下次月经来潮时，服方①之汤药 2 剂，每日 1 剂，早晚各煎服 1 次。

三诊：1995 年 12 月 13 日。

末次月经日期：11 月 29 日。这次月经 33 天来潮，持续 4 天，经量中等，经色正，有块不多，小腹微痛，腰不痛，经前白带较多，经前头皮痛，房事后阴吹。查见：脉象细数，舌苔薄黄。为肾脾两虚血瘀之证。治宜补脾益肾，养血理气。

处方：①当归 12g，川芎 9g，赤芍 9g，熟地黄 24g，桃仁 20g，红花 9g，三棱 9g，莪术 9g，元胡 12g，炮姜 3g。水煎服。2 剂。

②熟地黄 24g，干山药 12g，山茱萸 15g，牡丹皮 9g，茯苓 9g，泽泻 9g，当归 9g，黄芪 30g，仙茅 9g，仙灵脾 15g，砂仁 3g。水煎服。3 剂。

③得生丹 9g×20 丸；六味地黄丸 9g×40 丸。

服法：先服方②之汤药 3 剂，每日 1 剂，早晚各煎服 1 次；服完 3 剂汤药后，服六味地黄丸 20 丸，每次 1 丸，一天 2 次；等下次月经来潮时服方①之汤药 2 剂，每日 1 剂，早晚各煎服 1 次；经净后，服得生丹 20 丸，每次 1 丸，一天 2 次；服完得生丹 20 丸后服六味地黄丸 20 丸，每次 1 丸，一天 2 次，俱用温开水送下。

四诊：1996 年 1 月 5 日。

末次月经日期：1995 年 12 月 31 日。这次月经 33 天来潮，持续 4 天，腰骶痛。查见脉沉细数，舌苔薄黄。为肾脾两虚血瘀之证。治宜补脾益肾，养血理气。

处方：①熟地黄 24g，干山药 12g，山茱萸 15g，牡丹皮 9g，茯苓 9g，泽泻 9g，当归 9g，黄芪 30g，仙茅 9g，仙灵脾 15g，砂仁 3g。水煎服。3 剂。

②当归 12g，川芎 9g，赤芍 9g，熟地黄 24g，桃仁 15g，红花 9g，三棱 9g，莪术 9g，元胡 12g，炮姜 3g。水煎服。2 剂。

③得生丹 9g × 20 丸；六味地黄丸 9g × 30 丸。

服法：先服方①之汤药 3 剂，每日 1 剂，早晚各煎服 1 次；服完3剂汤药后，服得生丹20丸，每次1丸，一天2次，每次配服六味地黄丸半丸；服完得生丹后，服六味地黄丸 20 丸，每次 1 丸，一天 2 次；服完上面的药后，等下次月经来潮时，服方②之汤药 2 剂，每日 1 剂，早晚各煎服 1 次。

五诊：1996 年 1 月 30 日。

末次月经日期：1 月 26 日。这次月经 27 天来潮，持续 4 天，量中等，经色正，有块不多，腹痛，腰痛，白带较多，外阴痒，下腹隐痛，经前乳房胀。为肾虚血瘀，下焦湿热之证。治宜益肾活血，清热解毒。

处方：①金银花 30g，连翘 9g，栀子 15g，黄连 3g，乳香 6g，没药 6g，海藻 15g，昆布 15g，夏枯草 12g，炮山甲 9g，路路通 12g。水煎服。3 剂。

②当归 12g，川芎 9g，赤芍 9g，熟地黄 24g，桃仁 15g，红花 9g，三棱 9g，莪术 9g，元胡 12g，炮姜 3g。水煎服。

2剂。

③女金丹9g×20丸；栀子清火丸60g×1瓶；六味地黄丸9g×20丸；龙胆泻肝丸9g×20袋。

服法：先服方①汤药3剂，每日1剂，早晚各煎服1次；服完3剂汤药后，服女金丹20丸，每次1丸，一天2次，每次配服栀子清火丸3g，中午服龙胆泻肝丸1袋；服完女金丹后，服六味地黄丸20丸，每次1丸，一天2次，中午服龙胆泻肝丸1袋。服完上面的药后，等下次月经来潮时服方②之汤药2剂，每日1剂，早晚各煎服1次。

六诊：1996年3月2日。

末次月经日期：2月27日。今天是行经期的第五天。这次月经33天来潮，量中等，经色紫黑有条块，小腹痛，腰不痛，经前白带不多，乳房胀。查见脉象细数，舌苔薄黄。治宜益肾养血活血。

处方：①熟地黄24g，干山药12g，山茱萸15g，牡丹皮9g，茯苓9g，泽泻9g，当归6g，黄芪30g，巴戟天9g，仙灵脾15g，砂仁3g。水煎服。3剂。

②当归12g，川芎9g，赤芍9g，熟地黄24g，桃仁15g，红花9g，三棱9g，莪术9g，元胡12g，炮姜3g。水煎服。2剂。

③得生丹9g×20丸；六味地黄丸9g×30丸。

服法：先服方①汤药3剂，每日1剂，早晚各煎服1次；服完3剂汤药后，服得生丹20丸，每次1丸，一天2次，每次配服六味地黄丸半丸；服完得生丹后，服六味地黄丸20丸，每日早晚各服1丸。服完上面的药后，等下次月经来潮时，服方②之汤药2剂，每日1剂，早晚各煎服1次。

七诊：1996年4月2日。

末次月经日期：3月28日。这次月经31天来潮，今天是行经期第六天，量已不多，经色正，有块不多，经前白带不少，乳房胀，无鼻衄。查见：脉沉细数，舌苔薄黄。治宜益肾养血活血。

处方：①熟地黄24g，干山药12g，山茱萸15g，牡丹皮9g，茯苓9g，泽泻9g，当归6g，黄芪30g，巴戟天9g，仙灵脾15g，砂仁3g。水煎服。3剂。

②当归9g，川芎9g，赤芍9g，熟地黄24g，桃仁15g，红花9g，三棱9g，莪术9g，元胡12g，炮姜3g。水煎服。2剂。

③女金丹9g×20丸；栀子清火丸60g×1瓶；六味地黄丸9g×30丸；

服法：经净后先服方①汤药3剂，每日1剂，每日早晚各煎服1次；服完3剂汤药后，服女金丹20丸，每次1丸，一天2次，每次配服栀子清火丸3g，中午服六味地黄丸1丸；服完女金丹后，服六味地黄丸20丸，每次1丸，一天2次。服完上面的药后，等下次月经来潮时，服方②之汤药2剂，每日1剂，早晚各煎服1次。

八诊：1996年5月9日。

末次月经日期：3月28日。现停经43天。腰不痛，白带多，乳房胀痛。

检查：脉象滑细，舌苔薄黄。尿妊娠试验（+）。

辨证：早孕——肾脾两虚，冲任失调证。

治法：益肾补脾，养血安胎。

处方：①红参15g（去芦，另煎入），白术9g，茯苓9g，甘草9g，寄生9g，炒杜仲15g，黄芩9g，白芍9g，砂仁3g，陈皮9g，竹茹9g。水煎服。3剂。

②六味地黄丸 9g×10 丸；人参归脾丸 9g×10 丸。

服法：先服方①之汤药 3 剂，每日 1 剂，早晚各煎服 1 次；服完 3 剂汤药后，服六味地黄丸 10 丸，每早 1 丸，人参归脾丸 10 丸，每晚 1 丸。俱用温开水送下。

九诊：1996 年 5 月 17 日。

末次月经：3 月 28 日。现妊娠 51 天。自昨天阴道时见血点滴，血色鲜红，无腹痛，乳房不胀。脉象滑细而数，舌苔薄黄。

B 超提示：子宫体积偏大，宫腔内可见妊娠囊回声，囊内可见胎块及胎心搏动。早孕。

治法：摄血安胎，调补冲任。

处方：红参 15g（去芦，另煎入），白术 9g，茯苓 9g，甘草 9g，寄生 9g，炒杜仲 15g，黄芩 9g，白芍 15g，砂仁 3g，阿胶 20g（另烊化，分 2 次入），棕榈炭 30g。水煎服。3 剂。

服法：每日 1 剂，早晚各煎服 1 次。

十诊：1996 年 5 月 21 日。

倦怠乏力，食欲不振，腰酸，小腹不痛，阴道有时见血，血量不多，血色暗红。查见：脉象滑细而数，舌苔薄黄。为胎漏之证。治宜摄血安胎。

处方：①红参 15g（去芦，另煎入），白术 9g，茯苓 9g，甘草 9g，寄生 9g，炒杜仲 15g，黄芩 9g，白芍 15g，海螵蛸 9g，棕榈炭 30g，地榆炭 30g。水煎服。3 剂。

②六味地黄丸 9g×10 丸。

服法：先服方①之汤药 3 剂，每日 1 剂，早晚各煎服 1 次；服完 3 剂汤药后，服六味地黄丸 10 丸，每早 1 丸。

十一诊：1996 年 6 月 19 日。

药后阴道未再见血，腰部微痛，白带一般，乳房不胀。

检查：脉滑细数，舌苔薄黄。腹平软，宫底位于耻骨联合上三横指。符合3个月妊娠。

治法：益肾安胎。

处方：①红参15g（去芦，另煎入），白术9g，茯苓9g，甘草9g，寄生9g，炒杜仲15g，黄芩9g，海螵蛸9g，砂仁3g，白芍15g。水煎服。3剂。

②六味地黄丸9g×10丸。

服法：先服方①汤药3剂，每日1剂，早晚各煎服1次；服完3剂汤药后，服六味地黄丸10丸，每早1丸。

十二诊：1996年7月3日。

近几天腹泻，大便稀，每日2～3次，无腹痛，无寒热，阴道未再见血。查见：脉象滑细，舌苔薄黄。为妊娠脾胃虚弱挟湿之证。治宜益肾补气，健脾和胃，渗湿。

处方：参苓白术丸6g×20袋。

服法：每次6g，每天2次。

十三诊：1996年7月22日。

腰有时痛，白带一般，有时小腹隐痛，乳房不胀，睡眠一般，下肢有时作痛，大便正常。

妇科检查：宫底位于脐下二横指，多普勒查胎心好。脉滑细，舌苔薄。符合4个月妊娠。治宜益肾安胎。

处方：①红参15g（去芦，另煎入），白术9g，茯苓9g，甘草9g，寄生9g，炒杜仲15g，黄芩9g，白芍15g，砂仁3g。水煎服。3剂。

②六味地黄丸9g×10丸。

服法：先服方①之汤药3剂，每日1剂，早晚各煎服1次；服完3剂汤药后，服六味地黄丸10丸，每早1丸。

十四诊：1996 年 8 月 27 日。

现妊娠 5 个月。腰不痛，白带较多，乳房不胀，小腹不痛，无浮肿，有时心慌，大便干。妇科检查：宫底平脐，多普勒查胎心好。脉象滑数，舌苔薄，舌尖边有齿印。血压 130/80mmHg。治宜益肾安胎，调补冲任。

处方：①红参 15g（去芦，另煎入），白术 9g，茯苓 9g，甘草 9g，寄生 9g，炒杜仲 15g，黄芩 9g，白芍 15g，砂仁 3g，火麻仁 15g。水煎服。3 剂。

②六味地黄丸 9g×10 丸；人参归脾丸 9g×10 丸。

服法：先服方①之汤药 3 剂，每日 1 剂，早晚各煎服 1 次；服完 3 剂汤药后，服六味地黄丸 10 丸，每早 1 丸，每晚服人参归脾丸 1 丸（计 10 丸）。

十五诊：1996 年 9 月 12 日。

咽喉部作痛，不头痛，不咳嗽，鼻息通畅，无寒热，有时心慌。查见：脉滑数，舌薄黄，颚及扁桃体轻度充血。为上焦热郁之证。治宜益肾安胎，清热解毒。

处方：①白术 9g，黄芩 9g，生地黄 20g，麦门冬 20g，玄参 12g，金果榄 9g，木蝴蝶 6g，苏梗 9g，薄荷 9g，陈皮 9g，桔梗 9g，甘草 9g。水煎服。3 剂。

②六味地黄丸 9g×10 丸；人参归脾丸 9g×10 丸。

服法：先服方①之汤药 3 剂，每日 1 剂，早晚各煎服 1 次；服完 3 剂汤药后，服六味地黄丸 10 丸，每早 1 丸，每晚服人参归脾丸 1 丸。

十六诊：1996 年 10 月 4 日。

现妊娠 6 个月零 7 天。腰不痛，腰骶部有时痛，白带不多，无浮肿，小腹有时胀痛，乳房不胀。脉象滑数，舌苔薄黄。

B超提示：胎头回声于耻骨联合上，双顶径 6.3cm，胎心搏动规律，脊柱排列规则，胎盘位于子宫底部，羊水适量。单胎头位妊娠。

停药观察。

随访：患者于 1996 年 12 月 16 日分娩一女婴。

按：本病例患者，婚后孕 3 胎，流产 3 胎，末次流产后前来就诊，经予益肾补脾、养血调经为治，病愈怀孕后，遂予调补冲任、安奠胎元之剂内服，以使胎安而发育良好，直至妊娠 6 个月停药观察，嘱其晚妊期间加倍注意妊娠保健事宜，而得正常分娩。

病案 7

王某，女，30 岁，工人，周村区爱国村人。于 1999 年 8 月 8 日诊。

病史：25 岁结婚。婚后孕 3 胎，流产 3 胎。末次流产日期：1999 年 3 月孕 60 多天流产。

末次月经：6 月 14 日，现停经 56 天。月经 $14\frac{3\sim5}{26\sim28}$，量中等，经色暗红有块，经期腹痛、腰痛，经前乳房有时胀，平常白带不多，小腹两侧痛。

检查：脉象沉细而数，舌苔薄黄。尿妊娠试验（–）。

辨证：肾脾两虚，血瘀。

治法：益肾补脾，养血活血。

处方：①当归 9g，川芎 9g，赤芍 9g，熟地黄 24g，桃仁 15g，红花 9g，三棱 9g，莪术 9g，元胡 12g，乌药 9g，炮姜 3g。水煎服。2 剂。

②橘核 9g，川楝子 9g，厚朴 9g，枳实 9g，元胡 9g，海藻 9g，昆布 9g，木香 9g，木通 9g，桃仁 9g。水煎服。3 剂。

③得生丹 9g×20 丸；六味地黄丸 9g×30 丸；金匮肾气丸 9g×20 丸。

服法：先服方②之汤药 3 剂，每日 1 剂，早晚各煎服 1 次；服完 3 剂汤药后，服得生丹 20 丸，每日早晚各服 1 丸，每次配六味地黄丸半丸，中午服金匮肾气丸 1 丸；服完得生丹后，服六味地黄丸 20 丸，每次 1 丸，一天 2 次，中午服金匮肾气丸 1 丸。服完上面的药后，等下次月经来潮时服方①之汤药 2 剂，每日 1 剂，早晚各煎服 1 次。

二诊：1999 年 8 月 17 日。

末次月经日期：8 月 10 日。这次月经 29 天来潮，持续 4 天，量中等，经色红，少块，腰痛，白带多，经前乳房胀，平时小腹痛。查见：脉象细数，舌苔薄黄。为肾脾两虚血瘀兼下焦郁热之证。治宜益肾补脾活血，清热利湿解毒。

处方：①当归 12g，川芎 9g，赤芍 9g，熟地黄 24g，桃仁 15g，红花 9g，三棱 9g，莪术 9g，元胡 9g，乌药 9g，炮姜 3g。水煎服。2 剂。

②熟地黄 24g，干山药 12g，山茱萸 15g，牡丹皮 9g，茯苓 9g，泽泻 9g，当归 9g，黄芪 30g，仙茅 9g，仙灵脾 15g，砂仁 3g。水煎服。3 剂。

③得生丹 9g×20 丸；六味地黄丸 9g×30 丸；龙胆泻肝丸 9g×20 袋；五福化毒丸 3g×20 丸。

服法：先服方②汤药 3 剂，每日 1 剂，早晚各煎服 1 次；服完 3 剂汤药后，服得生丹 20 丸，每次 1 丸，一天 2 次，每次配服六味地黄丸半丸，中午服龙胆泻肝丸 1 袋及五福化毒丸 1 丸；服完得生丹后，服六味地黄丸 20 丸，每日早晚各服 1 丸，中午服龙胆泻肝丸 1 袋及五福化毒丸 1 丸。服完上面的药后，等下次月经来潮时，服方①之汤药 2 剂，每日

1 剂，早晚各煎服 1 次。

三诊：1999 年 9 月 14 日。

末次月经日期：9 月 7 日。这次月经 29 天来潮，持续 4 天，量中等，经期腹痛，腰痛，白带不多，乳房不胀，小腹痛，恶心。查见：脉象细数，舌苔薄黄。治宜益肾补脾养血。

处方：①当归 9g，川芎 9g，赤芍 9g，熟地黄 24g，桃仁 15g，红花 9g，三棱 9g，莪术 9g，元胡 9g，乌药 9g，炮姜 3g。水煎服。2 剂。

②熟地黄 24g，干山药 9g，山茱萸 15g，牡丹皮 9g，茯苓 9g，泽泻 9g，当归 9g，黄芪 30g，砂仁 3g。水煎服。3 剂。

③得生丹 9g×20 丸；六味地黄丸 9g×30 丸；清胃保安丸 3g×20 丸；木香顺气丸 60g×1 瓶。

服法：先服方②汤药 3 剂，每日 1 剂，早晚各煎服 1 次；服完 3 剂汤药后，服得生丹 20 丸，每次 1 丸，一天 2 次，每次配服六味地黄丸半丸，中午服清胃保安丸 1 丸及木香顺气丸 3g；服完得生丹后，服六味地黄丸 20 丸，每日早晚各服 1 丸，中午服清胃保安丸 1 丸及木香顺气丸 3g。服完上面的药后，等至下次月经来潮时，服方①之汤药 2 剂，每日 1 剂，早晚各煎服 1 次。

四诊：1999 年 10 月 18 日。

末次月经日期：9 月 7 日。现停经 42 天。腰痛，白带不多，带色黄，外阴有时痒，乳房胀痛，小腹不痛，5 天来阴道有时见血。

检查：脉滑细数，舌苔薄黄。尿妊娠试验（+）。

辨证：胎漏。

治法：摄血安胎。

处方：①红参15g（去芦，另煎入），白术9g，茯苓9g，甘草9g，寄生9g，炒杜仲15g，黄芩9g，白芍15g，砂仁3g，地榆炭30g，仙鹤草30g，艾叶9g，阿胶20g（另烊化，分2次入）。水煎服。3剂。

②六味地黄丸9g×10丸。

服法：先服方①之汤药3剂，每日1剂，早晚各煎服1次；服完3剂汤药后，服六味地黄丸10丸，每早1丸，温开水送下。

五诊：1999年11月18日。

服药后阴道未再见血，腰不痛，白带多，色黄，无血迹，外阴有时痒。查见：尿妊娠试验（+）。脉象滑细而数，舌苔薄黄。治宜益肾安胎。

处方：①红参20g（去芦，另煎入），白术9g，茯苓9g，甘草9g，寄生9g，炒杜仲15g，黄芩9g，白芍9g，砂仁3g，焦栀子9g。水煎服。3剂。

②六味地黄丸9g×10丸。

服法：先服3剂汤药，每日1剂，早晚各煎服1次；服完3剂汤药后，服六味地黄丸10丸，每早1丸，温开水送下。

六诊：1999年12月16日。

现妊娠3个月零10天，腰不痛，无白带，阴道见血水。B超提示：宫腔内可见妊娠囊回声，双顶径3cm，胎心搏动规律，羊水适量。单胎妊娠。为胎漏之证。治宜摄血安胎。

处方：红参20g（去芦，另煎入），白术9g，茯苓9g，甘草9g，寄生9g，炒杜仲15g，黄芩9g，白芍15g，砂仁3g，地榆炭30，仙鹤草30g，艾叶9g，阿胶20g（另烊化，分2次入）。水煎服。3剂。

七诊：1999年12月21日。

服药之后，阴道未再见血水，但有时尚见血点滴，腰不痛，小腹不痛，白带不多，带色黄，无异味。脉象滑细而数，舌苔薄黄。为胎漏之证。治宜益肾安胎。

处方：①红参20g（去芦，另煎入），白术9g，茯苓9g，甘草9g，寄生9g，炒杜仲15g，黄芩9g，白芍15g，砂仁3g，地榆炭30g，仙鹤草30g，艾叶9g，阿胶20g（另烊化，分2次入）。水煎服。3剂。

②六味地黄丸9g×20丸。

服法：先服方①之汤药3剂，每日1剂，早晚各煎服1次；服完3剂汤药后，服六味地黄丸20丸，每日早晚各服1丸，温开水送下。

八诊：2000年1月6日。

现妊娠4个月。腰不痛，白带不多，无血迹，下腹部有时隐痛，乳房胀，睡眠梦多。查见：腹平软，宫底位于耻骨联合上四横指。脉滑细数，舌苔薄黄。治宜益肾安胎。

处方：①红参20g（去芦，另煎入），白术9g，茯苓9g，甘草9g，寄生9g，炒杜仲15g，黄芩9g，砂仁3g，白芍15g。水煎服。3剂。

②六味地黄丸9g×20丸。

服法：先服方①之汤药3剂，每日1剂，早晚各煎服1次；服完3剂汤药后，服六味地黄丸20丸，每日早晚各服1丸，温开水送下。

九诊：2000年1月26日。

现妊娠4个月零19天。腰有时痛，白带不多，小腹有时痛，乳房不胀，胃脘嘈杂。查见：脉滑细而数，舌苔薄黄。治宜益肾安胎。

处方：①红参 20g（去芦，另煎入），白术 9g，茯苓 9g，甘草 9g，寄生 9g，炒杜仲 15g，黄芩 9g，砂仁 3g，白芍 24g，桔梗 9g。水煎服。3 剂。

②六味地黄丸 9g×20 丸。

服法：先服方①之汤药 3 剂，每日 1 剂，早晚各煎服 1 次；服完 3 剂汤药后，服六味地黄丸 20 丸，每日早晚各服 1 丸，温开水送下。

十诊：2000 年 3 月 22 日。

现妊娠 6 个月零 15 天。腰痛，白带较多，小腹有时痛，乳房不胀，有胎动感。脉象滑细而数，舌苔薄黄。B 超检查提示：单胎，头颅完整，脊柱连续，胎心搏动规律，胎盘位于宫底，羊水深为 4.4cm。单胎中娠。治宜益肾安胎。

处方：①红参 20g（去芦，另煎入），白术 9g，茯苓 9g，甘草 9g，寄生 9g，炒杜仲 15g，黄芩 9g，砂仁 3g，白芍 24g。水煎服。3 剂。

②六味地黄丸 9g×20 丸。

服法：先服方①之汤药 3 剂，每日 1 剂，早晚各煎服 1 次；服完 3 剂汤药后，服六味地黄丸 20 丸，每日早晚各服 1 丸，温开水送下。

随访：2000 年 6 月 7 日，患者王某足月分娩一男婴。

按：本病例患者，婚后孕 3 胎，流产 3 胎，末次流产后前来就诊，经予益肾补脾、养血调经为治，病愈怀孕后，遂予调补冲任、安奠胎元之剂内服。中间出现两次胎漏下血，在使用的方剂中加入阿胶、地榆炭、仙鹤草以摄血安胎而胎安。直至妊娠 6 个月时，停药观察。并嘱其注意妊娠保健事宜。

病案 8

段某，女，34 岁，周村区胜利村人，于 1999 年 8 月 30 日诊。

病史：22 岁结婚，婚后孕 4，正产 1，孩子现 11 岁，流产 3，末次流产日期：1998 年 6 月孕 45 天流产。

末次月经日期：8 月 22 日。月经 16 $\frac{3 \sim 5}{28 \sim 35}$，量中等，经期小腹痛，腰不痛，白带多。

检查：脉象细数，舌苔薄黄。

辨证：肾虚血瘀。

治法：益肾活血。

处方：①当归 9g，川芎 9g，赤芍 9g，熟地黄 24g，桃仁 15g，红花 9g，三棱 9g，莪术 9g，元胡 9g，乌药 9g，炮姜 3g。水煎服。2 剂。

②熟地黄 24g，干山药 12g，山茱萸 15g，牡丹皮 9g，茯苓 9g，泽泻 9g，当归 9g，黄芪 30g，仙茅 9g，仙灵脾 15g，砂仁 3g。水煎服。3 剂。

③得生丹 9g × 20 丸；六味地黄丸 9g × 30 丸；逍遥丸 9g × 20 袋；木香顺气丸 9g × 10 丸。

服法：先服方②汤药 3 剂，每日 1 剂，早晚各煎服 1 次；服完 3 剂汤药后，服得生丹 20 丸，每次 1 丸，一天 2 次，每次配服六味地黄丸半丸，中午服逍遥丸 1 袋及木香顺气丸半丸；服完得生丹后，服六味地黄丸 20 丸，每日早晚各服 1 丸，中午服逍遥丸 1 袋及木香顺气丸半丸。服完上面的药后，等下次月经来潮时，服方①之汤药 2 剂，每日 1 剂，早晚各煎服 1 次。

二诊：1999 年 10 月 4 日。

末次月经日期：9月22日。这次月经32天来潮，持续4天，量中等，小腹不痛，腰痛，白带多，乳房胀。脉象细数，舌苔薄黄。为肾虚血瘀、下焦湿热之证。治宜益肾活血，清利湿热。

处方：①当归9g，川芎9g，赤芍9g，熟地黄24g，桃仁15g，红花9g，三棱9g，莪术9g，元胡9g，乌药9g，炮姜3g。水煎服。2剂。

②得生丹9g×20丸；六味地黄丸9g×30丸；龙胆泻肝丸9g×20袋；五福化毒丸3g×20丸。

服法：先服得生丹20丸，每次1丸，一天2次，每次配服六味地黄丸半丸，中午服龙胆泻肝丸1袋及五福化毒丸1丸；服完得生丹后，服六味地黄丸20丸，每日早晚各服1丸，中午服龙胆泻肝丸1袋及五福化毒丸1丸。俱用温开水送下。待下次月经来潮时，服方①之汤药2剂，每日1剂，早晚各煎服1次。

三诊：1999年10月20日。

末次月经日期：10月20日。今天是行经期第一天。这次月经29天来潮，小腹痛，腰痛，经前白带不多，乳房微感胀痛。脉象细数，舌苔薄黄。宗上法续理。

处方：①当归9g，川芎9g，赤芍9g，熟地黄24g，桃仁15g，红花9g，三棱9g，莪术9g，元胡9g，乌药9g，炮姜3g。水煎服。2剂。

②熟地黄24g，干山药12g，山茱萸15g，牡丹皮9g，茯苓9g，泽泻9g，当归9g，黄芪30g，仙茅9g，仙灵脾15g，砂仁3g。水煎服。3剂。

③得生丹9g×20丸；六味地黄丸9g×30丸；龙胆泻肝丸9g×20袋；五福化毒丸3g×20丸。

服法：先服方①汤药2剂，每日1剂，早晚各煎服1次；待经净后服方②之汤药3剂，每日1剂，每日早晚各煎服1次；服完3剂汤药后，服得生丹20丸，每次1丸，一天2次，每次配服六味地黄丸半丸，中午服龙胆泻肝丸1袋及五福化毒丸1丸；服完得生丹后，服六味地黄丸20丸，每日早晚各服1丸，中午服龙胆泻肝丸1袋及五福化毒丸1丸。俱用温开水送下。

四诊：1999年11月18日。

末次月经日期：11月17日。今天是行经期第二天。这次月经29天来潮，小腹不痛，腰不痛，经前白带不多，乳房胀，头痛，无寒热。查见：脉象细数，舌苔薄黄。据证续理。

处方：①当归12g，川芎9g，白芍9g，熟地黄24g，香附9g，蔓荆子9g，藁本9g，白芷6g，元胡12g，羌活9g，防风9g，苍术9g，生姜3片。水煎服。3剂。

②熟地黄24g，干山药12g，山茱萸15g，牡丹皮9g，茯苓9g，泽泻9g，当归9g，黄芪30g，仙茅9g，仙灵脾15g，砂仁3g。水煎服。3剂。

③得生丹9g×20丸；六味地黄丸9g×30丸；龙胆泻肝丸9g×20袋；五福化毒丸3g×20丸。

服法：先服方①汤药3剂，每日1剂，每日早晚各煎服1次；待经净后服方②之汤药3剂，每日1剂，每日早晚各煎服1次；服完3剂汤药后，服得生丹20丸，每次1丸，一天2次，每次配服六味地黄丸半丸，中午服龙胆泻肝丸1袋及五福化毒丸1丸；服完得生丹后，服六味地黄丸20丸，每日早晚各服1丸，中午服龙胆泻肝丸1袋及五福化毒丸1丸。俱用温开水送下。

五诊：1999 年 12 月 20 日。

末次月经日期：12 月 17 日。今天是行经期第四天。这次月经 31 天来潮，小腹不痛，腰痛，经前白带不多，乳房胀。脉象细数，舌苔薄黄。治宜益肾养血活血。

处方：①当归 9g，川芎 9g，赤芍 9g，熟地黄 24g，桃仁 15g，红花 9g，三棱 9g，莪术 9g，元胡 9g，乌药 9g，炮姜 3g。水煎服。2 剂。

②熟地黄 24g，干山药 12g，山茱萸 15g，牡丹皮 9g，茯苓 9g，泽泻 9g，当归 9g，黄芪 30g，仙茅 9g，仙灵脾 15g，砂仁 3g。水煎服。3 剂。

③得生丹 9g × 20 丸；六味地黄丸 9g × 30 丸；金匮肾气丸 9 × 20 丸。

服法：经净后先服方②之汤药 3 剂，每日 1 剂，早晚各煎服 1 次；服完 3 剂汤药后，服得生丹 20 丸，每次 1 丸，一天 2 次，每次配服六味地黄丸半丸，中午服金匮肾气丸 1 丸；服完得生丹后，服六味地黄丸 20 丸，每日早晚各服 1 丸，中午服金匮肾气丸 1 丸。俱用温开水送下。服完上面的药后，待至下次月经来潮时，服方①之汤药 2 剂，每日 1 剂，早晚各煎服 1 次。

六诊：2000 年 1 月 18 日。

末次月经日期：1999 年 12 月 17 日。现停经 33 天。腰不痛，白带不多，乳房不胀。查见：脉象细数，舌苔薄黄。尿妊娠试验（–）。为肾虚血瘀之证。治宜益肾养血活血。

处方：①当归 9g，川芎 9g，赤芍 9g，熟地黄 24g，桃仁 15g，红花 9g，三棱 9g，莪术 9g，元胡 9g，乌药 9g，炮姜 3g。水煎服。2 剂。

②熟地黄 24g，干山药 9g，山茱萸 15g，牡丹皮 9g，茯

苓 9g，泽泻 9g，当归 9g，黄芪 30g，蛇床子 9g，菟丝子 15g，五味子 9g，砂仁 3g。水煎服。3 剂。

③得生丹 9g×20 丸；六味地黄丸 9g×30 丸；金匮肾气丸 9g×20 丸。

服法：经净后先服方②之汤药 3 剂，每日 1 剂，早晚各煎服 1 次；服完 3 剂汤药后，服得生丹 20 丸，每次 1 丸，一天 2 次，每次配服六味地黄丸半丸，中午服金匮肾气丸 1 丸；服完得生丹后，服六味地黄丸 20 丸，每次 1 丸，一天 2 次，中午服金匮肾气丸 1 丸。服完上面的药后，待至下次月经来潮时，服方①之汤药 2 剂，每日 1 剂，早晚各煎服 1 次。

七诊：2000 年 2 月 26 日。

末次月经日期：2 月 25 日。今天是行经期第二天。这次月经 39 天来潮，小腹不痛，腰痛，经前白带不多，乳房不胀。查见：脉象细数，舌苔薄黄。宗上法续理。

处方：①当归 9g，川芎 9g，赤芍 9g，熟地黄 24g，桃仁 15g，红花 9g，三棱 9g，莪术 9g，元胡 9g，乌药 9g，炮姜 3g。水煎服。2 剂。

②熟地黄 24g，干山药 9g，山茱萸 15g，牡丹皮 9g，茯苓 9g，泽泻 9g，当归 9g，黄芪 30g，蛇床子 9g，菟丝子 15g，五味子 9g，砂仁 3g。水煎服。3 剂。

③得生丹 9g×20 丸；六味地黄丸 9g×30 丸；金匮肾气丸 9g×20 丸。

服法：先服方①之汤药 2 剂，每日 1 剂，每日早晚各煎服 1 次；待经净后，服方②之汤药 3 剂，每日 1 剂，早晚各煎服 1 次；服完 3 剂汤药后，服得生丹 20 丸，每次 1 丸，一天 2 次，每次配服六味地黄丸半丸，中午服金匮肾气丸 1 丸；服完得生丹后，服六味地黄丸 20 丸，每日早晚各服 1

丸，中午服金匮肾气丸1丸。俱用温开水送下。

八诊：2000年4月3日。

末次月经日期：2月25日。现停经39天。腰不痛，白带不多，乳房不胀。查见：脉滑细数，舌苔薄黄。尿妊娠试验（+）。

辨证：早孕——肾虚证。

治法：益肾安胎。

处方：①红参20g（去芦，另煎入），白术9g，茯苓9g，甘草9g，寄生9g，炒杜仲15g，黄芩9g，砂仁3g，白芍15g。水煎服。3剂。

②六味地黄丸9g×10丸。

服法：先服方①之汤药3剂，每日1剂，每日早晚各煎服1次；服完3剂汤药后，服六味地黄丸10丸，每早1丸，温开水送下。

之后，未再来诊。

追访：患者段某于2000年12月2日分娩一男婴。

按：本案例患者，婚后孕4，正产1，流产3。末次流产后前来就诊。经予益肾补脾、养血调经为治，病愈后即孕，孕后第一个月，服养胎保胎、调补冲任之剂，之后一直良好，未再来就诊，于2000年12月2日足月分娩一男婴。这说明有病治病，病愈怀孕后，如无其他原因，则胎孕自然正常。

病案9

张某，女，33岁，工人，张店区南定镇人。于2000年3月27日诊。

病史：30岁结婚。婚后孕3，流产3。末次流产日期：1999年8月孕60多天流产。

末次月经日期：3 月 15 日。月经 16 $\frac{5 \sim 7}{30 \sim 35}$，量中等，经色正，有块不多，经期腹痛，腰痛，平常白带不多，经前乳房胀痛。

检查：脉象沉细而数，舌苔薄黄。彩超提示：子宫附件声像图未见异常。

辨证：滑胎——肾脾两虚，冲任失调证。

治法：益肾补脾养血，调补冲任。

处方：①当归 9g，川芎 9g，赤芍 9g，熟地黄 24g，桃仁 15g，红花 9g，三棱 9g，莪术 9g，元胡 12g，炮姜 3g。水煎服。2 剂。

②金匮肾气丸 9g×30 丸；人参归脾丸 9g×30 丸；六味地黄丸 9g×30 丸。

服法：先服金匮肾气丸，每次 1 丸，每日早晚各服 1 次，中午服人参归脾丸 1 丸；服完金匮肾气丸，服六味地黄丸，每日早晚各服 1 丸，中午服人参归脾丸 1 丸，俱用温水送下。按次序服上面的丸药，待至下次月经来潮时，停服丸药，服方①之汤药 2 剂，每日 1 剂，早晚各煎服 1 次，服完汤药 2 剂待经净后，继续服上面的丸药。

二诊：2000 年 5 月 8 日。

末次月经日期：5 月 6 日。今天是行经期第三天。这次月经 27 天来潮，量中等，经期腹不痛，腰痛，经前白带一般，乳房不胀。查见：脉沉细数，舌苔薄黄。宗上法续理。

处方：①当归 12g，川芎 9g，赤芍 9g，熟地黄 24g，桃仁 15g，红花 9g，三棱 9g，莪术 9g，元胡 9g，炮姜 3g。水煎服。2 剂。

②金匮肾气丸 9g×30 丸；人参归脾丸 9g×30 丸；六味

地黄丸 9g×30 丸。

服法：经净后先服金匮肾气丸，每日早晚各服一丸，中午服人参归脾丸 1 丸；服完金匮肾气丸，服六味地黄丸，每日早晚各服 1 丸，中午服人参归脾丸 1 丸，俱用温水送下。按次序服上面的丸药，月经来潮时，停服丸药，服方①之汤药 2 剂，每日 1 剂，早晚各煎服 1 次，服完 2 剂汤药待经净后，继续服上面的丸药。

三诊：2000 年 6 月 20 日。

末次月经日期：6 月 3 日。这次月经 29 天来潮，量少，持续 6 天，经期小腹微痛，腰痛，经前及平时白带多，色黄，外阴痒，乳房不胀。查见：脉象细数，舌苔薄黄。为肾脾两虚血瘀，下焦湿热之证。治宜益肾补脾、养血活血、清利下焦湿热。

处方：①当归 12g，川芎 9g，赤芍 9g，熟地黄 24g，桃仁 15g，红花 9g，三棱 9g，莪术 9g，元胡 9g，炮姜 3g。水煎服。2 剂。

②金银花 30g，连翘 9g，蒲公英 30g，地丁 15g，天葵子 9g，栀子 15g，黄芩 9g，黄柏 9g，芡实 15g，车前子 9g（纱布包煎）。水煎服。3 剂。

③人参归脾丸 9g×20 丸；六味地黄丸 9g×40 丸。龙胆泻肝丸 9g×20 袋；五福化毒丸 3g×20 丸。

服法：先服方②之汤药 3 剂，每日 1 剂，早晚各煎服 1 次；服完 3 剂汤药后，服龙胆泻肝丸，一次 1 袋，一天 2 次，每次配服无福化毒丸 1 丸。服完上面的药，等下次月经来潮时，服方①之汤药 2 剂，每日 1 剂，早晚各煎服 1 次；等月经净后，服六味地黄丸 40 丸，每日早晚各服 1 丸，中午服人参归脾丸 1 丸。丸药俱用温开水送下。

四诊：2000年7月1日。

末次月经日期：6月29日。今天是行经期的第三天。这次月经27天来潮，量少，小腹痛，腰不痛，经前白带多，乳房微胀。查见：脉象细数，舌苔薄黄。宗上法续理。

处方：①当归12g，川芎9g，赤芍9g，熟地黄24g，桃仁15g，红花9g，三棱9g，莪术9g，元胡9g，炮姜3g。水煎服。2剂。

②人参归脾丸9g×30丸；六味地黄丸9g×30丸；龙胆泻肝丸9g×30袋；五福化毒丸3g×30丸。

服法：经净后先服人参归脾丸30丸，每次1丸，一天2次，中午服龙胆泻肝丸1袋及五福化毒丸1丸；服人参归脾丸后，服六味地黄丸30丸，每日早晚各服1丸，中午服龙胆泻肝丸1包及五福化毒丸1丸。下次来月经时，服方①之2剂中药，每日1剂，早晚各煎服1次。

五诊：2000年8月7日。

末次月经日期：7月25日。这次月经27天来潮，持续5天，量中等，经期腹不痛，腰酸，平常白带不多，乳房不胀。查见：脉象细数，舌苔薄黄。治宜益肾养血活血。

处方：①熟地黄24g，干山药12g，山茱萸15g，牡丹皮9g，茯苓9g，泽泻9g，当归9g，黄芪30g，仙茅9g，仙灵脾15g，砂仁3g。水煎服。3剂。

②当归12g，川芎9g，赤芍9g，熟地黄24g，桃仁15g，红花9g，三棱9g，莪术9g，炮姜3g。水煎服。2剂。

③得生丹9g×20丸；六味地黄丸9g×40丸；金匮肾气丸9g×20丸。

服法：先服方①之汤药3剂，每日1剂，早晚各煎服1次；服完3剂汤药后服六味地黄丸20丸，每次1丸，一天2

次；等下次月经来潮时，服方②之汤药2剂，每日1剂，早晚各煎服1次；经净后服得生丹20丸，每次1丸，一天2次，每次配服六味地黄丸半丸，中午服六味地黄丸1丸；服完得生丹后，服金匮肾气丸20丸，每日早晚各服1丸。

六诊：2000年9月22日。

末次月经日期：9月20日。今天是行经期的第三天。这次月经29天来潮，量中等，经期腹不痛，腰痛，经前白带一般，外阴不痒，乳房不胀。查见：脉象细数，舌苔薄黄。宗上法续理。

处方：①熟地黄24g，干山药12g，山茱萸15g，牡丹皮9g，茯苓9g，泽泻9g，当归9g，黄芪30g，仙茅9g，仙灵脾15g，砂仁3g。水煎服。3剂。

②当归9g，川芎9g，赤芍9g，熟地黄24g，桃仁15g，红花9g，三棱9g，莪术9g，炮姜3g。水煎服。2剂。

③得生丹9g×20丸；六味地黄丸9g×30丸；金匮肾气丸9g×20丸。

服法：经净后先服方①之汤药3剂，每日1剂，早晚各煎服1次；服完3剂汤药后，服得生丹20丸，每次1丸，一天2次，每次配服六味地黄丸半丸，中午服金匮肾气丸1丸；服完得生丹后，服六味地黄丸20丸，每日早晚各服1丸，中午服金匮肾气丸1丸。待下次月经来潮时，服方②之汤药2剂，每日1剂，早晚各煎服1次。

七诊：2000年11月1日。

末次月经日期：10月15日。这次月经26天来潮，持续6天，量中等，经期腹痛，腰痛，经前白带一般，乳房不胀。查见：脉象细数，舌苔薄黄。宗上法续理。

处方：①熟地黄24g，干山药12g，山茱萸15g，牡丹皮 9g，茯苓 9g，泽泻 9g，当归 9g，黄芪 30g，仙茅 9g，仙灵脾 15g，砂仁 3g。水煎服。3 剂。

②当归 9g，川芎 9g，赤芍 9g，熟地黄 24g，桃仁 15g，红花 9g，三棱 9g，莪术 9g，炮姜 3g。水煎服。2 剂。

③得生丹 9g×20 丸；六味地黄丸 9g×50 丸；金匮肾气丸 9g×20 丸。

服法：先服六味地黄丸 20 丸，每日早晚各服 1 丸；等下次月经来潮时，服方②之汤药 2 剂，每日 1 剂，早晚各煎服 1 次；经净后服方①之汤药 3 剂，每日 1 剂，早晚各煎服 1 次；服完 3 剂汤药后，服得生丹 20 丸，每次 1 丸，一天 2 次，每次配服六味地黄丸半丸，中午服金匮肾气丸 1 丸；服完得生丹后服六味地黄丸 20 丸，每日早晚各服 1 丸，中午服金匮肾气丸 1 丸。

八诊：2000 年 12 月 6 日。

末次月经日期：11 月 9 日。这次月经 26 天来潮，持续 6 天，量中等，经期腹痛，腰胀，经前白带多，乳房微胀。脉象细数，舌苔薄黄。宗上法续理。

处方：①熟地黄 24g，干山药 12g，山茱萸 15g，牡丹皮 9g，茯苓 9g，泽泻 9g，当归 9g，黄芪 30g，仙茅 9g，仙灵脾 15g，砂仁 3g。水煎服。3 剂。

②当归 9g，川芎 9g，赤芍 9g，熟地黄 24g，桃仁 15g，红花 9g，三棱 9g，莪术 9g，元胡 9g，炮姜 3g。水煎服。2 剂。

③得生丹 9g×20 丸；六味地黄丸 9g×40 丸；金匮肾气丸 9g×20 丸。

服法：先服六味地黄丸 10 丸，每日早晚各服 1 丸；等下次月经来潮时，服方②之汤药 2 剂，每日 1 剂，早晚各煎服1次；经净后服方①之汤药3剂，每日1剂，早晚各煎服1次；服完3剂汤药后，服得生丹20丸，每日早晚各服1丸，每次配服六味地黄丸半丸，中午服金匮肾气丸1丸；服完得生丹后服六味地黄丸20丸，每日早晚各服1丸，中午服金匮肾气丸1丸。

九诊：2001年1月8日。

末次月经日期：1月4日。今天是行经期的第五天。这次月经28天来潮，量中等，经期腹不痛，腰痛，白带不多，平时小腹痛，乳房胀痛。脉象细数，舌苔薄黄。宗上法续理。

处方：①熟地黄24g，干山药12g，山茱萸15g，牡丹皮9g，茯苓9g，泽泻9g，当归9g，黄芪30g，仙茅9g，仙灵脾15g，砂仁3g。水煎服。3剂。

②当归9g，川芎9g，赤芍9g，熟地黄24g，桃仁15g，红花9g，三棱9g，莪术9g，元胡9g，炮姜3g。水煎服。2剂。

③得生丹9g×20丸；六味地黄丸9g×30丸；金匮肾气丸9g×20丸。

服法：经净后，先服方①之汤药3剂，每日1剂，早晚各煎服1次；服完3剂汤药后，服得生丹20丸，每日早晚各服1丸，每次配服六味地黄丸半丸，中午服金匮肾气丸1丸；服完得生丹后，服六味地黄丸20丸，每日早晚各服1丸，中午服金匮肾气丸1丸。服完上面的药后，待至下次月经来潮时服方②之汤药2剂，每日1剂，早晚各煎服1次。

十诊：2001年2月8日。

末次月经日期：1月4日。现停经36天。腰痛，白带较多，乳房胀，食纳可，二便调。滑脉细数，舌苔薄黄。尿妊娠试验（+）。

辨证：早孕——肾虚证。

治法：益肾安胎。

处方：红参20g（去芦，另煎入），白术9g，茯苓9g，甘草9g，寄生9g，炒杜仲15g，黄芩9g，砂仁3g，白芍15g。水煎服。3剂。

服法：每日1剂，早晚各煎服1次。

十一诊：2001年2月13日。

现妊娠41天，阴道有时见血点滴，腰不痛，白带不多，下腹部有时隐痛。脉象滑细，舌苔薄黄。为胎漏肾虚之证。治宜益肾摄血安胎。

处方：①红参20g（去芦，另煎入），白术9g，茯苓9g，甘草9g，寄生9g，炒杜仲15g，黄芩9g，砂仁3g，白芍24g，阿胶20g（另烊化，分2次入），艾叶9g，棕榈炭30g。水煎服。3剂。

②六味地黄丸9g×10丸。

服法：先服方①之汤药3剂，每日1剂，早晚各煎服1次；服完3剂汤药后，服六味地黄丸10丸，每早1丸，温开水送下。

十二诊：2001年3月2日。

现妊娠58天。腰不痛，白带不多，下腹有时隐痛，今天阴道又见血点滴，血色浅淡，睡眠梦多，咳嗽，不头痛，无寒热，二便调。脉滑细数，舌苔薄白。

彩超提示：子宫体积增大，形态饱满，于宫腔内可探及30.8mm×21.5mm大小妊娠囊回声，可见胎芽，胎心搏动规律。早孕。

辨证：胎漏，外感咳嗽。

治法：益肾摄血安胎，宣肺止咳。

处方：①红参 20g（去芦，另煎入），白术 9g，茯苓 9g，甘草 9g，寄生 9g，炒杜仲 15g，黄芩 9g，砂仁 3g，白芍 15g，地榆炭 30g，血余炭 9g，前胡 9g，桔梗 9g，杏仁 9g，紫苏 12g，阿胶 20g（另烊化，分 2 次入）。水煎服。3 剂。

②六味地黄丸 9g×10 丸；止嗽青果丸 6g×10 丸。

服法：先服方①之汤药 3 剂，每日 1 剂，早晚各煎服 1 次；服完 3 剂汤药后，服六味地黄丸及止嗽青果丸，每日早晚各服 1 丸，温开水送下。

十三诊：2001 年 4 月 24 日。

服上药后，咳嗽瘥，阴道未再见血，腰痛，白带不多，小腹有时隐痛，无浮肿。脉滑细数，舌苔薄黄。

彩超提示：宫腔内可见胎儿回声，双顶径 24.8mm，胎心搏动规律，脊柱排列规则，胎盘位于子宫后壁，羊水适量。单胎妊娠。

治法：益肾安胎，调补冲任。

处方：①红参 20g（去芦，另煎入），白术 9g，茯苓 9g，甘草 9g，寄生 9g，炒杜仲 15g，黄芩 9g，砂仁 3g，白芍 15g。水煎服。3 剂。

②六味地黄丸 9g×10 丸。

服法：先服方①之汤药 3 剂，每日 1 剂，早晚各煎服 1 次；服完 3 剂汤药后，服六味地黄丸 10 丸，每早服 1 丸。

十四诊：2001 年 5 月 11 日。

现妊娠 4 个月零 7 天。腰不痛，白带不多，阴道有时见血点滴，小腹有时隐隐作痛，无浮肿。脉滑数，舌苔薄黄。治宜益肾安胎，清热摄血。

处方：①红参 20g（去芦，另煎入），白术 9g，茯苓 9g，甘草 9g，寄生 9g，炒杜仲 15g，黄芩 9g，砂仁 3g，焦栀子 9g，白芍 15g，炒艾叶 12g，阿胶 20g（另烊化，分 2 次入）。水煎服。3 剂。

②六味地黄丸 9g×10 丸。

服法：先服方①之汤药 3 剂，每日 1 剂，早晚各煎服 1 次；服完 3 剂汤药后，服六味地黄丸 10 丸，每早服 1 丸，温开水送下。

十五诊：2001 年 7 月 4 日。

现妊娠 6 个月，腰痛，白带有时多，阴道未再见血，小腹不痛，乳房不胀，无浮肿。脉象滑数，舌苔薄黄。

彩超提示：胎头回声于上腹，双顶径 67.8mm，脊柱排列规则，胎盘位于子宫后壁，羊水适量。单胎臀位妊娠。

治法：停药观察，矫正胎位。

处方：灸用艾条 10 支。

用法：取双侧至阴穴，以艾条灸之，每次约 10 分钟，每日 1～2 次，灸后立即膝胸卧位 10 分钟左右，7 天后复查。

随访：2001 年 10 月 10 日，张某足月分娩一男婴。

按：本案例患者，婚后孕 3 胎，流产 3 胎。于末次流产后前来就诊，经予益肾补脾调经为治，病愈怀孕后，即予养胎保胎、调补冲任之剂内服。孕 6 个月时，彩超检查提示为臀位妊娠，即艾灸至阴穴予以矫正胎位。经多方努力而得足月正常分娩。

（三）临证备要

滑胎（习惯性流产）的发病机理，主要在于气血不调，冲任不固，不能摄血养胎所致。具体治法分调补冲任、益气养血法，调补冲任、固肾安胎法，调补冲任、益脾养血法三法。三法之中，均以调补冲任方为主。调补冲任方系根据先师纪翱臣的“偏方”化裁而来，功能调补冲任，安奠胎元，以使胎安而发育良好。

调补冲任方的药物组成如下：

红参15g（或以党参30g代），白术9g，茯苓15g，甘草9g，寄生9g，炒杜仲15g，黄芩9g，莲子15g，砂仁3g，白芍15g。

方中人参、白术、茯苓、甘草补气益脾胃；桑寄生、杜仲补益肝肾，莲子开胃进食，砂仁理气安胎，白术燥湿，黄芩清热。诸药合用，以收调补冲任，安奠胎元之功。

随证加减：胎漏下血者，加阿胶30g（另烊化，分2次加入）以补血止血。气虚小腹坠痛者，加黄芪30g，升麻9g，柴胡9g以益气升提。气虚腹痛者，加炒当归6g，黄芪30g，白芍15～30g，以补气生血，和营止痛。肾阳虚腰冷痛者，加巴戟天9g，鹿角胶15g（另烊化，分2次入）以温补肾阳。肾阴虚腰酸痛者，加枸杞子30g，熟地黄15g以滋补肾阴。白带过多者，加芡实30g，桑螵蛸15g，以健脾燥湿，涩精固带。恶阻者，加橘皮9g，竹茹9g，以理气止呕。或有外感，或因内伤而致声嘶失音者，加金银花30g，连翘9g，薄荷9g，金果榄9g，木蝴蝶9g，以清热解毒，润肺开音。

用调补冲任方加减治疗滑胎，根据34例临床观察，足月正常分娩29例，无效者2例，中断治疗者3例，治愈率为85.3%。

产后病论治

产后病总论

产后是整个妊娠的结束阶段，由于分娩时带来的产创和出血，以及产妇的临产用力等，损伤了不少的元气，故素有“产后百节空虚”之说。既然产后气血俱亏，如不注意摄生，则内而七情，外而六淫，稍有感触，即能乘虚而致病，故应注意产后期的调养事宜。

产后病的发病机理，可归纳为三类：一是亡血伤津，血虚火动；二是瘀血内阻，败血妄行；三是外感六淫或饮食房劳所伤。但最根本的病机是，阴血骤虚，阳易浮散，因而导致各种疾病。

产后病的诊断方法，仍须从四诊八纲着手。在问诊上，首先要问恶露、大便及饮食和乳汁，这就是古人的产后三审。三审是：先问少腹痛与不痛，恶露之多少，以验瘀血之去留；次问大便之通与不通，以验津液之盛衰；再审乳汁之行与不行和饮食之多少，以验胃气之强弱。通过此三审，然后结合产妇体质、脉象、症状等综合分析，才能得出正确的诊断。

产后须注意恶露情况。所谓恶露，是生产以后由子宫流出来的瘀血。正常的恶露，在产后一二天主要为血液，故大多数为暗赤色的，有时为凝块，在三四天所流的血液比较少，色亦较淡，或带褐色，以后便渐渐淡下去，到 8 ~ 10

天时，就为黄色或无色分泌物，其量亦逐渐减少，这样大约在20天左右就没有了。恶露颜色，红的称谓红恶露，白黄的称谓白恶露。正常恶露气味为血腥味。如果红恶露的量过多，时间拖延在半月以上者，为瘀血内留或气血虚弱不能摄血所致。如少腹痛而不喜按的常为有瘀，少腹不痛或痛而喜按的常为血虚。此外，如果红白恶露有腐臭味兼有发热的，称为“产后发热”，应及时治疗。

产后疾病，古有“三病”“三急”“三冲”之说。所谓“三病”，《金匮要略》说：“新产妇人有三病，一者病痉，二者病郁冒，三者大便难，何谓也？师曰：新产血虚，多汗出，喜中风，故令痉。亡血复汗，寒多，故令郁冒。亡津液胃燥，故令大便难。”三症虽不同，但都是由于产后亡血伤津所致，临床上不少见。所谓“三急”，是产后见到呕吐、盗汗、泄泻三症者，是急而危险之症。因为产后已经去血，再加此三症复亡其津液，必至虚脱衰竭，故为危症。所谓“三冲”，是败血上冲，就是瘀血不是正常地向下排泄，而是随着气血循环到脏腑去。《胎产心法》说：“产后危证莫如三冲，其人或歌舞善笑，或怒骂坐卧……此为败血冲心。……若其人饱闷呕恶，腹满胀痛者，为之冲胃。……喘满面赤几死者，为之冲肺。大抵冲心者十难救一，冲肺者十全一二，冲胃者五死五生。”这是古人对严重瘀血证预后的见解，可作我们临证时的参考。然临床上除了冲肺、冲胃偶尔有所见外，冲心则极为罕见。

产后病的治疗原则，应根据亡血伤津、多虚多瘀的特点，针对病情，确定治疗方法。总之，虚者宜补，实者宜攻，寒者宜温，热者宜清。选方用药，必须照顾气血，开铁勿过耗散，消导必兼扶脾，寒不宜过用温燥，热不宜过用寒凉，根据病情，辨证施治。“勿拘于产后，亦勿忘于产后也。”

产后用药的原则是“产后宜温”，故一般不用或慎用大苦大寒的药物，这是产后用药应该掌握的原则。

由于分娩之时耗气伤血，故产后气血俱虚，正气不足，邪气易侵，稍有不慎则易致病，而且产后患病多重危难疗，正是“犯时微若秋毫，成病重如山岳”（《妇人良方》）。然而若“产妇将息如法，脏腑调和，庶无诸疾苦”（《妇人良方》）。足见产后调养，尤为重要。

①谨避风寒：《金匮要略》曰：“新产血虚多汗出，喜中风。”故新产之后，居室宜避风寒（但应保持空气流通），衣着被褥宜保暖为宜。夏季亦不可过于贪凉及当风坐卧，以免寒邪侵袭感冒。然而炎热之夏也不可紧闭门户，以防中暑。②切勿过劳：产后身体虚弱，不宜过早或过度劳动，否则，气虚下陷，易致子宫脱垂。③饮食调养：产后脾胃虚弱，饮食应清淡而富于营养，勿食生冷及肥腻食物，尤忌辛辣，以免损伤脾胃，影响乳汁，或滞血、动血等。④心情舒畅：精神要愉快，心情要舒畅，切忌暴怒或忧思，以免气逆血滞，引起胸胁腹痛。⑤清洁卫生：新产之后，血室未复，易感外邪（引起产褥感染），故外阴清洁十分重要，要常用温水洗涤，衣着亦宜勤加洗换。同时注意乳房的清洁，哺乳之前应用温水洗净乳头，若乳头皲裂应涂以油膏。⑥节制房事：《千金方》说：“凡产后满百日，方可交和，不尔，至死虚羸，慎之。”现代医学主张产褥期（产后 6 ~ 8 周）之内，应绝对避免性交。

产后病各论

一、产后便秘

产后饮食如常，而大便不畅，或数日不解，或便时干燥疼痛难以解出，称为“产后便秘”。

（一）具体治法

养血润燥法：适用于产后便秘血虚肠燥证。症见：产后大便数日不解，或解时艰涩难下，但腹无胀痛，面色萎黄，皮肤不润，饮食如常，舌淡苔薄，脉象细弦而涩等。治宜养血润燥，此法主之。

处方：熟地黄 30g，当归 15g，白芍 9g，川芎 6g，肉苁蓉 30g，火麻仁 15g，枸杞子 15g，郁李仁 9g。水煎服。

（二）病案举例

病案 1

李某，女，30 岁，农民，邹平县焦桥镇人。于 2001 年 3 月 10 日诊。

病史：27 岁结婚，婚后孕 2，正产 1，流产 1。现产后 35 天，乳汁足，近 7 天来大便秘结，3 ~ 4 天一次，解时艰涩难下，小腹不痛，小便正常。

检查：面色萎黄，舌质淡，苔薄白，脉象沉细而涩。

辨证：产后便秘——血虚肠燥证。

治法：养血润燥通便。

处方：熟地黄 30g，当归 15g，白芍 9g，川芎 6g，肉苁蓉20g，火麻仁15g，枸杞子15g，郁李仁9g。水煎服。3剂。

服法：每日1剂，早晚各煎服1次。

随访：服药3剂后大便已正常。

按：患者分娩时失血较多，营血骤虚，津液亏耗，不足以濡养肠道，致令肠燥便难，故予养血润燥通便法而获效。方中四物养血润燥，肉苁蓉、火麻仁、郁李仁、枸杞子滋补肾精，滑肠通便，全方有养血润燥通便之效。

病案2

毕某，女，25岁，淄川区商家镇人。于1999年12月5日诊。

病史：24岁结婚，婚后孕1，产1，于1999年10月9日足月分娩一女孩。现产后58天，乳汁足，自产后半个月来，大便不通畅，3～5天一次，大便时艰涩难下，余无明显不适。

检查：舌苔薄黄，脉象细涩。腹平软，肝脾（-），未触及包块。

辨证：产后便秘——血虚肠燥证。

治法：养血润燥通便。

处方：熟地黄30g，当归15g，白芍9g，川芎6g，肉苁蓉20g，火麻仁15g，郁李仁9g。水煎服。3剂。

服法：每日1剂，早晚各煎服1次。

随访：服药3剂后病愈，大便已正常。

病案3

张某，女，32岁，工人，张店区南定镇人。于2001年11月15日诊。

病史：30岁结婚，婚后孕2，流产1（第一胎），正产1。现产后37天，乳汁足，近10天来大便不通畅，3～5

天一次，腹部不痛不胀，大便时艰涩难下，余无明显不适。

检查：面色萎黄，舌质淡，苔薄白，脉象细涩。

辨证：产后便秘——血虚肠燥证。

治疗：养血润燥通便。

处方：熟地黄 30g，当归 15g，白芍 9g，川芎 6g，肉苁蓉 20g，火麻仁 15g，枸杞子 15g，郁李仁 9g，陈皮 9g。水煎服。3 剂。

服法：每日 1 剂，早晚各煎服 1 次。

随访：服药 3 剂而愈。

按：大便不通，有燥结与秘结之别。《中国医学大辞典》谓：大便秘结系“粪渣闭塞不通也”；大便燥结系“粪渣排泄艰难也”。大便秘结，简称便秘，也称大便难、大便不通、大便秘涩，一般指大便排出困难或三四天以上不便者，古有阳结、阴结、实秘、虚秘、气秘、风秘、痰秘、冷秘、热秘、三焦秘、幽门秘（幽门不通）、直肠结、脾约之分。产后便秘属“虚秘”范畴，系指由精血津液亏耗所致的便秘而言。《金匮翼·便秘统论》云：“虚秘有二，一以阴虚，一以阳虚也。凡下焦阳虚，则阳气不行，阳气不行，则不能传送，而阴凝于下。下焦阴虚，则精血枯燥，精血枯燥则津液不到而肠脏干槁。治阳虚者，但益其火，则阴凝自化；治阴虚者，但壮其水，则泾渭自通”。方如苁蓉润肠丸、五仁丸等，均可选用。本病的具体治法养血润燥法即据此化裁而来。

二、产后身痛

妇人分娩之后的最初几天，由于产时过度用力，出现身体某部疼痛不适，属于正常现象。如在产褥期经过适当的休息之后，仍有肢体疼痛，或某些关节酸痛及重着麻木者，谓之“产后身痛”。

（一）具体治法

1. 补气养血，温经通络法

适用于产后身痛血虚证。症见：遍身关节疼痛，肢体酸楚，麻木，头晕，心悸，舌淡红，少苔，脉细无力。治宜补气养血，温经通络，此法主之。

处方：当归 9g，川芎 6g，白芍 9g，熟地黄 15g，党参 15g，白术 9g，鸡血藤 20g，炮姜 6g，茯苓 9g，甘草 6g。水煎服。

2. 活血化瘀，疏通经络法

适用于产后身痛血瘀证。症见：产后身体疼痛，腰尻部痛重，连及下腹，按之痛甚，面唇色紫，舌质暗，或有瘀点，脉象沉涩等。治宜活血化瘀，疏经通络，此法主之。

处方：秦艽 9g，川芎 6g，桃仁 15g，红花 9g，羌活 9g，没药 6g，当归 12g，炒灵脂 9g，制香附 9g，川牛膝 15g，地龙 9g，甘草 6g。水煎服。

（二）病案举例

病案 1

张某，女，27 岁，农民，邹平县山邵村人。于 1998 年 5 月 6 日诊。

病史：婚后孕 1，正产 1，现已 5 个月，正在哺乳，乳汁可，月经未潮。自产后至今，周身关节酸痛，肢体倦怠，头晕心悸，背部胀痛，食纳可，二便调。

检查：舌质淡红，少苔，脉象沉细无力。

辨证：产后身痛——心脾两虚、血瘀证。

治法：活血化瘀，舒筋通络，补益心脾。

处方：当归9g，川芎6g，桃仁15g，红花9g，羌活9g，秦艽12g，没药6g，炒灵脂9g，香附9g，川牛膝9g，干地龙9g，甘草9g。水煎服。3剂。

二诊：1998年5月12日。

药后身痛显著减轻，余症亦减轻。舌质淡，少苔，脉象沉细。宗原法续理。

处方：①当归9g，川芎6g，桃仁9g，红花9g，羌活9g，没药6g，秦艽9g，炒灵脂9g，香附9g，川牛膝15g，干地龙9g，甘草6g。水煎服。3剂。

②人参归脾丸9g×20丸；血府逐瘀丸60g×2瓶；防风通圣丸60g×1瓶。

服法：先服方①之汤药3剂，每日1剂，早晚各煎服1次；服完3剂汤药后，服人参归脾丸20丸，每日早晚各服1丸，中午服血府逐瘀丸6g及防风通圣丸3g；服完人参归脾丸，服血府逐瘀丸，一次6g，一天2次，每次配服防风通圣丸3g。

随访：药后病愈。

按：本案例患者产后已5个多月，周身关节酸痛，背部胀痛，经治未愈而来诊。脉证合参，总因营血不足，筋脉失于濡养兼有瘀血所致，故予活血化瘀，舒筋通络，补益心脾为治。活血化瘀、舒筋通络法中，当归、川芎养血活血；桃仁、红花活血化瘀；没药、灵脂行瘀止痛；秦艽、羌活、牛膝、地龙通经活络；血瘀则气滞，故用香附以理气；甘草调和诸药。合而用之，共奏活血化瘀、舒筋活络之效。至二诊时，周身关节疼痛显著减轻，余症已减，除予原方续理外，并予配服丸药内服，缓以收功，巩固疗效。

病案 2

焦某，女，27 岁，邹平县苑城镇中前村人。于 1998 年 3 月 15 日诊。

病史：27 岁结婚，婚后孕 2，流产 1（第一胎），正产 1，现产后 2 个多月，哺乳，乳汁尚足，恶露于产后 22 天时干净，满月时，阴道见血点滴，食纳可，二便调。自产后至今周身关节酸痛不适，头晕心悸，睡眠尚好，无寒热。

检查：舌淡少苔，脉细虚。

辨证：产后身痛——血虚证。

治法：益气养血，温经通络。

处方：当归 12g，川芎 9g，白芍 9g，熟地黄 24g，党参 30g，白术 9g，茯苓 9g，甘草 9g，鸡血藤 30g，桑枝 30g，桂枝 6g。水煎服。5 剂。

服法：每日 1 剂，早晚各煎服 1 次，连服 3 剂后，停药一天再服。

二诊：1998 年 3 月 25 日。

药后周身酸痛等症，显著减轻，头晕、心悸亦减。舌淡少苔，脉象虚细。宗原法续理。

处方：①当归 9g，川芎 9g，白芍 9g，熟地黄 20g，红参 15g（另煎入），白术 9g，茯苓 9g，甘草 9g，鸡血藤 30g，桑枝 20g，桂枝 6g。水煎服。3 剂。

②人参归脾丸 9g × 20 丸；血府逐瘀丸 60g × 2 瓶；防风通圣丸 60g × 1 瓶。

服法：先服方①之汤药 3 剂，每日 1 剂，早晚各煎服 1 次；服完 3 剂汤药后，服人参归脾丸 20 丸，每日早晚各服 1 丸，中午服血府逐瘀丸 6g 及防风通圣丸 3g；服完人参归脾丸，服血府逐瘀丸 1 瓶，一次 6g，一天 2 次，早晚各服 1 次，每次配服防风通圣丸 3g。

随访：痊愈。

按：本案例患者，自产后 2 个多月以来，周身酸痛不适，头晕心悸，诊系产后营血不足，百节空虚，筋脉失于濡养而作痛，经予益气养血、温经通络为治，服药 5 剂后，周身酸痛显著减轻，余症亦减。二诊时，除据原方稍事加减外，复予丸药内服，缓以收功，巩固疗效。益气养血，温经通络法中，四物养血，四君补气益脾胃，鸡血藤、桑枝、桂枝，养血通络，合而用之，共奏益气养血，温经通络之效。

三、缺乳

产后乳汁甚少或全无，称为“缺乳”，亦称为“乳汁不行”。本病不仅出现于气血虚弱的产后，在哺乳期亦可出现。

（一）具体治法

1. 益气养血通乳法

适用于产后缺乳气血虚弱证。症见：产后乳汁不行，或行亦甚少，乳房无胀痛感，面色苍白，皮肤干燥，食少便溏，舌淡少苔，脉象细虚。治宜补血益气为主，佐以通乳，此法主之。

处方：党参 15g，生黄芪 15g，当归 12g，麦门冬 15g，通草 9g，桔梗 9g，猪蹄 2 只。

用法：先将猪蹄加水适量煮熟，去蹄留汤煎药，分 2 次温服。如无猪蹄，一般肉汤、排骨汤（去浮油）煎药，也可取得同样效果。

2. 疏肝解郁，通络行乳法

适用于产后缺乳肝郁气滞证。症见：产后乳汁不行，乳房胀满而痛，甚或身热（此为蒸乳发热，乃乳汁不能流通所致，与乳痈初起，乳房有硬结，渐则局部红肿胀痛时出现之寒热症状不同），精神抑郁，胸胁不舒，胃脘胀满，食欲减退，舌质正常，苔薄黄，脉弦等。治当疏肝解郁，通络行乳，此法主之。

处方：当归 9g，川芎 6g，赤芍 9g，熟地黄 15g，柴胡 12g，漏芦 15g，王不留行 15g，炮山甲 9g，桔梗 9g，通草 6g，青皮 9g，甘草 6g，花粉 9g。水煎服。

（二）病案举例

病案 1

段某，女，34 岁，市民，周村区建国村人。于 2001 年 1 月 15 日诊。

病史：22 岁结婚，婚后孕 3，正产 2，流产 1。现产后 35 天，乳汁不足。恶露于产后半月即止，食纳可，二便调，乳房无胀痛。

检查：舌淡少苔，脉象虚细。

辨证：产后缺乳——血虚证。

治法：益气养血通乳。

处方：红参 15g（去芦，另煎入），黄芪 20g，当归 9g，麦门冬 15g，通草 9g，桔梗 9g，猪蹄 2 只。3 剂。

用法：先将猪蹄加水适量煮熟，去蹄留汤煎药，分 2 次温服。

二诊：药后乳汁增多，余无明显不适。查见：舌质少苔，脉象虚细。据 1 月 15 日原方如法续服 3 剂。

随访：服药6剂，乳汁已正常。

按：本案例患者段某，34岁，产后35天，乳汁不足，诊系产后缺乳血虚证。本病之发生，总由气血虚弱所致。乳汁为气血所化，气血来源于后天脾胃水谷之精微，脾胃虚弱，则气血生化之源不足，或产后出血过多，气随血耗，均能因气血不足而影响乳汁的生成。正如《景岳全书·妇人规》中所说："妇人乳汁，乃冲任气血所化，故下则为经，上则为乳。如产后乳迟乳少，由气血不足，而犹或无乳者，其为冲任之虚弱无疑也。"《傅青主女科》说："乳乃气血之所化而成也，无血故不能生乳汁，无气亦不能生乳汁。"故本案例治以益气养血通乳之剂而愈。方中参、芪补中益气；当归、麦冬养血滋液；桔梗、通草利气宣络；猪蹄补血通乳。全方有补气养血，疏通经络之效。

病案2

张某，女，32岁，工人，张店区南定镇人。于2001年10月15日诊。

病史：产后16天，恶露尚未净，但量已很少，因生气啼哭后，乳汁不行，乳房胀满，精神抑郁，胸胁不舒，食欲不振。

检查：舌质淡，苔薄黄，脉象细弦。

辨证：产后缺乳——肝郁气滞证。

治法：疏肝解郁，通络行乳。

处方：当归9g，川芎6g，赤芍9g，熟地黄15g，柴胡12g，漏芦15g，王不留行15g，炮山甲9g，桔梗9g，通草6g，青皮9g，甘草6g，花粉9g。水煎服。3剂。

用法：每日1剂，早晚各煎服1次。

随访：服药3剂病愈，乳汁已正常。

按：本案例患者产后16天，因事争吵生气后，乳汁顿减，以至不行而来诊。诊系产后缺乳肝郁气滞证，治以疏肝解郁、通络行乳法，服药3剂而病愈，乳汁恢复正常。乳头属肝经所司，产后情志抑郁，肝失条达，气机不畅，气血失调，经脉滞涩，阻碍乳汁运行，故以疏肝解郁，通络行乳法为治而获捷效。方中四物补血行血；柴胡、青皮疏肝散结；桔梗、通草理气通络；穿山甲、王不留、漏芦通络下乳；花粉益阴；甘草调和诸药。诸药合用以收疏肝解郁、通络行乳之效。

不孕症论治

育龄夫妇，婚后同居3年以上未避孕而不孕者，称为原发性不孕症，如分娩后或产后3年以上不孕者，称为继发性不孕。不孕症可有先天性生理缺陷或由后天的病理变化造成。对于先天的生理缺陷，有的可以手术治疗。这里所介绍的是后天的病理变化所致功能性不孕。

（一）具体治法

1. 活血化瘀，疏通胞络法

适用于不孕症气滞血瘀，瘀阻胞络证。症见：月经失调，行经不畅，夹有血块，小腹坠胀而痛，或经来量少，淋沥而下，婚后多年不孕。舌质暗有瘀点、瘀斑，苔薄白，脉沉细而涩。妇科检查多见附件一侧或双侧有压痛，增厚或有包块，输卵管通液试验多见一侧或双侧不通。如月经失调、痛经、附件炎、输卵管阻塞等可表现出气滞血瘀、瘀阻胞络的证候。治宜活血化瘀，疏通胞络。

处方：当归12g，川芎9g，赤芍9g，熟地黄15g，桃仁15g，红花9g，三棱9g，莪术9g，吴茱萸6g，延胡索12g，路路通9g，炮山甲9g。水煎服。

2. 清热解毒，疏通胞络法

适用于不孕症湿热蕴结，胞络阻滞证。症见：月经失调，带下量多，带色由白而黄或夹血丝，味腥臭，外阴瘙痒，小便短赤，腰尻痛，小腹疼痛拒按，婚后多年不孕。舌质红，苔薄，脉数。妇科检查：阴道内脓性分泌物，宫颈举痛，宫体压痛，活动受限，双侧附件增厚，压痛明显。血液常规检查：白细胞计数及中性粒细胞升高，血沉加快。基础体温曲线双相或单相。如月经失调、带下病、急慢性盆腔炎、输卵管阻塞等可表现出湿热蕴结、胞络瘀阻的证候。治宜清热利湿解毒。

处方：金银花30g，连翘9g，蒲公英30g，地丁15g，黄连6g，黄柏9g，大黄9g，炮山甲9g，路路通9g。水煎服。

3. 化瘀消癥，疏理冲任法

适用于不孕症癥瘕积聚，胞宫内阻证。症见：月经失调，小腹胀痛拒按，带下量多，色黄质稠，婚后多年不孕。舌质暗红，舌苔黄，脉弦细。妇科检查：宫颈举痛，宫体压痛，双侧附件增厚，压痛，触及肿块。如月经失调、带下病、妇科肿瘤等可表现出癥瘕积聚、胞络内阻的证候。治宜化瘀消癥，疏理冲任。

处方：桂枝9g，茯苓15g，桃仁15g，赤芍9g，丹皮9g，炮山甲9g，海藻15g，昆布15g。水煎服。

4. 理气养血，温补胞宫法

适用于不孕症气血亏虚，胞失煦濡证。症见：月经失调，经后腹痛，经闭，面色萎黄，形体衰弱，头晕目眩。婚后多年不孕。舌质淡，苔薄白，脉沉细。妇科检查，多见子宫发育不全，或宫体变位。如月经失调、痛经、闭经、贫血、子宫发育不全、子宫内膜结核等，可表现出气血亏虚，胞失煦濡的证候。治宜理气养血，温补胞宫。

处方：白术9g，党参15g，黄芪30g，当归6g，茯苓9g，远志9g，枣仁9g，木香9g，桂圆肉9g，熟地黄15g，仙茅9g，仙灵脾15g，甘草9g。水煎服。

5. 温壮肾阳，补气生血法

适用于不孕症肾阳不足，冲任失调证。症见：月经初潮较迟，经候失调，婚后多年不孕，腰酸冷痛，手足欠温，畏寒喜暖，小便清长，性欲淡漠，乃至反感。舌质淡，苔薄白，脉象沉细者。治宜温壮肾阳，补气生血。

处方：熟地黄 30g，干山药 15g，山茱萸 15g，牡丹皮 9g，茯苓 9g，泽泻 9g，熟附子 3g，肉桂 2g，仙茅 9g，仙灵脾 15g，当归 6g，黄芪 30g。水煎服。

6. 滋阴益肾，补气生血法

适用于不孕症肾阴不足，冲任失调证。症见：月经初潮较迟，经候失调，婚后多年不孕，五心烦热，腰腿酸软。舌质微红，舌苔白，脉沉细。基础体温曲线呈单相或双相。妇科检查多见子宫发育不良，输卵管通液试验偶见阻塞不通。如月经失调、痛经、子宫发育不良、卵巢功能不足等，可表现出肾阴不足，冲任失调的证候。治宜滋阴益肾，补气生血。

处方：熟地黄 30g，干山药 15g，山茱萸 15g，牡丹皮 9g，茯苓 9g，泽泻 9g，当归 6g，黄芪 30g，蛇床子 9g，菟丝子 15g，五味子 9g。水煎服。

（二）病案举例

病案 1

赵某，女，28 岁，工人，临淄区金岭镇金南村人。于 1983 年 10 月 26 日诊。

病史：已婚 4 年，夫妇同居未孕。末次月经日期：10 月 21 日。今天是行经期第六天。月经 $14\frac{7}{60\sim65}$，量中等，经色紫黑有块，小腹胀痛，有下坠感，平常白带不多。9月份在淄博市第三医院就诊时，妇科检查未见异常。

检查：舌质暗有瘀点，脉象沉细。

辨证：不孕症——气滞血瘀，胞络瘀阻证。

治法：活血化瘀，疏通胞络。

处方：①当归12g，川芎9g，赤芍9g，熟地黄15g，桃仁15g，红花9g，三棱9g，莪术9g，吴茱萸6g，延胡索12g，路路通9g，炮山甲9g。水煎服。2剂。

②通经甘露丸9g×10包；得生丹9g×20丸；金匮肾气丸9g×20丸；六味地黄丸9g×10丸。

服法：等经净后先服通经甘露丸10包，每日早晚各服1包；服完通经甘露丸后服得生丹20丸，每次1丸，一天2次，每次配服六味地黄丸半丸；服完得生丹后，服金匮肾气丸20丸，每次1丸，每日早晚各服1丸。俱用温开水送服。按上面的次序服药，待至下次月经来潮时，服方①之汤药2剂，每日1剂，早晚各煎服1次。

二诊：1983年11月22日。

末次月经日期：11月14日。这次月经25天来潮，持续6天，量不多，腹不痛，腰不痛，白带不多。脉细数，苔薄白。治宜益肾养血。

处方：①当归12g，川芎9g，赤芍9g，党参15g，黄芪30g，熟地黄24g。水煎服。2剂。

②乌鸡白凤丸9g×20丸；六味地黄丸9g×10丸。

服法：先服乌鸡白凤丸，每日早晚各服1丸；服完乌鸡白凤丸后，服六味地黄丸，每日早晚各服1丸。服完上面的药，待至下次月经来潮时，服方①之2剂中药，每日1剂，早晚各煎服1次。

三诊：1984 年 10 月 11 日。

末次月经日期：10 月 8 日。今天是行经期第四天，这次月经 30 天来潮，经色紫黑有块，小腹隐痛，腰痛。舌苔无大变化。治宜益肾养血活血。

处方：①熟地黄 30g，干山药 15g，山茱萸 15g，牡丹皮 9g，茯苓 9g，泽泻 9g，当归 6g，黄芪 30g，蛇床子 9g，菟丝子 15g，五味子 9g。水煎服。3 剂。

②得生丹 9g × 20 丸；六味地黄丸 9g × 20 丸。

服法：经净后服方①之汤药 3 剂，每日 1 剂，早晚各煎服 1 次；服完 3 剂汤药后，服得生丹 20 丸，每次 1 丸，一天 2 次，每丸配服六味地黄丸半丸；服完得生丹后，服六味地黄丸 10 丸，每日早晚各服 1 丸。

四诊：1984 年 10 月 26 日。

末次月经日期：10 月 23 日。今天是行经期第四天，这次月经 16 天来潮，血色暗红无块，小腹不痛，余无明显不适。脉细数，苔薄黄。治宜益肾养血，补益心脾。

处方：①炒白术 9g，党参 30g，黄芪 30g，当归 9g，茯苓 9g，丹皮 9g，焦栀子 9g，鹿角胶 16g（另烊化，分 2 次入），炒艾叶 9g，茜草炭 30g。水煎服。3 剂。

②乌鸡白凤丸 9g × 20 丸。

服法：先服方①之汤药 3 剂，每日 1 剂，早晚各煎服 1 次；服完 3 剂汤药后，服乌鸡白凤丸，每日早晚各服 1 丸。

五诊：1984 年 12 月 22 日。

末次月经日期：10 月 23 日。现停经 61 天。腰痛，食欲不振，有时恶心。

检查：腹平软，耻骨联合上有胎块感。脉象滑细而数。尿妊娠试验（+）。

辨证：早孕——肾虚。

治法：益肾安胎。

处方：①红参 15g（去芦，另煎入），白术 9g，茯苓 9g，甘草 9g，寄生 9g，炒杜仲 15g，砂仁 3g，陈皮 9g，竹茹 9g。水煎服。3 剂。

②六味地黄丸 9g × 10 丸。

服法：先服方①之汤药 3 剂，每日 1 剂，早晚各煎服 1 次；服完 3 剂汤药后，服六味地黄丸，每早 1 丸。

1985 年 8 月 16 日，赵某足月分娩一男孩。母子健康。

按：本案例不孕症系气滞血瘀、瘀阻胞络证。气行则血行，气滞则血瘀，血气不和，则冲任不能相资，以致不能摄精成孕。活血化瘀、疏通胞络法，系以桃红四物汤加味而成。方中桃红四物养血活血，祛瘀生新；三棱、莪术行气破血消积；吴萸、元胡温通经脉，理气止痛；路路通、山甲片通络利痹。诸药合用，以收活血化瘀、疏通胞络之效。本方在经期服用，以活血化瘀，为排卵和着床创造条件，可收事半功倍之效。

病案 2

毕某，女，25 岁，工人，淄川区商家村人。于 1998 年 7 月 16 日诊。

病史：24 岁结婚，婚后未孕。爱人健康，精液检查正常。末次月经日期：7 月 6 日。月经 16 $\frac{3 \sim 4}{30 \sim 35}$，量中等，经色红，有血块，经期腹痛，平常白带不多，乳房不胀，乳头痛。

检查：脉象细数，舌苔薄黄。B 超提示：子宫大小形态正常，实质回声均匀，于右侧卵巢可探及大小为

1.5cm × 1.4cm 的发育卵泡，右侧附件未见异常。

辨证：不孕症——气滞血瘀，胞络瘀阻证。

治法：活血化瘀，疏通胞络。

处方：①当归 12g，川芎 9g，赤芍 9g，熟地黄 15g，桃仁 15g，红花 9g，三棱 9g，莪术 9g，吴茱萸 6g，元胡 9g，路路通 9g，炮山甲 9g。水煎服。2 剂。

②熟地黄 24g，干山药 15g，山茱萸 15g，牡丹皮 9g，泽泻 9g，当归 9g，黄芪 30g，仙茅 9g，仙灵脾 15g，砂仁 3g。水煎服。3 剂。

③得生丹 9g × 20 丸；六味地黄丸 9g × 20 丸。

服法：先服方②之汤药 3 剂，每日 1 剂，早晚各煎服 1 次；服完 3 剂汤药后服得生丹，每次 1 丸，一天 2 次，每丸配服六味地黄丸半丸；服完得生丹后，服六味地黄丸 10 丸，每日早晚各服 1 丸。服完上面的药后，待至下次月经来潮时服方①之汤药 2 剂，每日 1 剂，早晚各煎服 1 次。

二诊：1998 年 11 月 9 日。

末次月经日期：11 月 2 日。这次月经 28 天来潮，持续 4 天，小腹痛，腰尻部痛，经前白带多，小腹两侧痛，乳房胀。舌苔薄黄，脉象细数。为肾虚血瘀，下焦湿热之证。治宜益肾活血，清热利湿，解毒通络。

处方：①当归 12g，川芎 9g，赤芍 9g，熟地黄 15g，桃仁 15g，红花 9g，三棱 9g，莪术 9g，吴茱萸 6g，元胡 9g，路路通 9g，炮山甲 9g。水煎服。2 剂。

②金银花 30g，连翘 9g，蒲公英 30g，地丁 15g，黄柏 9g，大黄 9g，炮山甲 9g，路路通 9g。水煎服。3 剂。

③六味地黄丸 9g × 20 丸；人参归脾丸 9g × 20 丸；金匮肾气丸 9g × 20 丸。

服法：先服方②之汤药3剂，每日1剂，早晚各煎服1次；服完3剂汤药后，服六味地黄丸，每日早晚各服1丸，中午服人参归脾丸1丸；服完六味地黄丸后，服金匮肾气丸，每日早晚各服1丸，中午服人参归脾丸1丸。待至下次月经来潮时服方①之汤药2剂，每日1剂，早晚各煎服1次。

三诊：1999年1月4日。

末次月经日期：1998年12月30日。今天是行经期第六天。这次月经27天来潮，小腹不痛，腰不痛，乳房胀。

检查：脉象细数，舌苔薄黄。输卵管通水试验提示：双侧输卵管基本通畅。

宗上法续理。

处方：①当归12g，川芎9g，赤芍9g，熟地黄15g，桃仁15g，红花9g，三棱9g，莪术9g，吴茱萸6g，元胡9g，路路通9g，炮山甲6g。水煎服。2剂。

②金银花30g，连翘9g，蒲公英30g，地丁15g，黄连3g，黄柏9g，大黄9g，炮山甲9g，路路通9g。水煎服。3剂。

③六味地黄丸9g×20丸；人参归脾丸9g×20丸；金匮肾气丸9g×20丸。

服法：经净后先服方②之汤药3剂，每日1剂，早晚各煎服1次；服完3剂汤药后，服六味地黄丸，每日早晚各服1丸，中午服人参归脾丸1丸；服完六味地黄丸后，服金匮肾气丸，每日早晚各服1丸，中午服人参归脾丸1丸。待至下次月经来潮时服方①之汤药2剂，每日1剂，早晚各煎服1次。

四诊：1999年2月12日。

末次月经日期：1998年12月30日。现停经45天。腰痛，白带多，乳房不胀，小腹不痛。近 7 天来咳嗽，头不痛，无寒热，有痰不多，痰色白。

检查：脉象滑细，舌苔无大变化。尿妊娠试验（+）。

辨证：早孕，外感咳嗽。

治法：益肾安胎，宣肺止咳。

处方：①紫苏 9g，桑白皮 9g，麻黄 3g，杏仁 9g，茯苓 9g，天门冬 15g，象贝母 6g，前胡 9g，桔梗 9g，生石膏 20g，甘草 9g。水煎服。3 剂。

②止嗽青果丸 6g×20 丸；六味地黄丸 9g×10 丸。

服法：先服方①之汤药 3 剂，每日 1 剂，早晚各煎服 1 次；服完 3 剂汤药后，服止嗽青果丸，每日早晚各服 1 丸，中午服六味地黄丸 1 丸。

五诊：1999 年 3 月 22 日。

现妊娠 83 天。腰痛，白带较多，乳房胀。脉滑细数，舌苔薄白。腹诊：腹平软，宫底位于耻骨联合上三横指。

辨证：早孕——肾虚证。

治法：益肾安胎。

处方：①红参 15g（去芦，另煎入），白术 9g，茯苓 9g，甘草 9g，寄生 9g，炒杜仲 15g，黄芩 15g，砂仁 3g，白芍 15g。水煎服。3 剂。

②六味地黄丸 9g×10 丸。

服法：先服方①之汤药 3 剂，每日 1 剂，早晚各煎服 1 次；服完 3 剂汤药后，服六味地黄丸，每早 1 丸。

患者毕某于 1999 年 10 月 9 日，足月分娩一女婴。

按：本案例不孕症为气滞血瘀、瘀阻胞络证。二诊时，小腹痛，腰尻部，白带较多等症状较为突出，显系湿热蕴阻下焦，胞脉气血流通受阻所致，故在经后以清热利湿解毒，疏通胞络法治之。方中银、翘、公、丁清热解毒，消肿散结；连、柏、大黄清热燥湿，破积行瘀；路路通、山甲片通络利痹。诸药合用，以收清热利湿解毒，疏通胞络之效。继用益肾补脾养血之剂以收功。至四诊时已停经45天，诊系早孕，因外感咳嗽，急则治标，遂予宣肺止咳之剂而愈。

病案3

李某，女，29岁，邹平县焦桥乡人。于2000年2月16日诊。

病史：27岁结婚，婚后孕1，流产1（1998年2月孕50天流产）。末次月经日期：2月12日。今天是行经期第五天。月经14 $\frac{7\sim8}{30\sim38}$，量中等，经色紫黑有条块，腹痛，腰痛，经前白带多，乳房胀痛，平常小腹两侧痛。男方身体健康，精液检查正常。

B超提示：子宫及两侧附件声像图未见异常。脉象细数，舌苔薄黄。

辨证：不孕症——气滞血瘀，下焦湿热证。

治法：活血化瘀，清热利湿解毒。

处方：①当归12g，川芎9g，赤芍9g，熟地黄15g，桃仁15g，红花9g，三棱9g，莪术9g，吴茱萸6g，元胡9g，路路通9g，炮山甲6g。水煎服。2剂。

②金银花30g，连翘9g，蒲公英30g，地丁15g，黄连3g，黄柏9g，大黄6g，炮山甲6g，路路通9g。水煎服。3剂。

③得生丹9g×20丸；六味地黄丸9g×30丸；龙胆泻肝丸9g×20袋；五福化毒丸3g×20丸。

服法：待经净后先服方②之汤药3剂，每日1剂，早晚各煎服1次；服完3剂汤药后服得生丹，每次1丸，一天2次，每丸配服六味地黄丸半丸，中午服龙胆泻肝丸1袋及五福化毒丸1丸；服完得生丹后，服六味地黄丸20丸，每日早晚各服1丸，中午服龙胆泻肝丸1袋及五福化毒丸1丸。待至下次月经来潮时，服方①之汤药2剂，每日1剂，早晚各煎服1次。

二诊：2000年3月23日。

末次月经日期：3月20日。今天是行经期第四天。这次月经39天来潮，小腹作痛，腰痛，经前乳房胀痛，白带不多。脉象细数，舌苔薄黄。

辨证同上。据原方加减续理。

处方：①当归12g，川芎9g，赤芍9g，熟地黄15g，桃仁15g，红花9g，三棱9g，莪术9g，吴茱萸6g，元胡9g，路路通9g，炮山甲6g。水煎服。2剂。

②金银花30g，连翘9g，蒲公英30g，地丁15g，黄连3g，黄柏9g，大黄6g，炮山甲9g，路路通9g。水煎服。3剂。

③得生丹9g×20丸；六味地黄丸9g×30丸；金匮肾气丸9g×20丸。

服法：待经净后先服方②之汤药3剂，每日1剂，早晚各煎服1次；服完3剂汤药后服得生丹，每次1丸，一天2次，每丸配服六味地黄丸半丸，中午服金匮肾气丸1丸；服完得生丹后，服六味地黄丸20丸，每日早晚各服1丸，中午服金匮肾气丸1丸。待至下次月经来潮时，服方①之汤药2剂，每日1剂，早晚各煎服1次。

三诊：2000年5月8日。

末次月经日期：5月1日。这次月经43天来潮，持续5

天。经期腹痛，腰不痛，白带不多，乳房胀，口舌生疮，有唇疹。脉象细数，舌苔黄。为肾虚血瘀，上焦郁火之证。治宜益肾活血，清上焦火。

处方：①当归 9g，川芎 9g，白芍 9g，大生地 24g，桃仁 15g，红花 9g，香附 9g，元胡 6g。水煎服。2 剂。

②得生丹 9g × 20 丸；六味地黄丸 9g × 20 丸；栀子清火丸 60g × 1 瓶；黄连上清丸 60g × 1 瓶。

服法：先服得生丹，每次 1 丸，一天 2 次，每次配服栀子清火丸 3g；服完得生丹后，服六味地黄丸，每次 1 丸，一天 2 次，每次配服黄连上清丸 3g。待下次月经来潮时，服方①之汤药 2 剂，每日 1 剂，早晚各煎服 1 次。

四诊：2000 年 6 月 20 日。

末次月经日期：5 月 1 日。现停经 51 天。腰痛，白带不多，乳房微胀。脉象滑细，舌苔薄黄。

尿妊娠试验（+）。

辨证：早孕——肾虚证。

治法：益肾安胎。

处方：①红参 15g（去芦，另煎入），白术 9g，茯苓 9g，甘草 9g，寄生 9g，炒杜仲 15g，砂仁 3g，黄芩 9g，白芍 9g。水煎服。3 剂。

②六味地黄丸 9g × 10 丸。

服法：先服方①之汤药 3 剂，每日 1 剂，早晚各煎服 1 次；服完 3 剂汤药后，服六味地黄丸，每早 1 丸。

随访：患者李某，于 2001 年 2 月 8 日，足月分娩一女婴。

按：本案例患者，29 岁，婚后流产一次，2 年多未再孕，诊系气滞血瘀，下焦湿热之证，经予益肾补脾、养血活血、清热利湿、解毒通络为治，就诊4次，跨时4个多月而病愈怀孕。

病案4

尚某，女，35岁，市民，张店区王舍镇人。于1998年11月18日诊。

病史：24岁结婚，婚后孕2，流产1（第一胎），正产1，孩子现10岁，未再孕。

末次月经日期：11月1日。月经14 $\frac{7\sim8}{28\sim30}$，量中等，经色红，有条块，经期腹痛，腰痛，平时小腹两侧痛，经前乳房胀，无鼻衄。

检查：脉象细数，舌苔薄黄。

辨证：湿热蕴结，胞络阻滞。

治法：清热利湿解毒，疏通胞络。

处方：①当归12g，川芎9g，白芍9g，熟地黄24g，桃仁15g，红花9g，三棱9g，莪术9g，元胡9g，炮姜3g。水煎服。2剂。

②金银花30g，连翘9g，蒲公英30g，地丁15g，黄连3g，黄柏9g，大黄3g，炮山甲9g，路路通9g。水煎服。3剂。

③六味地黄丸9g×60丸；人参归脾丸9g×20丸；金匮肾气丸9g×20丸；九气拈痛丸6g×20袋。

服法：先服六味地黄丸40丸，每次1丸，一天2次，每次配服九气拈痛丸3g；服完六味地黄丸后，等下次月经来潮时，服方①之汤药2剂；等经净后服方②之汤药3剂，每日1剂，早晚各煎服1次；服完3剂汤药后，服六味地黄丸20丸，每次1丸，一天2次，中午服人参归脾丸1丸；

服完六味地黄丸后，服金匮肾气丸 20 丸，每次 1 丸，一天 2 次，中午服人参归脾丸 1 丸。

二诊：1998 年 12 月 26 日。

末次月经日期：12 月 26 日。今天是行经期第一天。这次月经 30 天来潮，量中等，小腹痛，腰不痛，颈椎痛，经前白带不多，乳房胀。脉象细数，舌苔薄黄。宗上法续理。

处方：①当归 9g，川芎 9g，赤芍 9g，熟地黄 24g，桃仁 15g，红花 9g，三棱 9g，莪术 9g，元胡 12g，炮姜 3g。水煎服。2 剂。

②金银花 30g，连翘 9g，蒲公英 30g，地丁 15g，黄连 3g，黄柏 9g，大黄 3g，炮山甲 9g，路路通 9g。水煎服。3 剂。

③六味地黄丸 9g×20 丸；人参归脾丸 9g×20 丸；金匮肾气丸 9g×20 丸。

服法：先服方①之汤药 2 剂，每日 1 剂，早晚各煎服 1 次；待经净后服方②之汤药 3 剂，每日 1 剂，早晚各煎服 1 次；服完 3 剂汤药后，服六味地黄丸 20 丸，每次 1 丸，一天 2 次，中午服人参归脾丸 1 丸；服完六味地黄丸后，服金匮肾气丸 20 丸，每次 1 丸，一天 2 次，中午服人参归脾丸 1 丸。

三诊：1999 年 2 月 1 日。

末次月经日期：1998 年 12 月 26 日。现停经 38 天。昨天阴道下血点滴，腰不痛，白带不多，乳房胀，小腹坠痛，恶心。

查见：脉象细数，舌苔薄黄。尿妊娠试验（+）。

辨证：胎漏——肾脾两虚证。

治法：补益脾肾，摄血安胎。

处方：①红参 20g（去芦，另煎入），白术 9g，茯苓 9g，甘草 9g，寄生 9g，炒杜仲 15g，砂仁 3g，黄芩 9g，白芍 24g，地榆炭 30g，棕榈炭 30g。水煎服。3 剂。

②六味地黄丸 9g×10 丸。

服法：先服方①之汤药 3 剂，每日 1 剂，早晚各煎服 1 次；服完 3 剂汤药后，服六味地黄丸，每早 1 丸。

四诊：1999 年 2 月 25 日。

现妊娠 2 个月。腰不痛，白带不多，乳房胀，小腹痛坠，恶心。脉象滑数，舌苔薄黄。B 超提示：子宫体积增大，宫腔内可见妊娠囊回声，囊内可见胎块及胎心搏动。

治法：益肾安胎。

处方：①红参 20g（去芦，另煎入），白术 9g，茯苓 9g，甘草 9g，寄生 9g，炒杜仲 15g，砂仁 3g，黄芩 9g，白芍 15g。水煎服。3 剂。

②六味地黄丸 9g×10 丸。

服法：先服方①之汤药 3 剂，每日 1 剂，早晚各煎服 1 次；服完 3 剂汤药后，服六味地黄丸，每早 1 丸。

追访：患者尚某，于 1999 年 9 月 28 日，足月分娩一男孩。

按：本病例尚某，婚后孕 2，正产 1，现小孩 10 岁，流产 1（第一胎），10 年来未再孕，前来就诊，诊系肾虚血瘀、湿热蕴结、胞络阻滞之证，给予益肾补脾、养血活血法治疗，同时经后服清热利湿解毒，疏通胞络之剂，就诊四次，跨时 1 年零 3 个多月，病愈怀孕。

清热解毒，疏通胞络法，方中银、翘、公、丁清热解毒，消肿散结；连、柏、大黄清热燥湿，破积行瘀；路路通、山甲片通络利痹。诸药合用，以收清热利湿解毒，疏通胞络之效。

病案 5

李某，女，26 岁，淄博毛纺厂工人。于 1994 年 11 月 5 诊。

病史：23 岁结婚，婚后夫妇同居未孕。男方精液检验正常。

末次月经日期：1994 年 10 月 18 日。月经 13 $\frac{4\sim6}{25\sim35}$，量中等，经色紫暗，有条块，经期腹不痛，腰痛，白带多，经前乳房无胀痛，无鼻衄，平常小腹部有痛感。

妇科检查：外阴（-），阴道（-），子宫体小于正常，前位。附件：右侧（-），左侧附件组织增厚，压痛。宫颈光滑。子宫发育不良，附件炎。

检查：脉象细数，舌苔薄黄。

辨证：肾虚血瘀，湿热蕴结，胞络阻滞。

治法：益肾养血活血，清热利湿解毒，疏通胞络。

处方：①当归 9g，川芎 9g，白芍 9g，熟地黄 15g，桃仁 15g，红花 9g，三棱 9g，莪术 9g，吴茱萸 3g，元胡 12g，路路通 9g，炮山甲 9g。水煎服。2 剂。

②金银花 30g，连翘 9g，蒲公英 30g，地丁 15g，黄连 3g，黄柏 9g，大黄 6g，炮山甲 6g，路路通 9g。水煎服。3 剂。

③女金丹 9g×20 丸；六味地黄丸 9g×30 丸；五福化毒丸 3g×20 丸。

服法：先服六味地黄丸 10 丸，每次 1 丸，一天 2 次；待下次月经来潮时，服方①之汤药 2 剂，每日 1 剂，早晚各煎服 1 次；经净后先服方②之汤药 3 剂，每日 1 剂，早晚各煎服1次；服完3剂汤药后服女金丹20丸，每次1丸，一天2次，中午服五福化毒丸1丸；服完女金丹后，服六味地黄丸20丸，每日早晚各服1丸，中午服五福化毒丸1丸。

二诊：1994年12月14日。

末次月经日期：12月13日。今天是行经期第二天。这次月经57天来潮，量中等，经色紫暗，有块，腹痛，腰痛，经前白带较多，乳房胀痛，无鼻衄。脉象细数，舌苔薄黄。治宜益肾养血活血。

处方：①当归9g，川芎9g，白芍9g，熟地黄24g，桃仁15g，红花9g，三棱9g，莪术9g，吴茱萸3g，元胡12g，路路通9g，炮山甲6g。水煎服。2剂。

②熟地黄30g，干山药9g，山茱萸15g，牡丹皮9g，茯苓9g，泽泻9g，当归6g，黄芪30g，仙灵脾15g，栀子9g，砂仁3g。水煎服。3剂。

③得生丹9g×20丸；六味地黄丸9g×30丸。

服法：先服方①之汤药2剂，每日1剂，早晚各煎服1次；待经净后服方②之汤药3剂，每日1剂，早晚各煎服1次；服完3剂汤药后，服得生丹20丸，每次1丸，一天2次，中午服六味地黄丸1丸；服完得生丹后，服六味地黄丸20丸，每日早晚各服1丸。

三诊：1995年3月6日。

末次月经日期：3月5日。今天是行经期第二天。这次月经17天来潮（上次月经2月17日来潮），经量少，经色浅淡，小腹不痛，腰不痛，白带不多，经前乳房不胀。脉细数，舌苔薄黄。为肾脾两虚血瘀之证。治宜益肾补脾摄血。

处方：①当归9g，川芎9g，白芍9g，熟地黄24g，党参30g，黄芪30g，元胡12g，女贞子15g，旱莲草30g，艾叶 9g，阿胶 20g（另烊化，分 2 次入）。水煎服。2 剂。

②人参归脾丸 9g×30 丸；云南白药 4g×2 瓶；六味地黄丸 9g×20 丸。

服法：先服方①之汤药 2 剂，每日 1 剂，早晚各煎服 1 次；服完 2 剂汤药后，服人参归脾丸 20 丸，每次 1 丸，一天 2 次，每次配服云南白药 0.3g；服完人参归脾丸后，服六味地黄丸 20 丸，每次 1 丸，一天 2 次，中午服人参归脾丸 1 丸，每次配服云南白药 0.3g。

四诊：1995 年 4 月 6 日。

末次月经日期：3 月 24 日。这次月经 20 天来潮，持续 10 天，量中等，经色浅淡，有块不多，小腹不痛，腰不痛，乳房不胀。输卵管通水提示：双侧输卵管通而不畅。脉象细数，舌苔薄黄。为肾脾两虚、血瘀有热之证。治宜益肾清热摄血，补益心脾。

处方：①当归 9g，川芎 6g，白芍 9g，熟地黄 24g，党参 30g，黄芪 30g，元胡 12g，女贞子 15g，旱莲草 30g。水煎服。2 剂。

②人参归脾丸 9g×20 丸；三七粉 2g×20 包；六味地黄丸 9g×20 丸；栀子清火丸 6 0g×1 瓶。

服法：先服人参归脾丸 20 丸，每日早晚各服 1 丸，每次配服三七粉 2g，栀子清火丸 3g，中午服六味地黄丸 1 丸；服完人参归脾丸后，服六味地黄丸 10 丸，每日早晚各服 1 丸。待至下次月经来潮时，服方①之汤药 2 剂，每日 1 剂，早晚各煎服 1 次。

五诊：1995 年 4 月 25 日。

末次月经日期：4 月 18 日。今天是行经期第八天。这次月经 26 天来潮，量中等，经色紫暗，有块不多，小腹不痛，腰酸，经前白带不多，乳房不胀。脉象细数，舌苔薄黄。治宜益肾补脾摄血。

处方：①当归 9g，白芍 9g，熟地黄 15g，炒艾叶 9g，党参 30g，黄芪 30g，黄芩 9g，焦栀子 15g，地榆炭 30g，棕榈炭 30g，阿胶 20g（另烊化，分 2 次入），白茅根 30g。水煎服。3 剂。

②乌鸡白凤丸 9 g × 20 丸；六味地黄丸 9g × 10 丸。

服法：先服方①之汤药 3 剂，每日 1 剂，早晚各煎服 1 次；服完 3 剂汤药后，服乌鸡白凤丸 20 丸，每日早晚各服 1 丸；服完乌鸡白凤丸后服六味地黄丸，每日早晚各服 1 丸。

六诊：1995 年 5 月 12 日。

末次月经日期：5 月 6 日。今天是行经期第七天。这次月经 19 天来潮，经色紫暗有块，小腹痛，腰不痛，经前白带不多，乳房无胀痛。查见：脉象细数，舌苔薄黄。治宜益肾补脾，清热摄血。

处方：①当归 9g，白芍 9g，熟地黄 15g，炒艾叶 9g，党参 30g，黄芩 9g，焦栀子 9g，地榆炭 30g，棕榈炭 30g，阿胶 20g（另烊化，分 2 次入），白茅根 30g。水煎服。3 剂。

②人参归脾丸 9g × 10 丸；六味地黄丸 9g × 20 丸；栀子清火丸 60g × 1 瓶。

服法：先服方①之汤药 3 剂，每日 1 剂，早晚各煎服 1 次；服完 3 剂汤药后，服六味地黄丸 20 丸，每日早晚各服 1 丸，每次配服栀子清火丸 3g，中午服人参归脾丸 1 丸。

七诊：1995 年 5 月 30 日。

末次月经日期：5 月 6 日。这次月经 19 天来潮，持续 10 天，腰不痛，白带不多，乳房不胀。脉象细数，舌苔薄黄。治宜益肾补脾摄血。

处方：①当归 9g，白芍 9g，熟地黄 15g，炒艾叶 9g，党参 30g，黄芪 30g，黄芩 9g，焦栀子 15g，阿胶 20g（另烊化，分 2 次入），砂仁 2g。水煎服。3 剂。

②人参归脾丸 9g×10 丸；三七粉 2g×10 包；六味地黄丸 9g×20 丸。

服法：先服人参归脾丸 10 丸，每次 1 丸，一天 2 次，每次配服三七粉 2g；服完人参归脾丸后，等下次月经来潮时服方①之汤药 3 剂，每日 1 剂，早晚各煎服 1 次。等经净后服六味地黄丸，每日早晚各服 1 丸。

八诊：1997 年 4 月 1 日。

中断治疗近 2 年，今天来诊。末次月经日期：3 月 25 日。今天是行经期第八天。这次月经来潮，经色正，有块不多，小腹不痛，腰不痛，白带不多，外阴不痒，乳房不胀。脉象细数，舌苔薄黄。治宜益肾补脾摄血。

处方：①当归 9g，白芍 9g，熟地黄 24g，党参 30g，黄芪 30g，黄芩 9g，焦栀子 15g，地榆炭 30g，棕榈炭 30g，仙鹤草 30g，阿胶 20g（另烊化，分 2 次入），丹皮 9g。水煎服。3 剂。

②人参归脾丸 9g×10 丸；三七粉 2g×10 包；六味地黄丸 9g×20 丸；栀子清火丸 60g×1 瓶。

服法：先服方①之汤药 3 剂，每日 1 剂，早晚各煎服 1 次；服完 3 剂汤药后，服六味地黄丸 20 丸，每日早晚各服 1 丸，每丸配服栀子清火丸 3g，中午服人参归脾丸 1 丸及三七粉 2g。

九诊：1997 年 5 月 4 日。

末次月经日期：4 月 12 日。这次月经 19 天来潮，持续 7 天，量中等，经色正，有块不多，小腹不痛，腰不痛，经前白带一般，经前乳房胀。脉象细数，苔薄黄。治宜益肾补脾摄血。

处方：①当归 9g，白芍 9g，熟地黄 24g，黄芪 30g，党参 30g，黄芩 9g，焦栀子 15g，地榆炭 30g，棕榈炭 30g，仙鹤草 30g，阿胶 20g（另烊化，分 2 次入），丹皮 9g。水煎服。3 剂。

②人参归脾丸 9g×20 丸；三七粉 2g×20 包；六味地黄丸 9g×40 丸；栀子清火丸 60g×1 瓶。

服法：先服六味地黄丸 20 丸，每次 1 丸，一天 2 次；待至下次月经来潮时，服方①之汤药 3 剂，每日 1 剂，早晚各煎服 1 次；服完 3 剂汤药后，服人参归脾丸 20 丸，每日早晚各服 1 丸，每丸配服三七粉 2g 及栀子清火丸 3g，中午服六味地黄丸 1 丸；服完人参归脾丸后，服六味地黄丸 10 丸，每日早晚各服 1 丸。

十诊：1997 年 6 月 5 日。

末次月经日期：5 月 10 日。这次月经 29 天来潮，持续 4 天，量中等，经色正，有块不多，小腹微痛，腰痛，经前白带多，乳房胀。脉象细数，舌苔薄黄。治宜益肾补脾养血清热。

处方：①当归 9g，白芍 9g，熟地黄 24g，阿胶 20g（另烊化，分 2 次入），党参 30g，黄芪 30g，黄芩 9g，女贞子 15g，旱莲草 30g，元胡 9g。水煎服。2 剂。

②得生丹 9g×20 丸；六味地黄丸 9g×30 丸；栀子清火丸 60g×1 瓶。

服法：等下次月经来潮时服方①之汤药 2 剂，每日 1 剂，早晚各煎服 1 次；等经净后服得生丹 20 丸，每日早晚各服 1 丸，每次配服栀子清火丸 3g，中午服六味地黄丸 1 丸；

服完得生丹后，服六味地黄丸20丸，每次1丸，一天2次。

十一诊：1997年7月2日。

末次月经日期：6月27日。这次月经20天来潮，持续5天，量中等，经色正，有块不多，小腹不痛，腰不痛。脉象细数，舌苔薄黄。B超提示：子宫附件形态正常，实质回声均匀，双侧附件未见异常。治宜益肾补脾摄血。

处方：①当归9g，川芎9g，赤芍9g，熟地黄15g，桃仁9g，红花9g，元胡9g，香附9g。水煎服。2剂。

②人参归脾丸9g×20丸；三七粉2g×20包；栀子清火丸60g×1瓶；六味地黄丸9g×30丸。

服法：先服人参归脾丸20丸，每次1丸，一天2次，每次配服三七粉2g及栀子清火丸3g，中午服六味地黄丸1丸，服完人参归脾丸后服六味地黄丸20丸，每日早晚各服1丸。待至下次月经来潮时，服方①之汤药2剂，每日1剂，早晚各煎服1次。

十二诊：1997年7月29日。

末次月经日期：7月15日。这次月经38天来潮，持续5天，量少，经色浅淡，有块不多，小腹不痛，腰不痛。脉象细数，舌苔薄白。

B超提示：子宫大小形态正常，实质回声均质，于右侧卵巢内可见大小为0.8cm×0.7cm的发育卵泡，左侧附件未见异常。

为肾脾两虚之证。治宜益肾补脾养血。

处方：①当归9g，川芎9g，赤芍9g，白芍9g，熟地黄24g，党参30g，黄芪30g，女贞子15g，旱莲草30g，香附9g，元胡9g。水煎服。2剂。

②六味地黄丸9g×20丸；人参归脾丸9g×10丸。

服法：先服六味地黄丸20丸，每次1丸，一天2次，中午服人参归脾丸1丸；待至下次月经来潮时，服方①之汤药2剂，每日1剂，早晚各煎服1次。

十三诊：1997年8月16日。

末次月经日期：7月30日。这次月经16天来潮，持续6天，量中等，经色红，有块，小腹隐痛，腰不痛，白带不多，乳房无胀痛。自昨晚头痛，恶心呕吐，倦怠不思食。脉象濡数，舌苔薄黄。为肾脾两虚血瘀兼之暑令感寒伤湿之证。治宜先解表祛暑，化湿和中，继则补益肾脾，养血活血。

处方：①当归9g，川芎6g，白芍9g，熟地黄15g，党参30g，黄芪30g，元胡9g，女贞子15g，旱莲草30g，香附9g。水煎服。2剂。

②藿香正气丸9g×10丸；人参归脾丸9g×20丸；三七粉2g×20包；栀子清火丸60g×1瓶；六味地黄丸9g×10丸。

服法：先服藿香正气丸10丸，每次1丸，早、午、晚各服1丸，淡姜汤送下；服完藿香正气丸后，服人参归脾丸20丸，每次1丸，一天2次，每次配服三七粉2g及栀子清火丸3g，中午服六味地黄丸1丸；待至下次月经来潮时，服方①之汤药2剂，每日1剂，早晚各煎服1次。

十四诊：1997年9月8日。

末次月经日期：9月1日。这次月经34天来潮，持续5天，量中等，经色正，有块，小腹坠痛，腰痛，白带多，乳房胀痛。脉象细数，舌苔薄黄。为肾虚血瘀，下焦湿热之证。治宜益肾养血，清热利湿，解毒通络。

处方：①当归9g，川芎6g，白芍9g，熟地黄24g，党参30g，黄芪30g，元胡9g，女贞子15g，旱莲草30g，香附9g。水煎服。2剂。

②金银花30g，连翘9g，栀子15g，黄连3g，乳香6g，没药6g，牡蛎20g，海藻15g，炮山甲6g，路路通12g。水煎服。3剂。

③得生丹9g×20丸；六味地黄丸9g×30丸；栀子清火丸60g×1瓶。

服法：先服方②之汤药3剂，每日1剂，早晚各煎服1次；服完3剂汤药后服得生丹20丸，每次1丸，一天2次，每次配服栀子清火丸3g，中午服六地黄丸1丸；服完得生丹后，服六味地黄丸20丸，每日早晚各服1丸；待下次月经来潮时服方①之汤药2剂。

十五诊：1997年11月24日。

末次月经日期：11月23日。今天是行经期第二天。这次月经42天来潮，小腹坠痛，腰痛，经前白带较多，乳房胀痛。脉象细数，舌苔薄黄。治宜益肾补脾，养血疏郁。

处方：①当归9g，川芎6g，白芍9g，熟地黄24g，党参30g，黄芪30g，元胡9g，女贞子15g，旱莲草30g，香附9g。水煎服。2剂。

②熟地黄24g，干山药9g，山茱萸15g，牡丹皮9g，茯苓9g，泽泻9g，当归6g，黄芪30g，仙茅9g，仙灵脾9g，砂仁3g。水煎服。3剂。

③得生丹9g×20丸；六味地黄丸9g×30丸；逍遥丸60g×2瓶。

服法：经净后先服方②之汤药3剂，每日1剂，早晚各煎服1次；服完3剂汤药后服得生丹20丸，每次1丸，一天2次，每次配服六味地黄丸半丸，中午服逍遥丸6g；服完得生丹后，服六味地黄丸20丸，每日早晚各服1丸，中午服逍遥丸6g。待至下次月经来潮时，服方①之汤药2剂，每日1剂，早晚各煎服1次。

十六诊：1998年1月7日。

末次月经日期：1997年11月29日。这次月经37天来潮，持续5天，量中等，经色浅淡，有血块，腹痛，腰痛，经前白带多，乳房胀痛。7天来头痛，面部有烘热感。脉象细数，舌苔薄黄。为肾虚火旺，兼挟风邪之证。治宜益肾活血，清上祛风。

处方：①当归9g，川芎6g，白芍9g，熟地黄24g，党参30g，黄芪30g，元胡9g，女贞子15g，旱莲草30g，香附9g。水煎服。2剂。

②杞果30g，菊花9g，龙胆草9g，珍珠母30g，蔓荆子9g，藁本9g，白芷9g，羌活9g，清夏9g，白术9g，天麻9g，川芎9g。水煎服。3剂。

③杞菊地黄丸9g×20丸；黄连上清丸6g×10包；血府逐瘀丸60g×2瓶；防风通圣丸60g×1瓶。

服法：先服方②之汤药3剂，每日1剂，早晚各煎服1次；服完3剂汤药后，服杞菊地黄丸20丸，每次1丸，一天2次，每次配服黄连上清丸3g，中午服血府逐瘀丸6g及防风通圣丸3g；服完杞菊地黄丸后，服血府逐瘀丸1瓶，一次6g，一天2次，每次配服防风通圣丸3g。待下次月经来潮时，服方①之汤药2剂，每日1剂，早晚各煎服1次。

十七诊：1998年2月7日。

末次月经日期：1月30日。这次月经33天来潮，持续5天，量中等，经色浅红，有块不多，小腹痛，腰痛，白带不多，乳房不胀。脉象细数，苔薄白。治宜益肾活血。

处方：①当归9g，川芎6g，赤芍9g，熟地黄24g，党参30g，黄芪30g，元胡12g，女贞子15g，旱莲草30g，香附9g。水煎服。2剂。

②熟地黄24g，干山药9g，山茱萸15g，牡丹皮9g，茯苓9g，泽泻9g，当归6g，黄芪30g，仙茅9g，仙灵脾9g，砂仁3g。水煎服。3剂。

③得生丹9g×20丸；栀子清火丸60g×1瓶；六味地黄丸9g×20丸。

服法：先服方②之汤药3剂，每日1剂，早晚各煎服1次；服完3剂汤药后，服得生丹20丸，每次1丸，一天2次，每次配服栀子清火丸3g，中午服六味地黄丸1丸；服完得生丹后，服六味地黄丸10丸，每日早晚各服1丸；待至下次月经来潮时，服方①之汤药2剂，每日1剂，早晚各煎服1次。

十八诊：1998年3月11日。

末次月经日期：2月23日。这次月经25天来潮，持续6天，量中等，经色红，有块不多，经期小腹微痛，腰痛，经前白带较多，乳房微胀。脉象细数，舌苔薄黄。腹诊：腹平软，肝脾（–），未触及包块，小腹两侧轻度压痛。

辨证：肾虚兼下焦热郁。

治法：益肾活血，清热解毒通络。

处方：①当归9g，川芎6g，赤芍9g，熟地黄24g，党参30g，黄芪30g，桃仁9g，红花9g，元胡9g。水煎服。2剂。

②金银花30g，连翘9g，栀子15g，黄连2g，乳香6g，没药6g，牡蛎20g，海藻12g，炮山甲6g，路路通9g。水煎服。3剂。

③得生丹 9g×20 丸；六味地黄丸 9g×50 丸；栀子清火丸 60g×1 瓶；逍遥丸 60g×1 瓶。

服法：先服六味地黄丸 20 丸，每次 1 丸，一天 2 次；待下次月经来潮时，服方①之汤药 2 剂，每日 1 剂，早晚各煎服 1 次；经净后，服方②之汤药 3 剂，每日 1 剂，早晚各煎服 1 次；服完 3 剂汤药后，服得生丹 20 丸，每日早晚各服 1 丸，每丸配服栀子清火丸 3g，中午服六味地黄丸 1 丸；服完得生丹后，服六味地黄丸 20 丸，每日早晚各服 1 丸，中午服逍遥丸 6g。

十九诊：1998 年 5 月 19 日。

末次月经日期：3 月 28 日。现停经 53 天。腰不痛，白带较多，乳房胀，恶心，不思饮食，小腹不痛，睡眠梦多。

检查：脉象细数，舌苔薄黄。尿妊娠试验（+）。

辨证：早孕——肾虚证。

治法：益肾安胎。

处方：①红参 15g（去芦，另煎入），白术 9g，茯苓 9g，甘草 9g，寄生 9g，炒杜仲 15g，砂仁 3g，黄芩 9g，白芍 15g，陈皮 9g，竹茹 9g。水煎服。3 剂。

②六味地黄丸 9g×10 丸。

服法：先服方①之汤药 3 剂，每日 1 剂，早晚各煎服 1 次；服完 3 剂汤药后，服六味地黄丸，每早 1 丸。

随访：1999 年 1 月 15 日足月分娩一男孩，母子健康。

按：本案例患者李某，已婚 3 年多，婚后夫妇同居，男方精液检验正常，一直未孕育，诊系肾脾两虚血瘀，下焦湿热蕴结，胞络阻滞之证，予益肾补脾、养血活血、清热利湿解毒、疏通胞络为治，七诊后，中断治疗 2 年多。于 1997 年 4 月 1 日，又复前来就诊（八诊）。患者经期前后不定，经量或多或少，乃至漏下不止，盖系气血不调，冲任功能紊乱，血海蓄溢失常而致“经乱”。经予补肾气、调冲任、舒肝解郁、活血调经，或补益心脾、清热摄血等法为治，至十九诊时病愈怀孕，从时间上看，本病例患者李某的治疗，跨时 4 年多（期间中断治疗 2 年多）。因此对于不孕症的治疗要有耐心，一是医者要有耐心，二是患者也要有耐心。

病案 6

刘某，35 岁，市民，住济南市市中区凤翔路。于 2000 年 3 月 20 日诊。

病史：25 岁结婚。婚后孕 3，正产 1，孩子现 10 岁，流产 2，末次流产日期：1997 年 1 月孕 50 多天流产。现已 3 年多未再孕。

末次月经日期：3 月 13 日。月经 $13\frac{4}{26\sim30}$，量中等，经色紫暗有块，经前腹痛，平常下腹痛，腰痛，白带较多，经前乳房胀，尿意频数，尿不痛。

检查：脉象细数，舌苔薄黄。

辨证：肾虚血瘀，湿热蕴结。

治法：益肾活血，清热利湿，解毒通络。

处方：①当归 9g，川芎 9g，赤芍 9g，熟地黄 24g，桃仁 15g，红花 9g，三棱 9g，莪术 9g，吴茱萸 3g，元胡 9g。水煎服。2 剂。

②金银花 30g，连翘 9g，蒲公英 30g，地丁 15g，黄连 3g，黄柏 9g，大黄 6g，炮山甲 6g，路路通 9g。水煎服。3 剂。

③得生丹 9g×20 丸；六味地黄丸 9g×30 丸；栀子清火丸 60g×1 瓶；龙胆泻肝丸 60g×2 瓶；五福化毒丸

3g×20丸。

服法：先服方②之汤药3剂，每日1剂，早晚各煎服1次；服完3剂汤药后服得生丹20丸，每次1丸，一天2次，每丸配服栀子清火丸3g，中午服龙胆泻肝丸6g及五福化毒丸1丸；服完得生丹后，服六味地黄丸20丸，每日早晚各服1丸，中午服龙胆泻肝丸6g及五福化毒丸1丸。待至下次月经来潮时，服方①之汤药2剂，每日1剂，早晚各煎服1次。

二诊：2000年4月20日。

末次月经日期：4月11日。这次月经30天来潮，持续4天，量中等，经色正，有块不多，经前腹痛，腰痛，经前白带多，乳房胀，平时小腹隐痛，胃脘部胀，尿有热感。脉象细数，舌苔薄黄。治宜益肾理气，活血清热。

处方：①当归9g，川芎9g，赤芍9g，熟地黄24g，桃仁15g，红花9g，三棱9g，莪术9g，炮姜3g，元胡9g。水煎服。2剂。

②熟地黄24g，干山药12g，山茱萸15g，牡丹皮9g，茯苓9g，泽泻9g，当归6g，黄芪30g，蛇床子9g，菟丝子15g，五味子9g。水煎服。3剂。

③得生丹9g×20丸；六味地黄丸9g×30丸；木香顺气丸60g×2瓶；栀子清火丸60g×1瓶。

服法：先服方②之汤药3剂，每日1剂，早晚各煎服1次；服完3剂汤药后，服得生丹20丸，每次1丸，一天2次，每丸配服六味地黄丸半丸，中午服木香顺气丸6g及栀子清火丸3g；服完得生丹后，服六味地黄丸20丸，每日早晚各服1丸，中午服木香顺气丸6g及栀子清火丸3g。待至下次月经来潮时，服方①之汤药2剂，每日1剂，早晚各煎服1次。

三诊：2000年5月11日。

末次月经日期：5月10日。今天是行经期第二天。这次月经30天来潮，小腹痛，腰痛，经前白带不多，乳房胀，食欲不振，小便清利，上腹有胀感。脉象细数，舌苔薄黄。治宜益肾养血，顺气和中。

处方：①当归9g，川芎9g，赤芍9g，熟地黄24g，桃仁15g，红花9g，三棱9g，莪术9g，枳壳9g，元胡9g。水煎服。2剂。

②熟地黄24g，干山药9g，山茱萸15g，牡丹皮9g，茯苓9g，泽泻9g，当归6g，黄芪30g，仙茅9g，仙灵脾15g，砂仁3g。水煎服。3剂。

③得生丹9g×20丸；六味地黄丸9g×30丸；清胃保安丸6g×20丸。

服法：待经净后先服方②之汤药3剂，每日1剂，早晚各煎服1次；服完3剂汤药后，服得生丹20丸，每次1丸，一天2次，每丸配服六味地黄丸半丸，中午服清胃保安丸1丸；服完得生丹后，服六味地黄丸20丸，每日早晚各服1丸，中午服清胃保安丸1丸。待至下次月经来潮时，服方①之汤药2剂，每日1剂，早晚各煎服1次。

四诊：2000年6月12日。

末次月经日期：6月7日。这次月经29天来潮，持续4天，经期腹痛，经色紫暗有块，腰痛，经前白带多、色黄，外阴痒，有湿疹，经前乳房胀痛，不思饮食，倦怠乏力，耳中痒，大便有时带血。脉象细数，舌苔薄黄。治宜益肾活血理气，清利肝经湿热。

处方：①当归9g，川芎9g，赤芍9g，熟地黄24g，桃仁15g，红花9g，三棱9g，莪术9g，炮姜3g，元胡9g。水煎服。2剂。

②公丁香3g，木香9g，藿香9g，厚朴9g，党参30g，白术9g，茯苓9g，焦三仙各9g，砂仁3g。水煎服。3剂。

③得生丹9g×20丸；六味地黄丸9g×30丸；龙胆泻肝丸60g×2瓶；九气拈痛丸60g×1瓶。

服法：先服方②之汤药3剂，每日1剂，早晚各煎服1次；服完3剂汤药后，服得生丹20丸，每次1丸，一天2次，每丸配服六味地黄丸半丸，中午服龙胆泻肝丸6g及九气拈痛丸3g；服完得生丹后，服六味地黄丸20丸，每日早晚各服1丸，中午服龙胆泻肝丸6g及九气拈痛丸3g；待至下次月经来潮时，服方①之汤药2剂，每日1剂，早晚各煎服1次。

五诊：2000年7月11日。

末次月经日期：6月7日。现停经35天。这次月经29天来潮，持续3天，腰不痛，白带不多，乳房胀，睡眠多梦。脉象滑细，舌苔薄黄。尿妊娠试验（±）。

治法：益肾安胎。

处方：红参15g（去芦，另煎入），白术9g，茯苓9g，甘草9g，寄生9g，炒杜仲15g，砂仁3g，黄芩9g，白芍15g，陈皮9g，竹茹9g。水煎服。3剂。

服法：每日1剂，早晚各煎服1次。

六诊：2000年7月19日。

末次月经日期：6月7日。现停经43天。腰痛，大便带血，胃脘部胀痛。查见：腹平软，肝脾（－），胃脘部轻度压痛。治宜益肾安胎，清热利湿和中。

处方：①红参15g（去芦，另煎入），白术9g，茯苓

9g，甘草 9g，寄生 9g，炒杜仲 15g，砂仁 3g，黄芩 9g，白芍 24g，葛根 15g，黄连 3g，地榆炭 30g，木香 9g。水煎服。3 剂。

②六味地黄丸 9g×10 丸；清胃保安丸 6g×10 丸。

服法：先服方①之汤药 3 剂，每日 1 剂，早晚各煎服 1 次；服完 3 剂汤药后，服六味地黄丸 10 丸，每早 1 丸，每丸配服清胃保安丸 1 丸。

七诊：2000 年 8 月 15 日。

末次月经日期：6 月 7 日。现妊娠 70 天，阴道中有时下血点滴，白带中有时夹血，周身皮肤散在性痒疹。脉象细数，舌苔薄黄。

B 超提示：前位子宫增大，宫内显示胎囊，原始胎心搏动好，双侧附件正常。

辨证：胎漏，兼感风邪。

治法：益肾摄血安胎，兼祛风邪。

处方：①红参 15g（去芦，另煎入），白术 9g，茯苓 9g，甘草 9g，寄生 9g，炒杜仲 15g，黄芩 9g，砂仁 3g，白芍 15g，仙鹤草 30g，血余炭 9g，地榆炭 30g，荆芥 9g，防风 9g，阿胶 20g（另烊化，分 2 次入）。水煎服。3 剂。

②六味地黄丸 9g×10 丸。

服法：先服方①之汤药 3 剂，每日 1 剂，早晚各煎服 1 次；服完 3 剂汤药后，服六味地黄丸 10 丸，每早 1 丸。

八诊：2000 年 9 月 9 日。

现妊娠 3 个月零 2 天。皮肤痒疹已瘥，阴道未再见血，腰不痛，白带较多，乳房胀。脉象滑细而数，舌苔薄黄。治宜益肾安胎。

处方：①红参 15g（去芦，另煎入），白术 9g，茯苓

9g，甘草 9g，寄生 9g，炒杜仲 15g，砂仁 3g，黄芩 9g，白芍 15g，海螵蛸 15g。水煎服。3 剂。

②六味地黄丸 9g×10 丸。

服法：先服方①之汤药 3 剂，每日 1 剂，早晚各煎服 1 次；服完 3 剂汤药后，服六味地黄丸 10 丸，每早 1 丸。

九诊：2000 年 10 月 16 日。

现妊娠 4 个月零 9 天。腰痛，口干欲饮，白带不多，白带中无血迹，乳房不胀，小腹不痛，尿色黄，大便干。脉象滑细而数，舌苔薄黄。

B 超提示：宫腔内可见胎儿回声，双顶径 4.5cm，胎心搏动规律，脊柱排列规则，胎盘位于子宫底部，羊水适量。单胎妊娠。

治法：益肾安胎。

处方：①红参 15g（去芦，另煎入），白术 9g，茯苓 9g，甘草 9g，寄生 9g，炒杜仲 15g，砂仁 3g，黄芩 9g，白芍 15g，天花粉 20g，寸冬 30g，杞果 20g，陈皮 9g。水煎服。3 剂。

②六味地黄丸 9g×10 丸。

服法：先服方①之汤药 3 剂，每日 1 剂，早晚各煎服 1 次；服完 3 剂汤药后，服六味地黄丸 10 丸，每早 1 丸。

十诊：2000 年 11 月 15 日。

现妊娠 5 个月零 9 天。腰痛，白带不多，乳房不胀，小腹不痛。近几天来感冒咳嗽，咽喉作痛，口干，大便不干，有时有血迹，足部浮肿。脉象细滑而数，舌苔薄黄。为妊娠兼外感咳嗽之证。治宜益肾安胎，宣肺止咳。

处方：①紫苏 12g，桔梗 9g，桑白皮 9g，麻黄 3g，杏仁 9g，茯苓 9g，天门冬 15g，象贝母 9g，前胡 9g，甘草

9g，白术 9g，黄芩 9g。水煎服。3 剂。

②止嗽青果丸 6g×20 丸；犀羚解毒丸 6g×20 丸；六味地黄丸 9g×10 丸。

服法：先服方①之汤药 3 剂，每日 1 剂，早晚各煎服 1 次；服完 3 剂汤药后，服犀羚解毒丸 20 丸，每次 1 丸，一天 2 次，每次配服止嗽青果丸 1 丸，中午服六味地黄丸 1 丸。

十一诊：2000 年 12 月 19 日。

现妊娠 6 个月零 13 天。腰痛，下肢痛，足部浮肿，乳房胀。咳嗽已愈。脉象滑细而数，舌苔薄黄。

彩超提示：胎头回声于下腹部，胎心搏动规律，脊柱排列规则，胎盘位于子宫后壁，羊水量适中。单胎中期妊娠。

治法：益肾安胎。

处方：①红参 15g（去芦，另煎入），白术 9g，茯苓 9g，甘草 9g，寄生 9g，炒杜仲 15g，砂仁 3g，黄芩 9g，白芍 15g。水煎服。3 剂。

②六味地黄丸 9g×10 丸。

服法：先服方①之汤药 3 剂，每日 1 剂，早晚各煎服 1 次；服完 3 剂汤药后，服六味地黄丸 10 丸，每早 1 丸。

随访：患者刘某于 2001 年 3 月 16 日，足月分娩一个男孩。

按：本案例患者刘某，35 岁，末次流产时间为 1997 年 1 月，3 年多未再孕。诊系肾虚血瘀，下焦湿热蕴结，胞络阻滞之证，经予益肾活血、清热利湿解毒、疏通胞络为治，至五诊时病愈怀孕，遂予益肾安胎之剂内服。七诊时，出现胎漏，旋又摄血安胎为治。

从时间上看，本案例的治疗，跨时 9 个月，就诊 11 次而愈。

病案 7

韩某，女，28 岁，农民，章丘市绣惠镇人。于 1996 年 12 月 13 日诊。

病史：23 岁结婚，婚后夫妇同居，男方精液检验正常，未孕。

末次月经日期：1996 年 12 月 7 日。月经 $14\frac{2 \sim 4}{30 \sim 35}$，量少，经色浅淡，有块不多，经期腹痛，腰痛，经前白带不多，乳房不胀，无鼻衄。

12 月 10 日，章丘市立医院 B 超提示：子宫及附件声像图未见异常。

查见：脉象细数，舌苔薄黄。

辨证：肾虚血瘀，心脾两虚。

治法：益肾养血，补益心脾。

处方：①当归 9g，川芎 9g，白芍 9g，熟地黄 24g，党参 30g，黄芪 30g，桃仁 15g，红花 9g，香附 9g，延胡索 9g，炮姜 3g。水煎服。2 剂。

②白术 9g，党参 30g，黄芪 30g，当归 6g，茯苓 9g，远志 9g，枣仁 9g，木香 9g，桂圆肉 9g，熟地黄 15g，仙茅 9g，仙灵脾 15g，甘草 9g。水煎服。3 剂。

③得生丹 9g×20 丸；六味地黄丸 9g×30 丸。

服法：先服方②之汤药 3 剂，每日 1 剂，早晚各煎服 1 次；服完 3 剂汤药后服得生丹 20 丸，每次 1 丸，一天 2 次，每次配服六味地黄丸半丸；服完得生丹后，服六味地黄丸 20 丸，每日早晚各服 1 丸；待至下次月经来潮时，服方①之汤药 2 剂，每日 1 剂，早晚各煎服 1 次。

随访：韩某于 1997 年 10 月 14 日，足月分娩一女孩。

按：在用药上，先服方②之汤药3剂，旨在理气养血，温补胞宫。方中四君子补气益脾胃，使脾胃强健，气血自生；归芪补气生血，使阳生阴长，气固血充；熟地、二仙温肾阳，补肾精，使精血相生；远志、枣仁、桂圆肉养心安神；木香理气醒脾；甘草调和诸药。诸药合用，使气血充足，胞宫得养，精血充，冲任调，自能受孕。

病案8

林某，女，23岁，浙江省乐清市红桥镇严宅村人。于1998年12月14日诊。

病史：21岁结婚，婚后夫妇同居，男方精液检查正常，未孕。末次月经日期：11月8日。这次月经来潮，持续33天，今血止第四天。腰痛，白带多，乳房不胀。月经$17\frac{9\sim10}{20\sim57}$，经量多，经色紫黑有块，经期小腹痛。

检查：尿妊娠试验（－）。脉象细数，舌苔薄黄。

辨证：肾虚血瘀，心脾两虚。

治法：益肾消瘀，补脾摄血。

处方：①当归9g，白芍9g，熟地黄24g，黄芩9g，焦栀子9g，丹皮9g，女贞子15g，旱莲草30g，黄芪30g，党参30g，地榆炭30g。水煎服。3剂。

②人参归脾丸9g×20丸；三七粉2g×20包；龙胆泻肝丸60g×1瓶；六味地黄丸9g×50丸；妇科十味片100片×2瓶。

服法：先服方①之汤药3剂，每日1剂，早晚各煎服1次，服完3剂汤药后，服人参归脾丸20丸，每日早晚各服1丸，每丸配服三七粉2g及龙胆泻肝丸3g，中午服六味地黄丸1丸；服完人参归脾丸后，服六味地黄丸40丸，每日早晚各服 1 丸，每次配服妇科十味片 5 片。

二诊：1999 年 1 月 19 日。

末次月经日期：1998 年 12 月 29 日。这次月经 20 天来潮，量中等，经色红，有块，小腹痛，腰不痛，白带多。脉象细数，舌苔薄黄。治宜益肾养血，补益心脾。

处方：①炒白术 9g，党参 30g，黄芪 30g，当归 6g，茯苓 15g，远志 9g，熟地黄 20g，干山药 12g，山茱萸 15g，木香 6g，海螵蛸 15g，元胡 9g。水煎服。3 剂。

②六味地黄丸 9g×20 丸；人参归脾丸 9g×10 丸。

服法：先服六味地黄丸 20 丸，每日早晚各服 1 丸，中午服人参归脾丸 1 丸。待至下次月经来潮时，服方①之汤药 3 剂，每日 1 剂，早晚各煎服 1 次。

三诊：1999 年 2 月 4 日。

末次月经日期：1 月 29 日。这次月经 32 天来潮。今天是行经期第七天，经量少，色紫暗，小腹痛，腰不痛。脉象细数，舌苔薄黄。治宜益肾补脾养血。

处方：①当归 9g，白芍 9g，熟地黄 24g，黄芩 9g，焦栀子 9g，丹皮 9g，女贞子 15g，旱莲草 30g，黄芪 30g，党参 30g，元胡 30g，海螵蛸 15g。水煎服。3 剂。

②人参归脾丸 9g×20 丸；三七粉 2g×20 包；六味地黄丸 9g×40 丸。

服法：先服六味地黄丸 40 丸，每次 1 丸，一天 2 次，中午服人参归脾丸 1 丸及三七粉 2g。待至下次月经来潮时，服方①之汤药 3 剂，每日 1 剂，早晚各煎服 1 次。

四诊：1999 年 4 月 1 日。

末次月经日期：3 月 26 日。这次月经 30 天来潮。腰痛，白带不多，小腹不痛。脉象细数，舌苔薄黄。治宜益肾补脾养血。

处方：①当归 9g，白芍 9g，熟地黄 24g，黄芩 9g，焦栀子 9g，丹皮 9g，女贞子 15g，旱莲草 30g，黄芪 30g，党参 30g，元胡 30g，砂仁 3g。水煎服。3 剂。

②人参归脾丸 9g×20 丸；六味地黄丸 9g×40 丸。

服法：先服六味地黄丸 40 丸，每早晚各服 1 丸，中午服人参归脾丸 1 丸。待至下次月经来潮时，服方①之汤药 3 剂，每日 1 剂，早晚各煎服 1 次。

五诊：1999 年 9 月 24 日。

5 月 23 日孕 87 天流产。末次月经日期：9 月 21 日。这次月经 15 天来潮，今天是行经期第四天，小腹不痛，腰不痛，乳房不胀。脉象细数，舌苔薄黄。为肾脾两虚血瘀之证。治宜益肾补脾，摄血调血。

处方：①炒白术 9g，红参 20g（去芦，另煎入），黄芪 30g，当归 6g，茯苓 9g，远志 9g，丹皮 9g，地榆炭 30g，棕榈炭 30g，女贞子 15g，旱莲草 30g，焦栀子 9g。水煎服。3 剂。

②人参归脾丸 9g×20 丸；三七粉 2g×20 包；龙胆泻肝丸 60g×1 瓶；六味地黄丸 9g×50 丸；金匮肾气丸 9g×20 丸。

服法：先服方①之汤药 3 剂，每日 1 剂，早晚各煎服 1 次；服完 3 剂汤药后，服人参归脾丸 20 丸，每次 1 丸，一天 2 次，每次配服三七粉 2g 及龙胆泻肝丸 3g，中午服六味地黄丸 1 丸；服完人参归脾丸后，服六味地黄丸 40 丸，每日早晚各服 1 丸，中午服金匮肾气丸 1 丸。

六诊：1999 年 10 月 19 日。

末次月经日期：9 月 21 日。这次月经 15 天来潮，持续

4天，经净后3天又见血点滴，腰不痛，白带不多，乳房不胀。脉象细数，舌苔薄黄。为肾脾两虚血瘀之证。治宜益肾补脾摄血。

处方：①当归9g，川芎9g，白芍9g，熟地黄24g，焦栀子9g，女贞子15g，旱莲草30g，黄芪30g，党参30g，元胡30g。水煎服。3剂。

②人参归脾丸9g×20丸；六味地黄丸9g×40丸。

服法：先服六味地黄丸40丸，每早晚各服1丸，中午服人参归脾丸1丸。待至下次月经来潮时，服方①之汤药3剂，每日1剂，早晚各煎服1次。

七诊：1999年11月20日。

末次月经日期：9月21日。现停经61天。腰痛，白带较多，乳房胀，脉象滑数，舌苔薄黄。尿妊娠试验（+）。

辨证：早孕——肾脾两虚证。

治法：益肾安胎。

处方：①红参20g（去芦，另煎入），白术9g，茯苓9g，甘草9g，寄生9g，炒杜仲15g，砂仁3g，黄芩9g，白芍15g。水煎服。3剂。

②六味地黄丸9g×10丸。

服法：先服方①之汤药3剂，每日1剂，早晚各煎服1次；服完3剂汤药后，服六味地黄丸10丸，每早1丸。

八诊：1999年11月25日。

现妊娠2个月零5天。腰痛，白带一般，昨天阴道见血点滴，小腹微痛，睡眠可。脉象滑细而数，舌苔薄黄。

彩超提示：子宫前位，体积增大，肌层回声均匀，宫腔内探及一囊性暗区，约7mm×4.3mm，壁张力好，双侧附件未见异常。早孕。

辨证：早孕——肾虚证。

治法：益肾安胎。

处方：①红参20g（去芦，另煎入），白术9g，茯苓9g，甘草9g，寄生9g，炒杜仲15g，砂仁3g，黄芩9g，白芍15g，地榆炭30g，艾叶9g，阿胶20g（另烊化，分2次入）。水煎服。3剂。

②六味地黄丸9g×10丸。

服法：先服方①之汤药3剂，每日1剂，早晚各煎服1次；服完3剂汤药后，服六味地黄丸10丸，每早1丸。

九诊：1999年12月11日。

现妊娠2个月零21天。腰痛，白带较多，阴道未再见血，小腹有时隐痛，乳房微胀。脉象滑数，舌苔薄黄。治宜益肾安胎，和中止呕。

处方：①红参20g（去芦，另煎入），白术9g，茯苓9g，甘草9g，寄生9g，炒杜仲15g，砂仁3g，黄芩9g，白芍15g，陈皮9g，竹茹9g。水煎服。3剂。

②六味地黄丸9g×10丸。

服法：先服方①之汤药3剂，每日1剂，早晚各煎服1次；服完3剂汤药后，服六味地黄丸10丸，每早1丸。

十诊：2000年1月12日。

现妊娠3个月零23天。腰痛，白带较多，色黄，小腹有时作痛，乳房不胀。脉象滑数，舌苔薄黄。腹诊：宫底位于耻骨联合上四横指。

辨证：妊娠——肾虚证。

治法：益肾安胎。

处方：①红参20g（去芦，另煎入），白术9g，茯苓9g，甘草9g，寄生9g，炒杜仲15g，砂仁3g，黄芩9g，白芍 15g，芡实 9g，海螵蛸 15g。水煎服。3 剂。

②六味地黄丸 9g×10 丸。

服法：先服方①之汤药 3 剂，每日 1 剂，早晚各煎服 1 次；服完 3 剂汤药后，服六味地黄丸 10 丸，每早 1 丸。

十一诊：2000 年 2 月 11 日。

现妊娠 4 个月零 22 天。腰不痛，白带较多，外阴痒，小腹有时痛，乳房不胀，睡眠梦多，无浮肿。脉滑细数，舌苔薄黄。

辨证：妊娠——肾虚证。

治法：益肾安胎。

处方：①红参 20g（去芦，另煎入），白术 9g，茯苓 9g，甘草 9g，寄生 9g，炒杜仲 15g，砂仁 3g，黄芩 9g，白芍 15g，芡实 15g，黄柏 9g。水煎服。3 剂。

②六味地黄丸 9g×10 丸。

服法：先服方①之汤药 3 剂，每日 1 剂，早晚各煎服 1 次；服完 3 剂汤药后，服六味地黄丸 10 丸，每早 1 丸。

十二诊：2000 年 3 月 18 日。

患者爱人严某前来代述。现妊娠 6 个月，腰痛，白带多。

辨证：妊娠——肾虚证。

治法：益肾安胎。

处方：①红参 20g（去芦，另煎入），白术 9g，茯苓 9g，甘草 9g，寄生 9g，炒杜仲 15g，砂仁 3g，黄芩 9g，白芍 15g，砂仁 3g。水煎服。3 剂。

②六味地黄丸 9g×10 丸。

服法：先服方①之汤药 3 剂，每日 1 剂，早晚各煎服 1 次；服完 3 剂汤药后，服六味地黄丸 10 丸，每早 1 丸。

2001年1月9日来信云：林某于2000年7月12日足月分娩两个男孩（双胞胎），母子健康。

按：本案例患者林某，已婚3年，婚后夫妇同居，男方身体健康，精液检验正常，一直未受孕，诊系肾脾两虚血瘀，胞失煦濡之证，经予益肾补脾养血、温补胞宫为治，病愈怀孕。至五诊时云于1999年5月23日孕87天流产，又复继续前来就诊，至七诊时旋又怀孕，距离上次流产为时不足半年，遂予益肾补脾、养血安胎为治，于2000年7月12日，足月娩得两个男孩（双胞胎），母子健康，皆大欢喜。

病案9

李某，女，29岁，烟台市人，教师。于1999年1月20日诊。

病史：26岁结婚，婚后孕2，流产2。末次流产日期：1998年6月30日。曾做宫外孕手术，右侧输卵管切除，左侧输卵管通而不畅。

末次月经日期：1998年12月27日。月经16 $\frac{4}{30}$，经量少，经色浅淡，有块不多，经期腹不痛，经前白带不多，乳房胀，无鼻衄。

检查：脉象细数，舌苔薄黄。

辨证：肾虚血瘀。

治法：益肾活血化瘀，疏通胞络。

处方：①当归12g，川芎9g，赤芍9g，熟地黄24g，桃仁15g，红花9g，三棱9g，莪术9g，吴茱萸3g，延胡索12g，路路通9g，炮山甲9g。水煎服。2剂。

②橘核12g，川楝子9g，肉桂2g，厚朴9g，枳实9g，元胡9g，海藻15g，牡蛎15g，木香9g，木通9g，桃仁

20g。水煎服。3剂。

③六味地黄丸9g×20丸；龙胆泻肝丸60g×2瓶；五福化毒丸3g×20丸。

服法：待至下次月经来潮时，服方①之汤药2剂，每日1剂，早晚各煎服1次；经净后，服方②之汤药3剂，每日1剂，早晚各煎服1次；服完3剂汤药后，服龙胆泻肝丸2瓶，一次6g，一天2次，每次配服五福化毒丸1丸；服完龙胆泻肝丸后，服六味地黄丸20丸，每日早晚各服1丸。

二诊：1999年2月8日。

末次月经日期：1月24日。这次月经29天来潮，持续7天，腰不痛，白带不多，乳房胀。脉象细数，舌苔薄黄。宗原法续理。

处方：①当归12g，川芎9g，赤芍9g，熟地黄24g，桃仁15g，红花9g，三棱9g，莪术9g，吴茱萸3g，延胡索12g，路路通9g，炮山甲9g。水煎服。2剂。

②橘核12g，川楝子9g，肉桂2g，厚朴9g，枳实9g，元胡9g，海藻15g，牡蛎15g，木香9g，木通9g，桃仁20g。水煎服。3剂。

③六味地黄丸9g×60丸；龙胆泻肝丸60g×2瓶；五福化毒丸3g×20丸；人参归脾丸9g×20丸。

服法：先服六味地黄丸20丸，每次1丸，一天2次；待至下次月经来潮时，服方①之汤药2剂，每日1剂，早晚各煎服1次；等经净后，服方②之汤药3剂，每日1剂，早晚各煎服1次；服完3剂汤药后，服六味地黄丸40丸，每日早晚各服1丸，每次配服人参归脾丸半丸，中午服龙胆泻肝丸6g及五福化毒丸1丸。

三诊：1999年3月22日。

末次月经日期：3月20日。今天是行经期第三天。这次月经29天来潮，量中等，经色正，有块不多，经前白带不多，乳房微胀。脉象细数，舌苔薄黄。治宜益肾补脾，养血活血。

处方：①当归12g，川芎9g，赤芍9g，熟地黄24g，桃仁15g，红花9g，党参30g，黄芪30g，元胡9g，香附9g，炮姜3g。水煎服。2剂。

②熟地黄24g，干山药12g，山茱萸15g，丹皮9g，泽泻9g，菟丝子15g，蛇床子9g，五味子9g，砂仁3g，当归6g，黄芪30g。水煎服。3剂。

③得生丹9g×20丸；六味地黄丸9g×30丸；金匮肾气丸9g×20丸。

服法：待经净后先服方②之汤药3剂，每日1剂，早晚各煎服1次；服完3剂汤药后服得生丹20丸，每日早晚各服1丸，每丸配服六味地黄丸半丸，中午服金匮肾气丸1丸；服完得生丹后，服六味地黄丸20丸，每日早晚各服1丸，中午服金匮肾气丸1丸。待下次月经来潮时服方①之汤药2剂，每日1剂，早晚各煎服1次。

四诊：1999年4月21日。

末次月经日期：4月17日。今天是行经期第五天。这次月经29天来潮，小腹不痛，腰微痛，白带不多，乳房微胀。脉象细数，舌苔薄白。治宜益肾补脾，养血，疏通胞络。

处方：①当归12g，川芎9g，赤芍9g，熟地黄24g，桃仁15g，红花9g，三棱9g，莪术9g，吴茱萸3g，延胡索12g，路路通9g，炮山甲9g。水煎服。2剂。

②橘核12g，川楝子9g，肉桂2g，厚朴9g，枳实9g，元胡9g，海藻15g，牡蛎15g，木香9g，木通9g，桃仁

20g。水煎服。3剂。

③六味地黄丸9g×40丸；人参归脾丸9g×20丸；金匮肾气丸9g×20丸。

服法：待经净后先服方②之汤药3剂，每日1剂，早晚各煎服1次；服完3剂汤药后，服六味地黄丸40丸，每次1丸，一天2次，每丸配服人参归脾丸半丸，中午服金匮肾气丸1丸。待至下次月经来潮时，服方①之汤药2剂，每日1剂，早晚各煎服1次。

五诊：1999年5月18日。

末次月经期日期：5月15日。今天是行经期第四天，这次月经29天来潮，小腹不痛，经前白带不多，乳房不胀。脉象细数，舌苔薄黄。治宜益肾补脾，养血，清热通络。

处方：①当归12g，川芎9g，赤芍9g，熟地黄24g，桃仁15g，红花9g，三棱9g，莪术9g，吴茱萸3g，延胡索12g，路路通9g，炮山甲9g。水煎服。2剂。

②核12g，川楝子9g，肉桂2g，厚朴9g，枳实9g，元胡9g，海藻15g，牡蛎15g，木香9g，木通9g，桃仁20g。水煎服。3剂。

③得生丹9g×20丸；六味地黄丸9g×30丸；龙胆泻肝丸60g×2瓶；五福化毒丸3g×20丸。

服法：等经净后先服方②之汤药3剂，每日1剂，早晚各煎服1次；服完3剂汤药后，服得生丹20丸，每次1丸，一天2次，每丸配服六味地黄丸半丸，中午服龙胆泻肝丸6g及五福化毒丸1丸；服完得生丹后，服六味地黄丸20丸，每日早晚各服1丸，中午服龙胆泻肝丸6g及五福化毒丸1丸。待至下次月经来潮时，服方①之汤药2剂，每日1剂，早晚各煎服1次。

六诊：1999年6月14日。

末次月经日期：6月11日。今天是行经期第四天，这次月经28天来潮，小腹痛，腰不痛，经前白带不多，乳房不胀。脉象细数，舌苔薄黄。

输卵管通水提示：输卵管通而不畅。

辨证：肾虚血瘀，胞络阻滞证。

治法：益肾活血养血，疏通胞络。

处方：①当归12g，川芎9g，赤芍9g，熟地黄24g，桃仁15g，红花9g，三棱9g，莪术9g，路路通9g，炮山甲9g，炮姜3g，元胡12g。水煎服。2剂。

②橘核9g，川楝子9g，肉桂2g，厚朴9g，枳实9g，元胡9g，海藻15g，昆布9g，木香9g，木通9g，桃仁15g。水煎服。3剂。

③六味地黄丸9g×40丸；人参归脾丸9g×20丸；栀子清火丸60g×1瓶；五福化毒丸3g×20丸。

服法：等经净后先服方②之汤药3剂，每日1剂，早晚各煎服1次；服完3剂汤药后，服六味地黄丸40丸，每次1丸，每丸配服人参归脾丸半丸，中午服栀子清火丸3g及五福化毒丸1丸。待至下次月经来潮时，服方①之汤药2剂，每日1剂，早晚各煎服1次。

七诊：1999年7月15日。

末次月经日期：7月11日。今天是行经期第五天，这次月经31天来潮，量中等，经色正，有块不多，经期小腹痛，腰不痛，白带不多，乳房不胀。脉象细数，舌苔薄黄。治宜益肾活血，疏通胞络。

处方：①当归12g，川芎9g，赤芍9g，熟地黄24g，桃仁15g，红花9g，三棱9g，莪术9g，路路通9g，炮山甲

9g，炮姜3g，元胡12g。水煎服。2剂。

②橘核12g，川楝子9g，肉桂3g，厚朴9g，枳实9g，元胡9g，海藻15g，牡蛎9g，木香9g，木通9g，桃仁15g。水煎服。3剂。

③得生丹9g×20丸；六味地黄丸9g×30丸；龙胆泻肝丸60g×2瓶；五福化毒丸3g×20丸。

服法：等经净后先服方②之汤药3剂，每日1剂，早晚各煎服1次；服完3剂汤药后，服得生丹20丸，早晚各服1丸，每丸配服六味地黄丸半丸，中午服龙胆泻肝丸6g及五福化毒丸1丸；服完得生丹后，服六味地黄丸20丸，每日早晚各服1丸，中午服龙胆泻肝丸6g及五福化毒丸1丸；待至下次月经来潮时，服方①之汤药2剂，每日1剂，早晚各煎服1次。

八诊：1999年8月11日。

末次月经日期：8月8日。今天是行经期第四天。这次月经29天来潮，量中等，小腹痛，腰痛，经前白带不多，乳房不胀。脉象细数，舌苔薄黄。治宜益肾养血活血。

处方：①当归12g，川芎9g，赤芍9g，熟地黄24g，桃仁15g，红花9g，三棱9g，莪术9g，路路通9g，炮山甲9g，炮姜3g，元胡12g。水煎服。2剂。

②熟地黄24g，干山药12g，山茱萸15g，牡丹皮9g，茯苓9g，泽泻9g，当归6g，黄芪30g，仙茅9g，仙灵脾15g，砂仁3g。水煎服。3剂。

③得生丹9g×20丸；六味地黄丸9g×30丸；金匮肾气丸9g×20丸。

服法：待经净后服方②之汤药3剂，每日1剂，早晚各煎服1次；服完3剂汤药后，服得生丹20丸，每日早晚各服1丸，每丸配服六味地黄丸半丸，中午服金匮肾气丸1丸；服完得生丹后，服六味地黄丸20丸，每日早晚各服1丸，中午服金匮肾气丸1丸。待至下次月经来潮时，服方①之汤药2剂，每日1剂，早晚各煎服1次。

九诊：1999年9月13日。

末次月经日期：9月9日。今天是行经期第五天。这次月经33天来潮，量中等，经色正，有块，小腹不痛，经前白带较多，乳房不胀。脉象细数，舌苔薄黄。治宜益肾养血，清利湿热。

处方：①当归12g，川芎9g，赤芍9g，熟地黄24g，桃仁15g，红花9g，三棱9g，莪术9g，路路通9g，炮山甲9g，炮姜3g，元胡12g。水煎服。2剂。

②熟地黄24g，干山药12g，山茱萸15g，牡丹皮9g，茯苓9g，泽泻9g，当归6g，黄芪30g，仙茅9g，仙灵脾15g，砂仁3g。水煎服。3剂。

③得生丹9g×20丸；六味地黄丸9g×30丸；龙胆泻肝丸60g×2瓶；五福化毒丸3g×20丸。

服法：先服方②之汤药3剂，每日1剂，早晚各煎服1次；服完3剂汤药后，服得生丹20丸，每日早晚各服1丸，每丸配服六味地黄丸半丸，中午服龙胆泻肝丸6g及五福化毒丸1丸；服完得生丹后，服六味地黄丸20丸，每日早晚各服1丸，中午服龙胆泻肝丸6g及五福化毒丸1丸。待至下次月经来潮时，服方①之汤药2剂，每日1剂，早晚各煎服1次。

十诊：1999年10月7日。

末次月经日期：9月9日。现停经29天。腰不痛，小腹微痛，昨天阴道见血点滴。脉象细数，舌苔薄白。尿妊娠试验弱阳性。

辨证：早孕——肾虚证。

治法：益肾安胎。

处方：①红参 20g（去芦，另煎入），白术 9g，茯苓 9g，甘草 9g，寄生 9g，炒杜仲 15g，黄芩 9g，砂仁 3g，白芍 15g，血余炭 9g，地榆炭 30g。水煎服。3 剂。

②六味地黄丸 9g×10 丸；人参归脾丸 9g×10 丸。

服法：先服方①之汤药 3 剂，每日 1 剂，早晚各煎服 1 次；服完 3 剂汤药后，每日早服六味地黄丸 1 丸，晚服人参归脾丸 1 丸。

十一诊：1999 年 10 月 21 日。

末次月经日期：9 月 9 日。现妊娠 43 天，腰不痛，白带不多，白带中无血迹，小腹不痛，睡眠可。脉象滑细而数，舌苔薄白。宗上法益肾安胎续理。

处方：①红参 20g（去芦，另煎入），白术 9g，茯苓 9g，甘草 9g，寄生 9g，炒杜仲 15g，砂仁 3g，黄芩 9g，白芍 15g，陈皮 9g，竹茹 9g。水煎服。3 剂。

②六味地黄丸 9g×10 丸。

服法：先服方①之汤药 3 剂，每日 1 剂，早晚各煎服 1 次；服完 3 剂汤药后，服六味地黄丸 10 丸，每早 1 丸。

十二诊：1999 年 11 月 11 日。

现停经 63 天。白带不多，腰痛，小腹不痛，乳房不胀，睡眠可。脉象细数，舌苔薄白。

B 超提示：子宫体积明显增大，宫腔内可见妊娠囊回声，囊内可见胎块及胎心搏动。早孕。

治法：益肾安胎。

处方：①红参 20g（去芦，另煎入），白术 9g，茯苓

9g，甘草 9g，寄生 9g，炒杜仲 15g，砂仁 3g，黄芩 9g，白芍 15g。水煎服。3 剂。

②六味地黄丸 9g × 10 丸。

服法：先服方①之汤药 3 剂，每日 1 剂，早晚各煎服 1 次；服完 3 剂汤药后，服六味地黄丸 10 丸，每早 1 丸。

十三诊：1999 年 11 月 25 日。

现停经 78 天，头晕心慌，倦怠乏力。脉象细数，舌苔薄白。为肾脾两虚，气血不足之证。治宜益肾安胎，补益心脾。

处方：①红参 20g（去芦，另煎入），白术 9g，茯苓 9g，甘草 9g，寄生 9g，炒杜仲 15g，砂仁 3g，黄芩 9g，白芍 15g，陈皮 9g，竹茹 9g。水煎服。3 剂。

②六味地黄丸 9g × 10 丸；人参归脾丸 9g × 10 丸。

服法：先服方①之汤药 3 剂，每日 1 剂，早晚各煎服 1 次；服完 3 剂汤药后，每日早服六味地黄丸 1 丸，晚服人参归脾丸 1 丸。

十四诊：1999 年 12 月 25 日。

现妊娠 3 个月零 17 天。腰不痛，腿痛，白带不多，小腹不痛，乳房微胀。脉象细数，舌苔薄黄。

B 超提示：宫腔内可见胎儿回声，双顶径 3.5cm，胎心搏动规律，脊柱排列规则，羊水适量。单胎妊娠。

治法：益肾安胎。

处方：①红参 20g（去芦，另煎入），白术 9g，茯苓 9g，甘草 9g，寄生 9g，炒杜仲 15g，砂仁 3g，黄芩 9g，白芍 15g。水煎服。3 剂。

②六味地黄丸 9g × 10 丸。

服法：先服方①之汤药 3 剂，每日 1 剂，早晚各煎服 1

次；服完3剂汤药后，服六味地黄丸10丸，每早1丸。

十五诊：1999年12月29日。

现妊娠3个月零21天。腰不痛，今天阴道见血点滴，血色暗红，白带不多，乳房不胀。脉象滑细而数，舌苔薄黄。为胎漏肾虚之证。治宜摄血安胎。

处方：①红参20g（去芦，另煎入），白术9g，茯苓9g，甘草9g，寄生9g，炒杜仲15g，黄芩9g，艾叶9g，白芍15g，地榆炭30g，海螵蛸15g，阿胶20g（另烊化，分2次入）。水煎服。3剂。

②六味地黄丸9g×10丸。

服法：先服方①之汤药3剂，每日1剂，早晚各煎服1次；服完3剂汤药后，服六味地黄丸10丸，每早1丸。

十六诊：2000年1月26日。

现妊娠4个月零17天。腰不痛，阴道无血迹，白带不多，小腹不痛。脉象细数，舌苔薄黄。腹诊：符合4个多月妊娠。治宜益肾安胎。

处方：①红参20g（去芦，另煎入），白术9g，茯苓9g，甘草9g，寄生9g，炒杜仲15g，砂仁3g，黄芩9g，白芍15g。水煎服。3剂。

②六味地黄丸9g×10丸。

服法：先服方①之汤药3剂，每日1剂，早晚各煎服1次；服完3剂汤药后，服六味地黄丸10丸，每早1丸。

十七诊：2000年2月28日。

现妊娠5个月零18天。腰痛，白带不多，无血迹，小腹不痛，乳房不胀，无浮肿。脉象滑细而数，舌苔薄黄。治宜益肾安胎。

处方：①红参20g（去芦，另煎入），白术9g，茯苓

9g，甘草 9g，寄生 9g，炒杜仲 15g，砂仁 3g，黄芩 9g，白芍 15g。水煎服。3 剂。

②六味地黄丸 9g × 10 丸。

服法：先服方①之汤药 3 剂，每日 1 剂，早晚各煎服 1 次；服完 3 剂汤药后，服六味地黄丸 10 丸，每早 1 丸。

十八诊：2000 年 3 月 29 日。

现妊娠 6 个月零 20 天。腰不痛，白带一般，小腹不痛，乳房微胀。脉象滑细而数，舌苔薄黄。

彩超提示：胎头回声于下腹部，双顶径 68.5mm，脊柱排列规则，胎心搏动规律，胎盘位于前壁，羊水适量。单胎头位中期妊娠。

停药观察，注意孕期各项保健事宜。

随访：2000 年 6 月 7 日，患者李某足月分娩一女婴，母女健康。

按：本案例患者李某，29 岁，26 岁结婚，婚后孕 2 次，曾因宫外孕手术右侧输卵管切除，左侧输卵管通而不畅，诊系肾脾两虚、胞络瘀阻之证，经予益肾补脾、养血活血、疏通胞络为治，十诊时病愈怀孕，孕后予益肾养血安胎之剂内服，以使胎安而发育良好。

综观治疗全过程，跨时 1 年又 2 个月，就诊 18 次而病愈。在治疗用药方面，有 6 次经后服用行气活血、软坚散结通络之橘核汤，该方系根据宋·严用和《济生方》之橘核丸化裁而来。方中橘核、木香入厥阴气分而行气；桃仁、元胡入厥阴血分而活血；川楝子、木通导小肠膀胱之热由小便下行所以祛湿；官桂能温肾补命门所以祛寒；厚朴、枳实并能行结水而破宿血；昆布、海藻润下而软坚散结。诸药配合成方，共奏行气活血、软坚散结通络之效。

病案 10

夏某，女，27 岁，周村区长行街市民。于 1997 年 8 月 8 日诊。

病史：21 岁结婚，婚后孕 2，流产 2，末次流产日期：1994 年 2 月。

末次月经日期：8 月 4 日。今天是行经期第四天。月经 $14\frac{5}{25\sim27}$，量中等，经色紫暗，有条块，经期不腹痛，腰痛，经前白带较多，乳房不胀，经前无鼻衄，平常小腹两侧痛。

检查：脉象细数，舌苔薄黄。

辨证：肾虚血瘀。

治法：益肾活血。

处方：①当归 12g，川芎 9g，赤芍 9g，熟地黄 15g，桃仁 15g，红花 9g，三棱 9g，莪术 9g，吴茱萸 6g，延胡索 12g，路路通 9g，炮山甲 6g。水煎服。2 剂。

②金银花 30g，连翘 9g，栀子 15g，黄连 3g，乳香 6g，没药 6g，牡蛎 9g，海藻 15g，炮山甲 6g，路路通 12g。水煎服。3 剂。

③得生丹 9g×20 丸；栀子清火丸 60g×1 瓶；六味地黄丸 9g×30 丸。

服法：待经净后先服方②之汤药 3 剂，每日 1 剂，早晚各煎服 1 次；服完 3 剂汤药后服得生丹 20 丸，每次 1 丸，一天 2 次，每次配服栀子清火丸 3g，中午服六味地黄丸 1 丸；服完得生丹后，服六味地黄丸 20 丸，每日早晚各服 1 丸。待至下次月经来潮时，服方①之汤药 2 剂，每日 1 剂，早晚各煎服 1 次。

二诊：1997年9月13日。

末次月经日期：9月9日。今天是行经期第五天。这次月经36天来潮，量不多，经色正，少块，小腹痛，腰不痛，经前白带不多，乳房胀痛。脉象细数，舌苔薄黄。治宜益肾活血。

处方：①当归12g，川芎9g，赤芍9g，熟地黄15g，桃仁15g，红花9g，三棱9g，莪术9g，吴茱萸3g，延胡索12g，路路通9g，炮山甲6g。水煎服。2剂。

②熟地黄24g，干山药9g，山茱萸9g，牡丹皮9g，茯苓9g，泽泻9g，仙灵脾15g，仙茅9g，砂仁3g，当归9g，黄芪30g。水煎服。3剂。

③得生丹9g×20丸；六味地黄丸9g×30丸；逍遥丸60g×2瓶。

服法：待经净后先服方②之汤药3剂，每日1剂，早晚各煎服1次；服完3剂汤药后，服得生丹20丸，每次1丸，一天2次，每次配服六味地黄丸半丸，中午服逍遥丸6g；服完得生丹后，服六味地黄丸20丸，每日早晚各服1丸，中午服逍遥丸6g。待至下次月经来潮时，服方①之汤药2剂，每日1剂，早晚各煎服1次。

三诊：1997年10月6日。

末次月经日期：10月4日。今天是行经期第三天。这次月经26天来潮，量中等，经色紫暗，有块不多，小腹不痛，腰不痛，经前白带不多，乳房不胀。脉象细数，舌苔薄黄。治宜益肾养血活血。

处方：①当归9g，川芎9g，赤芍9g，熟地黄15g，桃仁15g，红花9g，三棱9g，莪术9g，吴茱萸3g，延胡索9g。水煎服。2剂。

②熟地黄24g，干山药9g，山茱萸9g，牡丹皮9g，茯苓9g，泽泻9g，仙灵脾15g，仙茅9g，砂仁3g，当归9g，黄芪30g。水煎服。3剂。

③得生丹9g×20丸；栀子清火丸60g×1瓶；六味地黄丸9g×30丸。

服法：待经净后先服方②之汤药3剂，每日1剂，早晚各煎服1次；服完3剂汤药后服得生丹20丸，每次1丸，一天2次，每次配服栀子清火丸3g，中午服六味地黄丸1丸；服完得生丹后，服六味地黄丸20丸，每日早晚各服1丸。待至下次月经来潮时，服方①之汤药2剂，每日1剂，早晚各煎服1次。

四诊：1997年11月4日。

末次月经日期：10月31日。今天是行经期第五天。这次月经27天来潮，量中等，经色正，有块不多，小腹不痛不坠，腰不痛，经前白带不多，乳房不胀痛，无鼻衄。脉象细数，舌苔薄黄。

B超、输卵管造影提示：子宫大小形态正常，实质回声均质，左侧输卵管通而不畅。

辨证：肾虚血瘀，胞络阻滞。

治法：益肾活血化瘀，疏通胞络。

处方：①当归12g，川芎9g，赤芍9g，熟地黄24g，桃仁15g，红花9g，三棱9g，莪术9g，吴茱萸3g，路路通9g，炮山甲6g。水煎服。2剂。

②橘核9g，川楝子9g，肉桂3g，厚朴12g，枳实12g，元胡12g，海藻12g，牡蛎15g，木香9g，木通9g，桃仁15g。水煎服。5剂。

③得生丹9g×20丸；栀子清火丸60g×1瓶；六味地黄

丸 9g×30 丸。

服法：待经净后先服方②之汤药 5 剂，每日 1 剂，早晚各煎服 1 次；服完 5 剂汤药后服得生丹 20 丸，每次 1 丸，一天 2 次，每次配服栀子清火丸 3g，中午服六味地黄丸 1 丸；服完得生丹后，服六味地黄丸 20 丸，每日早晚各服 1 丸。待至下次月经来潮时，服方①之汤药 2 剂，每日 1 剂，早晚各煎服 1 次。

五诊：1997 年 11 月 28 日。

末次月经日期：11 月 25 日。今天是行经期第四天。这次月经 25 天来潮，量少，经色正，有块不多，小腹不痛，腰不痛，经前白带不多，乳房微胀。脉象细数，舌苔薄黄。治宜益肾活血化瘀，疏通胞络。

处方：①当归 9g，川芎 9g，赤芍 9g，熟地黄 24g，桃仁 15g，红花 9g，三棱 9g，莪术 9g，炮姜 3g，路路通 9g，炮山甲 6g，延胡索 12g。水煎服。2 剂。

②橘核 12g，川楝子 9g，肉桂 3g，厚朴 9g，枳实 9g，元胡 9g，海藻 15g，牡蛎 9g，木香 9g，木通 9g，桃仁 15g。水煎服。3 剂。

③得生丹 9g×20 丸；栀子清火丸 60g×1 瓶；六味地黄丸 9g×30 丸；五福化毒丸 3g×20 丸。

服法：待经净后先服方②之汤药 3 剂，每日 1 剂，早晚各煎服 1 次；服完 3 剂汤药后服得生丹 20 丸，每次 1 丸，一天 2 次，每次配服栀子清火丸 3g，中午服六味地黄丸 1 丸及五福化毒丸 1 丸；服完得生丹后，服六味地黄丸 20 丸，每日早晚各服 1 丸，中午服五福化毒丸 1 丸。待下次月经来潮时服方①之汤药 2 剂，每日 1 剂，早晚各煎服 1 次。

六诊：1997 年 12 月 25 日。

末次月经日期：11月25日。现停经31天。这次月经25天来潮，持续5天，量少，血色浅淡，腰不痛，腹不痛，白带不多，乳房微胀，睡眠梦多。脉象细数，舌苔薄黄。尿妊娠试验（+）。

辨证：早孕——肾虚证。

治法：益肾安胎。

处方：①红参15g（去芦，另煎入），白术9g，茯苓9g，甘草9g，寄生9g，炒杜仲15g，砂仁3g，黄芩9g，白芍15g。水煎服。3剂。

②六味地黄丸9g×10丸。

服法：先服方①之汤药3剂，每日1剂，早晚各煎服1次；服完3剂汤药后，服六味地黄丸10丸，每早1丸。

七诊：1998年1月23日。

现妊娠60天。腰有时痛，白带不多，乳房不胀，小腹有时痛，睡眠可。脉细滑数，舌苔薄黄。治宜益肾安胎。

处方：①红参15g（去芦，另煎入），白术9g，茯苓9g，甘草9g，寄生9g，炒杜仲15g，砂仁3g，黄芩9g，白芍15g。水煎服。3剂。

②六味地黄丸9g×10丸。

服法：先服方①之汤药3剂，每日1剂，早晚各煎服1次；服完3剂汤药后，服六味地黄丸10丸，每早1丸。

八诊：1998年2月23日。

现妊娠91天。腰不痛，白带不多，乳房不胀，小腹有时痛。脉滑细数，舌苔薄黄。腹诊：宫底位于耻骨联合上三横指，符合3个月妊娠。治宜益肾安胎。

处方：①红参15g（去芦，另煎入），白术9g，茯苓9g，甘草9g，寄生9g，炒杜仲15g，砂仁3g，黄芩9g，白芍 15g。水煎服。3 剂。

②六味地黄丸 9g×10 丸。

服法：先服方①之汤药 3 剂，每日 1 剂，早晚各煎服 1 次；服完 3 剂汤药后，服六味地黄丸 10 丸，每早 1 丸。

九诊：1998 年 3 月 31 日。

现妊娠 4 个月零 6 天。腰不痛，白带一般，乳房不胀，小腹有时坠痛。脉象滑细而数，舌苔薄白。查见：宫底位于耻骨联合上五横指，符合 4 个月妊娠。治宜益肾安胎。

处方：①红参 15g（去芦，另煎入），白术 9g，茯苓 9g，甘草 9g，寄生 9g，炒杜仲 15g，砂仁 3g，黄芩 9g，白芍 15g。水煎服。3 剂。

②六味地黄丸 9g×10 丸。

服法：先服方①之汤药 3 剂，每日 1 剂，早晚各煎服 1 次；服完 3 剂汤药后，服六味地黄丸 10 丸，每早 1 丸。

随访：1998 年 9 月 8 日，夏某足月分娩一男孩。

按：本案例患者夏某，27 岁，婚后孕 2，流产 2，3 年多未再孕，诊系肾脾两虚、血瘀、冲任失调之证，经予益肾补脾，养血活血，调补冲任为治，就诊五次而病愈怀孕，孕后予以养胎保胎，调补冲任。从促孕到保胎跨时 1 年多，就诊 9 次。

病案 11

路某，女，34 岁，农民，临淄区南坞村人。于 1998 年 5 月 5 日诊。

病史：24 岁结婚，婚后孕 1，正产 1，孩子现已 10 岁，未再孕。

末次月经日期：5 月 4 日。今天是行经期第二天。月经

$14\frac{3}{10}$，量少，经色紫暗，有条块，经前腹痛，腰痛，平时小腹痛，白带多，乳房胀，无鼻衄。

查见：脉象细数，舌苔薄黄。

辨证：肾虚血瘀，湿热蕴结，胞络阻滞。

治法：益肾，活血化瘀，疏通胞络。

处方：①当归 12g，川芎 9g，赤芍 9g，熟地黄 24g，桃仁 15g，红花 9g，三棱 9g，莪术 9g，炮姜 3g，延胡索 9g，路路通 9g，炮山甲 6g。水煎服。2 剂。

②金银花 30g，连翘 9g，栀子 15g，黄连 2g，乳香 6g，没药 6g，牡蛎 20g，海藻 12g，炮山甲 6g，路路通 12g。水煎服。3 剂。

③得生丹 9g×20 丸；栀子清火丸 60g×1 瓶；六味地黄丸 9g×30 丸；逍遥丸 60g×2 瓶。

服法：先服方①之汤药 2 剂，每日 1 剂，早晚各煎服 1 次；待经净后，服方②之汤药 3 剂，每日 1 剂，早晚各煎服 1 次；服完 3 剂汤药后服得生丹 20 丸，每次 1 丸，一天 2 次，每次配服六味地黄丸半丸，中午服逍遥丸 6g 及栀子清火丸 3g；服完得生丹后，服六味地黄丸 20 丸，每日早晚各服 1 丸，中午服逍遥丸 6g 及栀子清火丸 3g。

随访：1999 年 2 月 16 日，患者路某足月娩得一对女孩（双胞胎），母女健康。

按：本案例患者路某，34 岁，婚后孕 1，产 1，之后一直未再孕。经系统检查，未见明显异常。丈夫精液检查正常。诊系肾虚血瘀，湿热蕴结下焦，胞络阻滞之证，经予益肾活血、疏通胞络为治，遂孕，可见“病愈自能摄精成孕”。

病案 12

李某，女，28 岁，工人，章丘市明水镇人。于 1995 年 4 月 4 日诊。

病史：25 岁结婚，婚后孕 3，流产 3。1994 年 7 月孕 60 天 B 超检查为死胎而流产。

末次月经日期：3 月 25 日。月经 14 $\frac{7}{30}$，量中等，经色紫暗，有块，经期腹不痛，腰不痛，经前白带不多，乳房微胀。

检查：脉象细数，舌苔薄黄。

辨证：肾脾两虚，血瘀，冲任失调。

治法：益肾补脾，养血活血，调补冲任。

处方：①当归 12g，川芎 9g，赤芍 9g，熟地黄 24g，桃仁 15g，红花 9g，三棱 9g，莪术 9g，党参 30g，元胡 9g，炮姜 3g。水煎服。2 剂。

②六味地黄丸 9g × 30 丸；金匮肾气丸 9g × 30 丸；人参归脾丸 9g × 30 丸。

服法：先服六味地黄丸 30 丸，每日早晚各服 1 丸，中午服人参归脾丸 1 丸；服完六味地黄丸后，服金匮肾气丸 30 丸，每日早晚各服 1 丸，中午服人参归脾丸 1 丸。待至下次月经来潮时，服方①之汤药 2 剂，每日 1 剂，早晚各煎服 1 次。

二诊：1995 年 5 月 19 日。

末次月经日期：4 月 24 日。这次月经持续 7 天，量中等，经色正，少块，经前腹痛，腰不痛，白带不多。脉沉细数，舌苔薄黄。宗原法续理。

处方：①当归 12g，川芎 9g，赤芍 9g，熟地黄 24g，桃

仁 15g，红花 9g，三棱 9g，莪术 9g，党参 30g，元胡 9g，炮姜 3g。水煎服。2 剂。

②六味地黄丸 9g×30 丸；金匮肾气丸 9g×30 丸；人参归脾丸 9g×30 丸。

服法：先服六味地黄丸 30 丸，每日早晚各服 1 丸，中午服人参归脾丸 1 丸；服完六味地黄丸后，服金匮肾气丸 30 丸，每日早晚各服 1 丸，中午服人参归脾丸 1 丸。待至下次月经来潮时，服方①之汤药 2 剂，每日 1 剂，早晚各煎服 1 次。

三诊：1995 年 6 月 28 日。

末次月经日期：6 月 19 日。这次月经 31 天来潮，持续 7 天，量中等，经色正，有块不多，小腹痛，腰痛，白带不多，乳房胀。脉象细数，舌苔薄黄。治宜益肾补脾，养血活血。

处方：①熟地黄 24g，干山药 9g，山茱萸 15g，丹皮 9g，茯苓 9g，泽泻 9g，仙灵脾 15g，巴戟天 9g，砂仁 3g，当归 9g，黄芪 30g。水煎服。3 剂。

②当归 12g，川芎 9g，赤芍 9g，熟地黄 24g，桃仁 15g，红花 9g，三棱 9g，莪术 9g，党参 30g，元胡 9g，炮姜 3g。水煎服。2 剂。

③六味地黄丸 9g×20 丸；得生丹 9g×20 丸；人参归脾丸 9g×20 丸。

服法：先服方①之汤药 3 剂，每日 1 剂，早晚各煎服 1 次；服完 3 剂汤药后，服得生丹 20 丸，每日早晚各服 1 丸，中午服人参归脾丸 1 丸；服完得生丹后，服六味地黄丸 20 丸，每日早晚各服 1 丸，中午服人参归脾丸 1 丸。待至下次月经来潮时，服方②之汤药 2 剂，每日 1 剂，早晚各煎服

1次。

四诊：1995年7月26日。

末次月经日期：7月17日。这次月经29天来潮，持续7天，量中等，经色正，有块，小腹不痛。脉象细数，舌苔薄黄。治宜益肾养血活血。

处方：①熟地黄24g，干山药12g，山茱萸15g，丹皮9g，茯苓9g，泽泻9g，仙灵脾15g，巴戟天9g，砂仁2g，当归6g，黄芪30g。水煎服。3剂。

②当归12g，川芎9g，赤芍9g，熟地黄24g，桃仁15g，红花9g，三棱9g，莪术9g，党参30g，元胡9g，炮姜3g。水煎服。2剂。

③得生丹9g×20丸；六味地黄丸9g×30丸。

服法：先服方①之汤药3剂，每日1剂，早晚各煎服1次；服完3剂汤药后，服得生丹20丸，每日早晚各服1丸，中午服六味地黄丸1丸；服完得生丹后，服六味地黄丸20丸，每日早晚各服1丸。待至下次月经来潮时，服方②之汤药2剂，每日1剂，早晚各煎服1次。

五诊：1995年9月19日。

末次月经日期：9月11日。这次月经28天来潮，持续6天，经色紫暗，有块，小腹不痛，腰不痛，白带不多，乳房不胀，小腹两侧不痛，有时心慌。脉象细数，舌苔薄黄。治宜益肾养血活血。

处方：①熟地黄24g，干山药9g，山茱萸15g，牡丹皮9g，茯苓15g，泽泻9g，仙灵脾15g，砂仁2g，当归6g，黄芪30g。水煎服。3剂。

②当归12g，川芎9g，赤芍9g，熟地黄24g，桃仁15g，红花9g，三棱9g，莪术9g，党参30g，元胡9g，炮姜3g。

水煎服。2剂。

③女金丹9g×20丸；六味地黄9g×20丸。

服法：先服方①之汤药3剂，每日1剂，早晚各煎服1次；服完3剂汤药后，服女金丹20丸，每日早晚各服1丸，中午服六味地黄丸1丸；服完女金丹后，服六味地黄丸10丸，每日早晚各服1丸。待至下次月经来潮时，服方②之汤药2剂，每日1剂，早晚各煎服1次。

六诊：1995年10月27日。

末次月经日期：10月8日。这次月经28天来潮，持续7天，量中等，经色紫暗，有块，经期腹不痛，腰不痛，经前白带不多，乳房不胀，有时心慌。脉象细数，舌苔薄黄。治宜益肾活血，清热通络。

处方：①金银花30g，连翘9g，栀子15g，黄连3g，乳香6g，没药6g，海藻12g，昆布12g，夏枯草12g，炮山甲9g，路路通12g。水煎服。3剂。

②当归12g，川芎9g，赤芍9g，熟地黄24g，桃仁15g，红花9g，三棱9g，莪术9g，党参30g，元胡9g，炮姜3g。水煎服。2剂。

③得生丹9g×20丸；六味地黄丸9g×20丸；人参归脾丸9g×30丸。

服法：先服人参归脾丸10丸，每次1丸，一天2次；服完10丸人参归脾丸后，待下次月经来潮时，服方②之汤药2剂，每日1剂，早晚各煎服1次；待经净后，服方①之汤药3剂，每日1剂，早晚各煎服1次；服完3剂汤药后服得生丹20丸，每日早晚各服1丸，中午服人参归脾丸1丸；服完得生丹后，服六味地黄丸20丸，每日早晚各服1丸，中午服人参归脾丸1丸。

七诊：1995 年 12 月 8 日。

末次月经日期：11 月 5 日。现停经 34 天。腰不痛，白带不多，色白，恶心，倦怠乏力，有时心慌。舌质红，舌苔白，脉象细数。尿妊娠试验（+）。

辨证：早孕——肾虚证。

治法：益肾安胎。

处方：①红参 15g（去芦，另煎入），白术 9g，茯苓 9g，甘草 9g，寄生 9g，炒杜仲 15g，砂仁 3g，黄芩 9g，白芍 15g，陈皮 9g，竹茹 9g。水煎服。3 剂。

②六味地黄丸 9g×10 丸。

服法：先服方①之汤药 3 剂，每日 1 剂，早晚各煎服 1 次；服完 3 剂汤药后，服六味地黄丸 10 丸，每早 1 丸。

八诊：1995 年 12 月 21 日。

现妊娠 47 天。腰不痛，小腹有时痛，今早阴道见血点滴，血色暗红。脉象细数，舌苔薄黄。

B 超提示：子宫体积增大，宫腔内可见妊娠囊，囊内可见胎芽，原始心管搏动显示不清。早孕（1 周后复查）。

辨证：早孕胎漏。

治法：益肾安胎。

处方：①红参 15g（去芦，另煎入），白术 9g，茯苓 9g，甘草 9g，寄生 9g，炒杜仲 15g，砂仁 3g，黄芩 9g，白芍 15g，地榆炭 30g，棕榈炭 30g。水煎服。3 剂。

②六味地黄丸 9g×10 丸。

服法：先服方①之汤药 3 剂，每日 1 剂，早晚各煎服 1 次；服完 3 剂汤药后，服六味地黄丸 10 丸，每早 1 丸。

九诊：1996 年 1 月 9 日。

现妊娠 66 天。腰痛，白带不多，乳房胀，药后阴道未再见血，但见血水，色浅淡。脉象细数，舌苔薄黄。

B超提示：子宫体积增大，宫腔内可见妊娠囊回声，囊内可见胎块及胎心搏动。早孕。

治法：益肾摄血安胎。

处方：①红参15g（去芦，另煎入），白术9g，茯苓9g，甘草9g，寄生9g，炒杜仲15g，砂仁3g，黄芩9g，白芍15g，海螵蛸20g，棕榈炭30g，阿胶20g（另烊，分2次入）。水煎服。3剂。

②六味地黄丸9g×10丸。

服法：先服方①之汤药3剂，每日1剂，早晚各煎服1次；服完3剂汤药后，服六味地黄丸10丸，每早1丸。

十诊：1996年2月6日。

现妊娠3个月零3天。今天阴道有时见血，腰不痛，白带不多，乳房胀，小腹有时痛，食纳可。脉滑细数，舌苔薄白。

B超提示：宫腔内可见胎儿回声，双顶径2.5cm，胎心搏动规律，羊水适量。单胎妊娠。

辨证：胎漏——肾脾两虚证。

治法：益肾补脾摄血。

处方：①红参15g（去芦，另煎入），白术9g，茯苓9g，甘草9g，寄生9g，炒杜仲15g，砂仁3g，黄芩9g，白芍15g，海螵蛸20g，棕榈炭30g，阿胶20g（另烊，分2次入）。水煎服。3剂。

②六味地黄丸9g×10丸；人参归脾丸9g×10丸。

服法：先服方①之汤药3剂，每日1剂，早晚各煎服1次；服完3剂汤药后，每早服六味地黄丸1丸，每晚服人参归脾丸1丸。

十一诊：1996年3月8日。

现妊娠4个月零5天。腰痛，白带不多，乳房胀，小腹不痛，无浮肿，睡眠梦多。查见：宫底位于脐下一横指，多普勒示胎心好。脉象细数，舌苔薄黄。治宜益肾安胎。

处方：①红参20g（去芦，另煎入），白术12g，茯苓9g，甘草9g，寄生9g，炒杜仲15g，砂仁3g，黄芩9g，白芍15g。水煎服。3剂。

②六味地黄丸9g×10丸。

服法：先服方①之汤药3剂，每日1剂，早晚各煎服1次；服完3剂汤药后，服六味地黄丸10丸，每早1丸。

十二诊：1996年4月5日。

现妊娠5个月。腰痛，白带不多，乳房有时胀，无浮肿。脉象细数，舌苔薄黄。

B超提示：宫腔内可见胎儿回声，双顶径5.5cm，胎心搏动规律，脊柱排列规则，胎盘位于子宫前壁，羊水适量。单胎妊娠。

辨证：妊娠——肾虚证。

治法：益肾安胎。

处方：①红参15g（去芦，另煎入），白术9g，茯苓9g，甘草9g，寄生9g，炒杜仲15g，砂仁3g，黄芩9g，白芍15g，海螵蛸15g，棕榈炭30g。水煎服。3剂。

②六味地黄丸9g×10丸。

服法：先服方①之汤药3剂，每日1剂，早晚各煎服1次；服完3剂汤药后，服六味地黄丸10丸，每早1丸。

十三诊：1996年5月7日。

现妊娠6个月零2天。腰不痛，白带多，小腹有时隐痛。脉象细数，舌苔薄黄。腹诊：宫底位脐下一横指。多普勒示胎心好。

辨证：妊娠——肾虚证。

治法：益肾安胎。

处方：①红参20g（去芦，另煎入），白术12g，茯苓9g，甘草9g，寄生9g，炒杜仲15g，砂仁3g，黄芩9g，白芍15g。水煎服。3剂。

②六味地黄丸9g×10丸。

服法：先服方①之汤药3剂，每日1剂，早晚各煎服1次；服完3剂汤药后，服六味地黄丸10丸，每早1丸。

随访：患者李某于1996年8月15日足月分娩一男孩。

按：本案例患婚后孕3，流产3，诊系肾脾两虚血瘀、冲任失调之证，经予益肾养血活血、补益心脾为治，就诊13次，跨时1年多，病愈后怀孕，孕后仍予保胎治疗，从而足月分娩。

病案13

李某，26岁，工人，临淄区皇城镇人。于1995年4月10日诊。

病史：24岁结婚，婚后夫妇同居，男方精液检查正常，一直未孕育。

末次月经日期：4月6日。月经16 $\frac{3}{22\sim28}$，量中等，经色紫暗，有块不多，经期腹痛，腰痛，经前白带多，乳房无胀痛，小腹两侧痛，外阴不痒。

检查：脉象细数，舌苔薄黄。

辨证：肾虚血瘀，湿热蕴结，胞络阻滞。

治法：益肾活血，清热利湿解毒，疏通胞络。

处方：①金银花30g，连翘9g，蒲公英30g，地丁15g，黄连3g，黄柏9g，大黄6g，炮山甲9g，路路通9g。水煎服。3剂。

②当归9g，川芎9g，赤芍9g，熟地黄24g，桃仁15g，红花9g，三棱9g，莪术9g，吴茱萸3g，元胡9g，炮山甲6g，路路通9g。水煎服。2剂。

③女金丹9g×20丸；六味地黄丸9g×30丸。

服法：先服方①之汤药3剂，每日1剂，早晚各煎服1次；服完3剂汤药后，服女金丹20丸，每日早晚各服1丸，中午服六味地黄丸1丸；服完女金丹后，服六味地黄丸20丸，每日早晚各服1丸。待至下次月经来潮时，服方②之汤药2剂，每日1剂，早晚各煎服1次。

二诊：1995年6月1日。

末次月经日期：5月31日。今天是行经期第二天。这次月经28天来潮，量少，经色紫暗，有块不多，小腹不痛，腰痛，经前乳房无胀痛，无鼻衄。脉象细数，舌苔薄白。治宜益肾养血活血。

处方：①当归9g，川芎9g，赤芍9g，熟地黄24g，桃仁15g，红花9g，三棱9g，莪术9g，元胡12g，吴茱萸3g。水煎服。2剂。

②熟地黄30g，干山药15g，山茱萸15g，牡丹皮9g，茯苓9g，泽泻9g，当归6g，黄芪30g，蛇床子9g，菟丝子15g，五味子9g。水煎服。3剂。

③得生丹9g×20丸；六味地黄丸9g×30丸。

服法：待经净后先服方②之汤药3剂，每日1剂，早晚各煎服1次；服完3剂汤药后，服得生丹20丸，每次1丸，一天2次，每次配服六味地黄丸半丸；服完得生丹后，服六味地黄丸20丸，每日早晚各服1丸。待至下次月经来潮时，服方①之汤药2剂，每日1剂，早晚各煎服1次。

三诊：1995年7月1日。

末次月经日期：5月31日。这次月经28天来潮，持续3天，腰不痛，白带不多，乳房胀。脉象细数，舌苔薄白。尿妊娠试验（-）。

辨证：早孕观察——肾虚证。

治法：益肾养血。

处方：①熟地黄24g，干山药12g，山茱萸15g，牡丹皮9g，茯苓9g，泽泻9g，当归6g，黄芪30g，巴戟天9g，仙灵脾15g，砂仁3g。水煎服。3剂。

②六味地黄丸9g×20丸。

服法：先服方①之汤药3剂，每日1剂，早晚各煎服1次；服完3剂药后，服六味地黄丸20丸，每日早晚各服1丸。

四诊：1995年7月27日。

末次月经日期：5月31日。现停经58天。腰不痛，白带不多，乳房不胀。脉滑细数，舌苔薄黄。尿妊娠试验（+）。

辨证：早孕——肾虚证。

治法：益肾安胎。

处方：①红参15g（去芦，另煎入），白术9g，茯苓9g，甘草9g，寄生9g，炒杜仲9g，砂仁2g，黄芩9g，白芍15g。水煎服。3剂。

②六味地黄丸9g×10丸。

服法：先服方①之汤药3剂，每日1剂，早晚各煎服1次；服完3剂汤药后，服六味地黄丸10丸，每早1丸。

随访：1996年2月28日，患者李某，足月分娩一男孩。

按：患者已婚2年多，婚后夫妇同居，男方精液检查正常，一直未孕育，诊系肾虚血瘀，湿热蕴结，胞络阻滞之证，经予益肾养血活血、清热利湿解毒、疏通胞络为治，就诊4次，跨时4个月，病愈后怀孕。

病案14

任某，29岁，工人，张店区南定镇人。于1995年3月10日诊。

病史：25岁结婚，婚后孕1，流产。1991年11月孕2个月因阴道流血半月住院治疗，B超检查为葡萄胎，行刮宫治疗，至今已3年多未孕。

末次月经日期：2月22日。月经14 $\frac{6}{30 \sim 45}$，量中等，经色暗红，无块，经期腹痛，腰痛，白带多，经前乳房胀痛，无鼻衄，小腹两侧痛，二便调。某医院输卵管通水试验提示：输卵管通畅。

检查：脉象细数，舌苔薄黄。

辨证：肾虚血瘀，湿热蕴结，胞络阻滞。

治法：益肾养血活血，清热利湿解毒，疏通胞络。

处方：①金银花30g，连翘12g，栀子12g，黄连3g，乳香6g，没药6g，海藻12g，昆布12g，夏枯草12g，炮山甲9g，路路通12g。水煎服。3剂。

②当归12g，川芎9g，赤芍9g，熟地黄24g，桃仁15g，红花9g，三棱9g，莪术9g，元胡9g，吴茱萸3g。水煎服。2剂。

③得生丹9g×20丸；六味地黄丸9g×20丸；逍遥丸60g×2瓶。

服法：先服方①之汤药3剂，每日1剂，早晚各煎服1

次；服完3剂药后，服得生丹20丸，每日早晚各服1丸，每丸配服六味地黄丸半丸，中午服逍遥丸6g；服完得生丹后，服六味地黄丸10丸，每日早晚各服1丸，中午服逍遥丸6g。待至下次月经来潮时，服方②之汤药2剂，每日1剂，早晚各煎服1次。

二诊：1995年4月29日。

末次月经日期：4月28日。今天是行经第二天。这次月经34天来潮，量中等，经色正，无血块，腰痛，小腹痛，乳房胀，经前白带不多。脉细数，舌苔薄白。守原法续理。

处方：①当归12g，川芎9g，赤芍9g，熟地黄24g，桃仁15g，红花9g，三棱9g，莪术9g，元胡12g，吴茱萸3g。水煎服。2剂。

②当归9g，白芍9g，柴胡9g，茯苓9g，白术9g，女贞子15g，菟丝子15g，覆盆子9g，枸杞子15g，炮山甲9g。水煎服。3剂。

③得生丹9g×20丸；六味地黄丸9g×30丸；逍遥丸60g×2瓶。

服法：待经净后先服方②之汤药3剂，每日1剂，早晚各煎服1次；服完3剂汤药后，服得生丹20丸，每日早晚各服1丸，每丸配服六味地黄丸半丸，中午服逍遥丸6g，服完得生丹后，服六味地黄丸20丸，每日早晚各服1丸，中午服逍遥丸6g。待至下次月经来潮时，服方①之汤药2剂，每日1剂，早晚各煎服1次。

三诊：1995年6月2日。

末次月经日期：6月1日。今天是行经期第二天。这次月经35天来潮，小腹不痛，经前腰胀痛，乳房胀，经色浅淡，无块，小腹两侧痛。脉象细数，舌苔薄黄。为肾虚血瘀、湿热蕴结、胞络阻滞之证。治宜益肾养血活血，清热利湿，解毒通络。

处方：①当归 12g，川芎 9g，赤芍 9g，熟地黄 24g，桃仁 15g，红花 9g，三棱 9g，莪术 9g，元胡 9g，炮姜 3g。水煎服。2 剂。

②金银花 30g，连翘 9g，栀子 15g，黄连 3g，乳香 6g，没药 6g，海藻 9g，昆布 12g，夏枯草 12g，炮山甲 6g，路路通 12g。水煎服。3 剂。

③得生丹 9g×20 丸；六味地黄丸 9g×30 丸；栀子清火丸 60g×1 瓶；五福化毒丸 3g×20 丸。

服法：待经净后先服方②之汤药 3 剂，每日 1 剂，早晚各煎服 1 次；服完 3 剂汤药后，服得生丹 20 丸，每日早晚各服 1 丸，每次配服六味地黄丸半丸，中午服栀子清火丸 3g 及五福化毒丸 1 丸；服完得生丹后，服六味地黄丸 20 丸，每日早晚各服 1 丸，中午服栀子清火丸 3g 及五福化毒丸 1 丸。待下次月经来潮时，服方①之汤药 2 剂，每日 1 剂，早晚各煎服 1 次。

四诊：1995 年 7 月 8 日。

末次月经日期：7 月 1 日。这次月经 31 天来潮，持续 6 天，经量少，经色紫暗，无块，小腹不痛，腰部胀痛，乳房胀，经前白带不多。脉象细数，舌苔薄黄。为肾虚血瘀，下焦郁热之证。治宜益肾养血活血，佐以清热。

处方：①当归 9g，川芎 9g，白芍 9g，熟地黄 24g，桃仁 15g，红花 9g，香附 9 克，元胡 9g，炮姜 3g。水煎服。2 剂。

②熟地黄 24g，干山药 9g，山茱萸 15g，牡丹皮 9g，茯苓 9g，泽泻 9g，当归 6g，黄芪 30g，巴戟天 9g，仙灵脾

15g，砂仁2g。水煎服。3剂。

③得生丹9g×20丸；六味地黄丸9g×20丸；栀子清火丸60g×1瓶。

服法：先服方②之汤药3剂，每日1剂，早晚各煎服1次；服完3剂汤药后，服得生丹20丸，每日早晚各服1丸，每次配服栀子清火丸3g；服完得生丹后，服六味地黄丸20丸，每日早晚各服1丸。待下次月经来潮时，服方①之汤药2剂，每日1剂，早晚各煎服1次。

随访：患者任某于1996年4月5日，足月分娩一男孩。

按：本案例患者任某婚后怀孕，因葡萄胎而行刮宫治疗，之后3年多未再孕，诊系肾虚血瘀，湿热蕴结，胞络阻滞之证，经予益肾养血活血、清热利湿解毒、疏通胞络为治，就诊4次，跨时4个月，病愈后怀孕，于1996年足月娩得一男孩，母子健康。

病案15

宋某，26岁，张店区商家村人。于1997年2月25日诊。

病史：24岁结婚，婚后孕1，流产1。1995年春节，孕3个月自然流产。至今2年多未再孕。

末次月经日期：2月17日。月经17 $\frac{4\sim5}{20\sim34}$，量中等，经色红，无血块，经期腹不痛、不坠，腰痛，白带多，经前乳房胀，平常小腹痛。脉象细数，舌苔薄黄。

辨证：肾虚血瘀，湿热蕴结，胞络阻滞。

治法：益肾养血活血，清热利湿解毒，疏通胞络。

处方：①当归12g，川芎9g，赤芍9g，熟地黄24g，桃仁15g，红花9g，三棱9g，莪术9g，延胡索12g，吴茱萸3g，炮山甲6g，路路通9g。水煎服。2剂。

②金银花30g，蒲公英30g，黄柏9g，大黄6g，连翘9g，地丁15g，黄连2g，炮山甲6g，路路通12g。水煎服。3剂。

③得生丹9g×20丸；六味地黄丸9g×30丸；栀子清火丸60g×1瓶。

服法：先服方②之汤药3剂，每日1剂，早晚各煎服1次；服完3剂汤药后，服得生丹20丸，每日早晚各服1丸，每次配服栀子清火丸3g，中午服六味地黄丸1丸；服完得生丹后，服六味地黄丸20丸，每日早晚各服1丸。待至下次月经来潮时，服方①之汤药2剂，每日1剂，早晚各煎服1次。

二诊：1997年5月12日。

末次月经日期：5月6日。这次月经28天来潮，持续6天，量中等，经色暗红，有血块，经期腹痛，腰痛，经前白带多，乳房胀，平常小腹部痛，无鼻衄。输卵管通水试验提示：输卵管通而不畅。宗原法续理。

处方：①当归9g，川芎9g，赤芍9g，熟地黄24g，桃仁15g，红花9g，三棱9g，莪术9g，元胡12g，吴茱萸3g，炮山甲6g，路路通9g。水煎服。2剂。

②金银花30g，连翘9g，栀子9g，黄连2g，没药6g，海藻12g，牡蛎20g，炮山甲6g，路路通12g。水煎服。3剂。

③得生丹9g×20丸；六味地黄丸9g×20丸；栀子清火丸60g×1瓶。

服法：先服方②之汤药3剂，每日1剂，早晚各煎服1次；服完3剂汤药后，服得生丹20丸，每日早晚各服1丸，每次配服栀子清火丸3g，中午服六味地黄丸1丸；服完得生丹后，服六味地黄丸10丸，每日早晚各服1丸。待至下次月经来潮时，服方①之汤药2剂，每日1剂，早晚各煎服1次。

三诊：1997年10月18日。

末次月经日期：10月11日。这次月经29天来潮，持续5天，量少，经色正，有块不多，经期腹不痛，腰痛，经前白带多，乳房胀，小腹两侧痛。脉象细数，舌苔薄黄。治宜益肾养血活血，清热通络。

处方：①当归9g，川芎9g，白芍9g，熟地黄24g，桃仁15g，红花9g，三棱9g，莪术9g，元胡12g，炮姜3g。水煎服。2剂。

②橘核12g，川楝子9g，肉桂2g，厚朴12g，枳实9g，元胡9g，木通12g，海藻12g，牡蛎20g，木香9g，桃仁15g。水煎服。3剂。

③得生丹9g×20丸；六味地黄丸9g×20丸；栀子清火丸6 0g×1瓶。

服法：先服方②之汤药3剂，每日1剂，早晚各煎服1次；服完3剂汤药后，服得生丹20丸，每日早晚各服1丸，每丸配服栀子清火丸3g；服完得生丹后，服六味地黄丸20丸，每日早晚各服1丸。待至下次月经来潮时，服方①之汤药2剂，每日1剂，早晚各煎服1次。

四诊：1997年11月22日。

末次月经日期：1997年11月16日。这次月经37天来潮，持续5天，经量中等，经色正，有块不多，经期腹痛，腰痛，乳房不胀，白带不多。查见：脉象细数，舌苔薄黄。

B超提示：子宫大小形态正常，实质回声均质。输卵管造影提示：药液缓缓进入宫腔，左侧输卵管顺利通过，右侧输卵管加压后药液通过，但通而不畅。

治宜益肾养血活血，清热利湿通络。

处方：①当归12g，川芎9g，白芍9g，熟地黄24g，桃仁15g，红花9g，三棱9g，莪术9g，元胡12g，炮姜3g。水煎服。2剂。

②金银花30g，连翘9g，栀子9g，黄连2g，乳香6g，没药6g，海藻12g，牡蛎15g，炮山甲6g，路路通12g。水煎服。3剂。

③得生丹9g×20丸；六味地黄丸9g×30丸；栀子清火丸60g×1瓶；五福化毒丸3g×20丸。

服法：先服方②之汤药3剂，每日1剂，早晚各煎服1次；服完3剂汤药后，服得生丹20丸，每日早晚各服1丸，每丸配服六味地黄丸半丸，中午服栀子清火丸3g及五福化毒丸1丸；服完得生丹后，服六味地黄丸20丸，每日早晚各服1丸，中午服栀子清火丸3g及五福化毒丸1丸。待至下次月经来潮时，服方①之汤药2剂，每日1剂，早晚各煎服1次。

五诊：1998年2月12日。

末次月经日期：1998年1月15日。这次月经30天来潮，持续5天，量中等，经色紫黑，有块不多，经期腹不痛，腰痛，经前白带多，乳房不胀，无鼻衄。近几天阴道有时见血。脉象细数，舌苔薄黄。治宜益肾养血。

处方：①当归12g，川芎9g，白芍9g，熟地黄24g，桃仁15g，红花9g，香附9g，元胡9g，寄生9g，川断15g。水煎服。2剂。

②熟地黄24g，干山药12g，山茱萸15g，牡丹皮9g，茯苓9g，泽泻9g，当归9g，黄芪30g，仙茅9g，仙灵脾15g，砂仁3g。水煎服。3剂。

③得生丹9g×20丸；六味地黄丸9g×20丸；栀子清火丸60g×1瓶；人参归脾丸9g×20丸。

服法：等月经来潮时，先服方①之汤药2剂，每日1剂，早晚各煎服1次；经净后，服方②之汤药3剂，每日1剂，早晚各煎服1次，服完3剂汤药后，服得生丹20丸，每日早晚各服1丸，每次配服栀子清火丸3g，中午服人参归脾丸1丸；服完得生丹后，服六味地黄丸20丸，每日早晚各服1丸，中午服人参归脾丸1丸。

六诊：1998年7月18日。

末次月经日期：7月11日。这次月经27天来潮，持续3天，量中等，经色红，有块不多，经期腹痛，腰痛，白带多，乳房不胀，小腹痛。脉象细数，舌苔薄黄。为肾虚血瘀、湿热蕴结之证。治宜益肾活血，清热利湿解毒。

处方：①当归9g，川芎9g，赤芍9g，熟地黄24g，桃仁15g，红花9g，三棱9g，莪术9g，元胡12g，乌药9g，炮姜3g。水煎服。2剂。

②金银花30g，蒲公英30g，栀子9g，黄连2g，乳香6g，没药6g，菊花9g，地丁15g，天葵子9g，黄柏9g。水煎服。3剂。

③六味地黄丸9g×40丸；人参归脾丸9g×20丸；金匮肾气丸9g×20丸。

服法：先服方②之汤药3剂，每日1剂，早晚各煎服1次；服完3剂汤药后，服六味地黄丸40丸，每日早晚各服1丸，每次配服人参归脾丸半丸，中午服金匮肾气丸1丸。待至下次月经来潮时服方①之汤药2剂，每日1剂，早晚各煎服1次。

七诊：1998年8月12日。

末次月经日期：8月7日。这次月经28天来潮，持续4天，经量多，经色正，有块，小腹痛，腰痛，经前白带不多，乳房不胀。脉象细数，舌苔薄黄。治宜益肾补脾养血。

处方：①当归 9g，川芎 9g，赤芍 9g，熟地黄 24g，桃仁 15g，红花 9g，三棱 9g，莪术 9g，元胡 9g，炮姜 3g。水煎服。2 剂。

②熟地黄 24g，干山药 12g，山茱萸 15g，牡丹皮 9g，茯苓 9g，泽泻 9g，当归 6g，黄芪 30g，仙茅 9g，仙灵脾 15g，砂仁 3g。水煎服。3 剂。

③六味地黄丸 9g×40 丸；人参归脾丸 9g×20 丸；金匮肾气丸 9g×20 丸。

服法：先服方②之汤药 3 剂，每日 1 剂，早晚各煎服 1 次；服完 3 剂汤药后，服六味地黄丸 40 丸，每日早晚各服 1 丸，每次配服人参归脾丸半丸，中午服金匮肾气丸 1 丸。待至下次月经来潮时服方①之汤药 2 剂，每日 1 剂，早晚各煎服 1 次。

八诊：1998 年 11 月 25 日。

末次月经日期：10 月 13 日。这次月经 29 天来潮，持续 5 天。现停经 44 天。腰痛，白带不多，乳房胀。脉象细数，舌苔薄黄。尿妊娠试验（+）。

辨证：早孕——肾虚证。

治法：益肾安胎。

处方：①红参 15g（去芦，另煎入），白术 9g，茯苓 9g，甘草 9g，寄生 9g，炒杜仲 15g，砂仁 2g，黄芩 9g，白芍 15g。水煎服。3 剂。

②六味地黄丸 9g×10 丸。

服法：先服方①之汤药 3 剂，每日 1 剂，早晚各煎服 1 次；服完 3 剂汤药后，服六味地黄丸 10 丸，每早服 1 丸。

随访：1999 年 7 月 15 日，患者宋某，足月分娩一男孩。

按：本案例患者宋某，2年多未再孕，诊系脾肾两虚血瘀、湿热蕴结、胞络阻滞之证，予益肾补脾、养血活血、清热利湿解毒、疏通胞络为治，其间就诊断断续续，至五诊后，中断治疗半年，于1998年7月18日又来继续诊治。八诊时，病愈怀孕，计前后就诊8次，跨时1年又9个月。

综观以上案例，在治疗的不同阶段中，都贯穿着“补肾法”在内，或补肾阴，或补肾阳，或阴阳俱补，补肾是治疗不孕症的重要一环。温壮肾阳、补气生血法中，熟地、萸肉补益肾阴而摄精气；山药、茯苓健脾渗湿，泽泻泻肾中水邪；丹皮清肝胆相火；归、附、二仙温壮命门真火，补肾益精；归、芪补气生血，使阳生阴长。诸药合用，以收温壮肾阳、补益气血之效。滋阴益肾、补气生血法中，六味、三子补肝肾，益精髓，归、芪补气生血，诸药合用以收滋阴益肾、补气生血之效。

（三）临证备要

1. 辨证施治，平衡阴阳，病愈自能受孕

女性不孕症不是一种独立的疾病，它是由多种疾病所引起的，诸如月经病、带下病、脏腑气血经络病、外感病等，都可导致不孕。是以女性不孕症的治疗，素有旧疾者，当先治疗旧疾。由于疾病不同，不孕症的治法也不一样。其具体治法有：活血化瘀、疏通胞络法，清热解毒、疏通胞络法，化瘀消癥、疏理冲任法，理气养血、温补胞宫法，温壮肾阳，补气生血法，滋阴益肾、补气生血法六法，临床上或一法独用，或数法兼施。由于病情千变万化，症状错综复杂，要“谨守病机，各司其属，有者求之，无者求之”，辨证施治，灵活掌握。既看病，又看人；既辨证，又辨病，辨证与辨病相结合。疾病的发展阶段不同，则证候表现各异，同一

证候又可表现在各种疾病的不同阶段。不论哪种疾病，只要当前表现“是证”，就按“是证”立法组方，病无有不愈者。病愈，自能摄精成孕。

2. 求子当先调经，经调自能受孕

受孕，总赖肾气的旺盛，真气充足，任脉通，太冲脉盛，月事以时下之后，两精相抟，自能成孕。是以求子之道，当先调经。“经水出诸肾”。调经之法，首重补肾，或补阴，或补阳，或阴阳并补。“肾以系胞”，冲、任、督三脉皆起于胞宫。胞宫主月经及怀胎，是以调补冲任又为调经的关键所在。任脉隶属于少阴，足少阴肾，为先天之本，肝肾同源，所以补肝肾就是固冲任。冲脉隶属于阳明，足阳明胃与脾相表里，为后天之本，调阳明就是固冲任。冲任得固，“二者相资，故能有子”矣。然月经的主要成分是血，血是脏腑功能活动的综合产物，调整脏腑阴阳的偏盛偏衰，自然也是调经的关键所在。

先师纪翱臣论治调经，“治分三段”，以促使卵泡发育，促进排卵，提高受孕率。至今灵活运用，得心应手。三段是：在月经期以调血为主。调血者，或调经，或通经，而重在活血化瘀，为排卵和着床创造条件。常用活血化瘀、疏通胞络法，经期服用2～3剂。在经后以补虚为主。补虚者，养血调经，而重在补益肝肾，常用理气养血、温补胞宫法，温壮肾阳、补气生血法，滋阴益肾、补气生血法，间服得生丹、女金丹、乌鸡白凤丸等，均须配服六味地黄丸或金匮肾气丸，根据病情随证选配应用。在平时以调气为主。调气者，调整机体之气血，以使五脏安和，气血充足，经脉通畅，下达胞宫，然后“天癸至，月事以时下”。经水调，精气足，自能摄精成孕。实践证明，补肝肾，养气血，具有促使卵泡发育，促进排卵，提高受孕率的作用。

根据157例的疗效观察，157例中，妊娠后足月正常分娩者132例，占84.08%；妊娠3～5个月小产者2例，占1.27%；仅来就诊二三次中断治疗且又无法追访者23例，占14.65%。妊娠率为85.35%。

附：王云铭治疗不孕症经验

王海华

王云铭主任医师系全国首批老中医药专家学术经验继承工作的指导老师，享受国务院颁发的政府特殊津贴。王老擅长中医妇科，对崩漏、习惯性流产、不孕症的治疗独具专长。余有幸侍诊左右十余年，体会颇深，现将王老诊治不孕症的经验介绍如下。

不孕症不是一种孤立的疾病，而是由多种疾病所引起的，诸如月经病、带下病、脏腑气血经络病、外感病等都可引起不孕。四十余年来，王老运用益气养血、活血化瘀、清热解毒、消癥理宫、疏肝理气等法治疗女性不孕症，疗效显著。

1. 益气养血法

益气养血法适用于气血亏虚，胞失煦濡，冲任脉虚而不孕。多因肝肾不足，精血两亏，或大病久病损伤气血所致。临床表现为：形体瘦弱，面色苍白或萎黄，头晕目眩，心悸怔忡，气短懒言，经行后期，量少色淡，经后腹痛，喜温喜按。婚后多年不孕。唇舌色淡，舌苔薄白，脉细弱或细缓无力。妇科检查：多见子宫发育不良，或宫体变位，子宫内膜结核。治法：补气养血、温暖胞宫。方药及用法：归脾二仙汤加减。经后水煎服，每日1剂。方中四君子补气益脾养胃，脾胃强健，气血自生；归、芪补气生血，阳生阴长，气固血充；熟地、二仙温肾阳，补肾精，使精血相生；远志、枣仁、桂圆肉养心安神；木香理气醒脾，补而不呆；甘草调和诸药。诸药合用，共奏益气养血之效，气血充足，胞宫得养，精充气足血旺，冲任调和，自能摄精受孕。

案1　高某，27岁，1996年10月6日初诊。婚后4年未孕，形体瘦弱，面色萎黄，头晕目眩，月经50～60天一潮，量少色淡，经后腹痛。舌质淡，苔薄白，脉沉细。妇检为子宫发育不良，宫体后位。证属肾脾两虚，气血虚弱，以归脾二仙汤加减：白术9g，党参30g，黄芪30g，当归6g，茯苓9g，木香9g，仙茅9g，仙灵脾15g，熟地24g，甘草6g。服药3个月后，摄精受孕。

按：气血亏虚为不孕症之常见证候之一。如《兰室秘藏》云："妇人脾胃久虚，或形羸气血俱虚，而致经水断绝不行。"妇人以血为本，经水为血所化，而血是脏腑功能活动的综合产物，调整脏腑阴阳的偏盛偏衰，自然也是调经的关键所在。胞宫主月经及怀胎，是以调补冲任又为调经的关键所在。任脉隶属于少阴，足少阴肾，为先天之本，肝肾同源，所以补肝肾就是固冲任。冲脉隶属于阳明，足阳明胃与脾相表里，为后天之本，调阳明就是固冲任。冲任得固，"二者相资，故能有子"矣。王老强调：益气养血用药需要有一个过程，不可一蹴而就，需循序渐进。

2. 活血化瘀法

适用于寒凝血瘀不孕。经行产后，余血未净，感受寒邪，血为寒凝，瘀阻胞宫，是以两精不能相抟。临床表现为：月经失调，经行不畅，夹有血块，小腹坠胀而痛，或冷痛拒按，或经来量少，滴沥而下。舌质暗，有瘀点或瘀斑，苔薄白，脉沉细而涩。妇科检查：多见附件一侧或双侧压痛增厚，或有包块。治法：活血化瘀，温通胞络。方药及用法：逐瘀汤，水煎服，经期开始服，3 ~ 7 剂为一个疗程。逐瘀汤方是以桃红四物汤加味而成。方中桃红四物养血活血，祛瘀生新；三棱、吴莪术行气破结消积；茱萸、延胡索温通经脉，理气止痛；路路通、山甲通络利痹。诸药合用，以收活血化瘀，疏通胞络之效。

案 2　李某，33 岁，农民，1999 年 3 月 29 日初诊。主诉：婚后孕 2，正产 1，流产 1。1996 年年底，人工流产。月经初潮 16 岁，30 天一潮，自流产后，月经失调，前后不定期，最短 22 天，最长 40 天，经行不畅，夹有血块，小腹坠痛，经行 7 ~ 8 天，滴沥而下。形体偏胖，脸部色素沉着，舌质暗，有瘀点，苔薄白。脉沉细而涩。B 超提示：①宫体肥大。②左侧输卵管囊肿。证属寒凝血瘀，瘀阻胞络。方用逐瘀汤。服药两个疗程，摄精受孕。

按：此型多见于继发性不孕。正如《景岳全书·妇人规》所说："产后腹痛，最当辨察虚实。血有留瘀而痛者，实病也。"此类患者主要是经行产后，寒凝血瘀所致，治疗时以化瘀为主，兼以养血活血为辅，瘀血去，胞脉通，自能受孕。王老善于在行经期运用温通疏补之法。此法既加速盆腔血液循环，促进炎症吸收，软化增生的纤维结缔组织，又在行经期培元补正，因势利导，清源以祛邪，不仅使瘀血、炎症消失，还可达到调整周期的目的。

3. 清热解毒法

适用于湿热蕴结，阻滞胞络不孕。阳热之体，或饮食不节，或嗜食辛辣助阳之品，或湿热之邪外侵，致湿热蕴蓄，阻滞胞脉。临床表现为：经期或前或后，色紫黑黏稠，滞下不爽，带下量多，或夹血丝，味腥臭，外阴瘙痒，小便短赤，腰尻痛，小腹疼痛拒按。婚后多年不孕。舌质红，苔黄腻，脉滑数。治法：清热利湿解毒，疏通胞络。方药及用法：王老自拟银英三黄利痹汤：金银花 30g，连翘 9g，蒲公英 30g，地丁 15g，川黄连 3g，黄柏 9g，大黄 6g，炮山甲 9g，路路通 12g。经后水煎服，每日 1 剂，3 ~ 6 剂为一个疗程。方中银、翘、公、丁清热解毒，消肿散结；连、柏、大黄清热燥湿，破积行瘀；路路通、炮山甲通络利痹。诸药合用，以收清热利湿解毒，疏通胞络之效。

案 3　丁某，26 岁，1998 年 9 月 21 日初诊。主诉：婚后 2 年未孕。经期 35 ~ 50 天一潮，经行 5 ~ 6 天，量适中，色紫黑夹块，经前腹痛，平时带黄质稠，味腥臭，经前外阴瘙痒，腰隐痛。妇科检查：阴道内有脓性分泌物，宫颈举痛，宫体压痛，活动受限，双侧附件增厚，压痛明显。血液常规检查，白细胞、中性粒细胞升高，血沉加快。治法：清热解毒，疏通胞络。方用银英三黄利痹汤。6 剂后，症状大减，月经 34 天来潮。经后再服 6 剂，身体舒展，月经 30 天来潮，受孕条件具备。1999 年 9 月来信报喜，顺产一男婴。

按：王老常告诫我们，医者治病，需细审其因，按证调治，阴平阳秘，自能有孕。祖国医学中外感疾病占有重要的地位，治疗妇科疾病也是如此。湿热之邪外侵，或饮食不节，或嗜食辛辣助阳之品，致使湿热蕴蓄。余邪未尽，瘀积胞中，以致脏腑功能失常，气血失调，冲任受损，从而引起月经不调、痛经、不孕诸症。治疗此类疾病时，不能只看到月经不调、痛经、带下秽臭等表面现象，而要细审病因，辨证施治。

4. 消癥理宫法

用于癥瘕积聚，内阻胞宫而不孕。经行、产后伤于风冷，或情志内伤致脏腑功能失调，气血失和，气滞血瘀，久而成积，阻滞胞宫。临床表现：月经失调，小腹胀痛拒按，带下多，色清质稀，婚后多年不孕。舌质暗红，有瘀点，苔薄白，脉弦细。治法：化瘀消癥，疏理胞宫。方用及用法：桂枝茯苓丸加味。经后水煎服，每日 1 剂，6 ~ 9 剂为一个疗程。方中桂枝辛温通阳；赤芍酸苦以开阴结；茯苓淡渗益脾；丹皮、桃仁活血祛瘀；藻、昆、二甲消瘀散结，利痹通络。诸药合用，以收化瘀消癥，疏理胞宫之效。

案 4　孟某，28 岁，1995 年 5 月 13 日初诊。主诉：结婚 5 年未孕。曾到多家医院就诊未果。最近半年月经失调，最短 15 天，最长 40 多天，量先多后少，经行 8 ~ 10 天，带稠质黄。今为停经第二天，精神尚可，舌淡红有瘀点，脉弦细。皮肤粗糙无光泽。妇科检查：外阴正常，阴道通畅，子宫颈中度糜烂，子宫体如妊娠 2 月大小。B 超提示：宫腔后位有一包块，56mm × 42mm，边际清晰。诊断为子宫肌瘤。证属痰血互结，瘀滞胞宫。方用桂枝茯苓丸加味：桂枝 9g，茯苓 9g，桃仁 15g，赤芍 9g，丹皮 9g，炮山甲 9g，炙鳖甲 15g，海藻 12g，昆布 12g。经后服 9 剂，经期服逐瘀汤 3 剂，经行 7 天，量多有大血块。经后再服桂枝茯苓丸加味 9 剂，经期服逐瘀汤 3 剂，经行 6 天，量适中有血块。月事后两天 B 超复查，宫腔包块消失，宫体大小适中。选用滋阴补肾、调理气血法，补肾调经促排卵，两月后摄精受孕。

按：临床上癥瘕积聚，内阻胞宫不孕，或一证独见，或数证兼具，病情千变万化，症状错综复杂，要“谨守病机，各司其属，有者求之，无者求之”，辨证施治，灵活掌握。既看病，又看人，既辨证，又辨病，辨证与辨病相结合。王老在临床上，视其病之新旧，体质之强弱，随证施治，采用先攻后补，或先补后攻，或攻补兼施等法。病在气者，以理气行滞为主；病在血者，宜破瘀散结。王老强调，不论哪种疾病，只要当前表现“是证”，就按“是证”立法组方，病无有不愈者。病愈，自能摄精受孕。

5. 疏肝理气法

疏肝理气法主治肝郁不孕。肝司血海而主疏泄，喜条达。若情志抑郁，或忿怒伤肝，致使肝气逆乱，疏泄失司，冲任失调而影响受孕。主症：月经先后无定期，经水行而不畅，量或多或少，经色紫暗，夹有血块，胁肋胀痛，小腹拘急疼痛，乳房胀或痛，精神抑郁或烦躁易怒，性欲淡漠，舌质暗红，苔薄黄，脉弦细。妇科检查：多见一侧或双侧附件压痛或增厚，输卵管一侧或双侧阻塞不通，基础体温曲线呈双相或单相。治法：疏肝理气解郁。方药：丹栀逍遥散加减。方中丹、栀清热，归、芍、花粉养血柔肝，柴胡、香附理气解郁，白术、茯苓健脾益气，丹参、路路通活血通络。诸药合用，共奏理气解郁，养血柔肝之效。

案5　段某，27岁，职员。1998年6月21日初诊。25岁结婚至今未孕。春日因工作不顺生闷气，至今胸怀不解。经前数日胸胁两乳作胀，牵引少腹，口苦善怒，经血紫暗有块。脉沉弦，舌红有瘀点。此肝郁气滞，并见化火，今适经前1周，治宜清肝化瘀，以丹栀逍遥散加减：栀子12g，丹皮、当归、白芍、柴胡、云苓、白术、香附、天花粉、路路通各 9g，丹参、元胡各 15g。3 剂。经期服逐瘀汤 2 剂。二诊：经行 4 天，虽感胸闷，但乳胀大减，少腹亦不作痛，经血色紫有块，脉来弦滑，乃肝火渐清，气滞亦减，但血分仍感不畅，适当经后，再以滋阴养血、促排卵为法，调理两月后即受孕。

按：本案属气滞经痛，伴有肝火，用丹栀逍遥散加减，十分合拍，因取其调肝而理胞宫之滞，有理血祛瘀之效，瘀血既去，郁则易解。王老认为，气滞经痛是其表面现象，治疗仍要滋阴调血。治血病者必兼理气，气行则血行，以活血化瘀法通调其气血，改善血液循环，使瘀血去而新血得以归经。王老调经治分三段：在月经期以调血为主，在经后以补虚为主，在平时以调气为主。调气者，调整机体之气血，以使五脏安和，气血充足，经脉通畅，下达胞宫，然后“天癸至，月事以时下”，经水调，精气足，自能摄精成孕。

6. 燥湿祛痰法

体质肥胖或恣食肥甘厚味，痰湿内生，气机不畅，冲任受阻而不孕。症见：月经量少，经期延后，甚或闭经，带下量多，质粘稠，形体肥盛，面浮肢肿，胸闷纳呆，神疲乏力，大便时有溏薄，婚后久而不孕。舌淡胖，苔白腻，脉濡滑。妇科检查：可见子宫发育不良，宫体变位，宫颈有炎性分泌物，输卵管多呈单侧或双侧不通。治法：燥湿祛痰，养血调经。方药及用法：橘核丸加减。橘核 9g，川楝子 9g，肉桂 3g，厚朴 9g，枳实 9g，元胡 9g，海藻 9g，牡蛎 9g，木香 9g，木通 9g，桃仁 15g。经后水煎服，每日 1 剂，6 ~ 9 剂为一个疗程。方中厚朴、枳实、木香理气解郁；桃仁、元胡活血化瘀；橘核、海藻、牡蛎、木通燥湿祛痰，健脾利湿；川楝、肉桂温经散寒。诸药合用，共为理气祛痰，养血调经之剂。

案6　鞠某，31岁，教师。初诊日期1998年12月28日。结婚4年未孕。月经初潮16岁，周期50～60天，经量少，色淡红或暗红，持续2～3天，末次月经1998年12月21日。腹部两侧隐痛，腰骶酸痛，胸闷泛恶，食纳欠佳，头晕心悸，带下量多，质黏稠，舌苔白腻，脉滑数。输卵管通水试验提示：双侧输卵管通而不畅。证属肝郁脾虚，痰湿内阻。方用橘核丸加减：橘核9g，川楝子9g，肉桂2g，厚朴9g，枳实9g，延胡索12g，海藻12g，牡蛎12g，木香9g，木通9g，桃仁20g。9剂后，嘱其服连翘败毒丸2瓶，龙胆泻肝丸2瓶，经水后两天复诊。1999年2月12日复诊，周期37天，持续4天，症状大减，再进9剂，配服六味地黄丸和得生丹各2盒。2月后随访，已经怀孕。

按：王老用《济生方》中的橘核丸加减治疗痰湿不孕，理法方药独具特色。前人用橘核丸治肝经气血不和所致的阴囊持续肿胀的“㿗疝”。而痰湿不孕，其病机主要是痰饮停留在胞宫、胞脉、胞络，形成输卵管阻塞或通而不畅。王老在临床上，常根据其病情的需要调整橘核汤的服用剂量和剂数，带下病或输卵管通而不畅者，剂量和剂数要少，输卵管阻塞者则加大剂量和剂数。

7. 健脾和胃法

用治脾胃虚弱，少食纳呆而不孕。饮食不节，思虑劳倦，损伤脾胃，运化不及而少食，化源不充，冲任失养而不孕。主症：身体瘦弱，纳呆不食，脘腹胀满，倦怠乏力，月经后期，量少，甚或闭止。婚久不孕。舌淡，苔薄，脉虚细。妇科检查：多见子宫发育不良。治宜健脾和胃，促运化，以充养后天气血生化之源。方药及用法：开胃进食汤

（老师自拟方）：木香9g，公丁香8g，藿香9g，党参30g，白术9g，茯苓9g，甘草9g，莲子15g，砂仁8g，枳壳9g，神曲9g，经后水煎服，每日1剂。方中三香、砂仁理气醒脾和胃；四君、莲肉健脾胃，益气血，补后天生化之源；枳壳、神曲消食宽中，舒畅气机。诸药合用，共奏益气养荣，开胃进食之效。

案7　刘某，35岁，农民，初诊2000年3月20日。25岁结婚，婚后孕3，正产1，流产2，末次流产时间1997年7月。已3年未孕。这次月经29天来潮，经期腹痛，经色紫暗有块，腰痛，经前白带多发黄，外阴痒，有湿疹，经前乳房胀痛，不思饮食，倦怠乏力，耳中痒，大便时有带血。脉细数，舌苔薄黄。证属脾胃气虚，运化不足，冲任失养。方用开胃进食汤加减：公丁香3g，木香9g，藿香9g，厚朴9g，党参30g，白术9g，茯苓9g，甘草9g，陈皮9g，枳实9g，元胡12g，川楝子9g，焦三仙各9g。水煎服，3剂，每日1剂。二诊：4月21日，这次月经31天来潮，经行5天，饮食量大增，经量较前增加。适当经后第一天，再以开胃进食汤3剂，继以得生丹2盒，六味地黄丸2盒，九气拈痛丸1瓶，以滋阴养血促排卵为法调理，后即受孕。

按：脾与胃相表里，为后天之本，气血生化之源，“女子以血为本”。脾胃运化失司，气血失去化源，冲任亏损，血海不充，经血无源而导致的血虚经闭、经量少、不孕，在临床上并不少见。王老常从整体出发，标本兼治，从健脾和胃法入手调治。

8. 燮理阴阳法

适于肾虚，冲任失调而不孕。先天禀赋不足，或房劳过度，或思虑过度，阴精耗损，而致肾虚。主症：月经初潮较迟，经候失调，婚后多年不孕。偏肾阳虚者兼见腰酸冷痛，手足欠温，畏寒喜暖，小便清长，性欲淡漠，乃至反感，舌质淡，苔薄白，脉沉细；偏肾阴虚者，兼见五心烦热，腰膝酸软，口燥咽干，舌质微红，舌苔薄黄，脉沉细数。妇科检查：多见子宫发育不良，基础体温曲线呈单相或双相，输卵管多见阻塞或不通。

偏肾阳虚者，治宜温壮肾阳，补气生血。方药及用法：①肾气丸合归芪二仙汤：熟地黄 24g，干山药 12g，山茱萸 15g，牡丹皮 9g，茯苓 9g，泽泻 9g，炮附子 6g，肉桂 6g，仙茅 9g，仙灵脾 15g，当归 9g，黄芪 30g。经后水煎服，每日 1 剂。方中熟地、萸肉补益肾阴，摄纳精气；山药、茯苓健脾渗湿；泽泻泄肾中水邪，祛痰，丹皮清肝胆相火；桂、附、二仙壮命门真火，补肾益精；归、芪补气生血，使阳生阴长。合而用之，以收温壮肾阳，补益气血之效，肾气得充，气固血盈，则任通冲盛，自能摄精成孕。②金匮肾气丸、经后每次服 1 丸，每日服 2 次，温开水或淡盐汤送下。

偏肾阴虚者，治宜滋阴补肾，佐以补血。方药及用法：①六三益肾养血汤：熟地黄 30g，干山药 12g，山萸肉 15g，丹皮 9g，茯苓 9g，泽泻 9g，当归 9g，黄芪 30g，蛇床子 9g，菟丝子 15g，五味子 9g。经后水煎服，每日 1 剂。方中六味、三子补肝肾益精髓，归、芪补气生血，合用以收滋阴益肾之效。②六味地黄丸，经后服，每次 1 丸，每日服 2 次。

诊余漫话

妇女疾病治法概说

妇女疾病的治疗方法，也和治疗其他各科疾病一样，应重视全身机能的调整与恢复。因此，必须本着辨证施治的精神，运用四诊八纲，把握病因病机，分清寒、热、虚、实、气、火、痰、郁（瘀），然后确定治疗方法。在临证治疗中，应根据妇女在不同阶段的生理病理特点，运用调气血、和脾胃、疏肝气、补肾气的法则，调整和恢复全身机能。

1. 调气血

妇科病治疗着重在气血。血随气行，无论何种因素，只要影响气或血，就会使气血失调而引起疾病，所以治疗应以调气血为首要。气血协调，五脏安和，经脉通畅，冲任脉盛，则经、带、胎、产诸病自可痊愈。至于调理的方法，要根据临床症状辨清在气在血，然后施治。如病在气分的以治气为主，治血为辅。气逆的降气顺气；气郁的开郁行气；气乱的调气理气；气寒的温阳扶气；气热的泄热清气；气虚气陷者升阳益气，并佐以和血、活血、补血之药。病在血分的以治血为主，佐以治气。血寒宜温；血热宜清；血虚宜补；血滞宜通，并佐以理气、行气或补气之药。这是调理气血的一般原则。至于失血过多，四肢微厥欲脱者，又宜急速补气固脱，并应及时输液输血。此外，在采用温补、清补、滋补、破气、逐瘀等法时，应随时照顾气血调匀，用药不宜过于滋腻或耗散，以免滞气滞血或伤气伤血。

2. 和脾胃

脾胃为后天之本，生化之源，而冲脉又隶属于阳明，妇女谷气盛则血海满而经候如期，胎孕正常。如脾胃失调，生化之源不足，就可发生月经、胎产方面的疾病。在这种情况下，调和脾胃，资其化源，则病自愈。至于调和的方法，仍须根据不同病情，采用虚者补之，实者泻之，寒者温之，热者清之，“以平为期”的原则辨证施治。即使病邪未伤脾胃，用药亦须注意，不宜过用滋腻克伐之品，以免损伤脾胃正气，影响运化功能。尤其妇女在经断以后，肾气较虚，全赖水谷滋养，此时补脾胃就更为重要。

3. 疏肝气

肝主藏血，性喜条达。若肝气平和，则血脉流畅，血海宁静，周身之血亦随之而安。如忧郁忿怒，损伤肝气，气郁化火，则肝阳上亢，继之伤及肝阴，故在妇科病中，多见胸胁胀痛，乳房胀痛，小腹疼痛，眩晕等症状者，就是这一原因（尤以中年妇女为多）。因此，在治则上，以疏达肝气为主。疏达的具体方法，郁结的疏之、泻之，上逆的抑之、平之，阳偏亢的柔之、缓之，总宜使肝气冲和为要。

4. 补肾气

肾为先天之本，主藏精气，是机体生长发育的动力。妇女肾气充足，冲任二脉通盛，才能有正常行经和孕育的能力。因此，补肾气也是妇科疾病治疗上的一个重要原则，尤其在青春期，肾气未充，更为必要。至于具体方法，有温补（肾阳虚）、滋补（肾阴虚）和双补（阴阳俱虚）之分。但只能补其不足，不能伐其有余。

此外，肝又为肾所资生，赖肾水以滋养。如肾阴不足，易使肝阳偏亢，疏泄过度而发病。在此情况下，应以滋肾养肝为治。肝肾为冲任之本，肝肾产生病变，可以影响冲任，冲任损伤，亦可伤及肝肾。一般常见的经闭、不孕、崩漏、带下、滑胎等，大都由于肝肾虚弱，冲任损伤所引起。故治法应以滋补肝肾为主，并根据具体情况，辨证施治，分别处理。养肝肾即益冲任之源，源盛则流自畅，而病自愈。

浅谈肾与妇科疾病的关系

在祖国医学理论体系中，肾是一个重要的脏器，它既包括了实质脏器的肾，也包括了其他脏器的部分功能，被称为“先天之本”。肾中有肾阴和肾阳。肾阴为人体生长发育的基本物质，肾阳则是人体生命活动的基本动力。“阴在内，阳之守也；阳在外，阴之使也”（《素问·阴阳应象大论》），肾阴和肾阳是一个事物的两个方面。《难经·三十六难》中提出的“肾两者，非皆肾也。其左肾为肾，右肾为命门”的说法，验之临床实践，命门火衰的患者，其病证与肾阳不足的临床表现是一致的，温补命门之火的药物，又多具有温补肾阳的作用，因此，可以认为，命门就是肾阳的功能表现。《难经》中提出的命门之说，实质上是突出了肾阳的作用，命门与肾阳是一致的。

肾以系胞，胞宫为奇恒之腑，主月经及孕育胎儿。肾与妇科疾病的关系至为密切。现根据个人的临床实践，谈谈肾与妇科疾病的关系。

1. 肾与月经病

《素问·上古天真论》说："女子七岁，肾气盛，齿更发长；二七而天癸至，任脉通，太冲脉盛，月事以时下，故有子，……七七任脉虚，太冲脉衰少，天癸竭，地道不通，故形坏而无子也。"不难看出，"肾气盛"，是产生月经的主要条件。

肾中寓有肾阴、肾阳，肾藏精，精能化气，肾精所化之气，称为肾气。肾气是肾阳蒸化肾阴而产生的，肾阴、肾阳又都以肾所藏之精为物质基础。肾阴是人体阴液的根本，对各脏腑组织起着濡润滋养的作用，故五脏之阴均取资于肾阴；肾阳是人体阳气根本，对各脏腑组织起着温煦生化的作用，故五脏之阳都取助于肾阳。肾阴、肾阳互根，从而维持着机体生理上的动态平衡，"精神乃治"。

月经的产生，是脏腑、经络、气血作用于胞宫的正常生理现象。产生月经最根本的物质基础是气血，而气血又是脏腑功能活动的综合产物，是以五脏安和，气血充足，经脉通畅，下达胞宫，满而后溢，则"月以时下"。但月经（期、量、色、质）要保持正常，又有赖于冲、任、督、带四脉的调节，而冲、任、督三脉皆起于胞，"肾以系胞"，所以冲、任、督三脉的正常与否，又取决于肾，故《傅青主女科》

说："经水出诸肾"。

肾的病理变化，多为虚证，或为阴虚，或为阳虚，或阴阳俱虚。

肾阴不足，水不涵木，则肝阴不足，肝阳偏旺，疏泄太过，而致肝不藏血，又易化火，火则迫血妄行；再肝为刚脏，在志为怒，怒则伤肝，肝气郁滞，可致气滞血瘀；郁久化热生火，则又迫血妄行。生理常态下，心肾相交。肾阴不足，水不济火，心火上炎，可致血热沸腾。肾阳不足，则火不生土，脾阳不振，而致脾不统血。凡此气滞血瘀、迫血妄行、肝不藏血，血热沸腾以及脾不统血等证候，均可致使冲任失调，而致月经延期、痛经、闭经、崩漏等月经疾患或经断前后诸证。至于阴阳俱虚，则血海溢失常，直接影响冲任，自不待言。

病案：杨某，24岁，工人，1975年12月27就诊。

月经不正常，周期不定，15～20天或40～50天来潮一次，有时数月一至，量少，色浅淡，或紫黑质黏，腰痛头晕，无鼻衄，头发脱落。末次月经：12月16日。这次月经18天来潮。体瘦，面色晦暗不泽，头发稀疏。舌苔淡，苔薄白，脉象沉弱。辨证：月经先后无定期之肾虚型。治则：固肾培元。处方：六味地黄汤加味。熟地黄30g，干山药12g，山茱萸15g，丹皮9g，茯苓9g，泽泻9g，当归6g，黄芪30g，菟丝子18g，远志9g，砂仁3g，甘草6g。3剂，水煎服。六味地黄丸20丸，妇科十味片100片。嘱先服汤药3剂，每日1剂，继服六味地黄丸，每日早晚各服1丸，每次配服妇科十味片5片。

二诊：1976年1月8日。病情无大变化，原方续理。

三诊：1976年1月23日。今天是行经期第一天，这次月经 27 天来潮，量不多，色浅淡，腰酸，体倦乏力，脉沉细无力。予上方加肉桂 9g，3 剂。六味地黄丸 20 丸，妇科十味片 100 片。嘱先服汤药 3 剂，每日 1 剂。待月经过去后，服六味地黄丸，每日早晚各服 1 丸，每丸配服妇科十味片 5 片。至劳动节随访，月经已基本正常。

按语：本例系月经先后无定期肾虚型。经期先后不定，量少色淡，质清稀，伴见腰部酸痛，头晕耳鸣，为本证的辨证要点。患者肾气虚弱，冲任失调，血海蓄溢失常，故月经周期错乱。肾阴虚则经血少；肾阳虚则经色淡，质清稀。腰为肾府，肾虚则腰部酸痛。脑为髓海，髓海不足，孔窍不利，故头晕耳鸣。肾藏精，其华在发，肾气不足，故头发稀疏脱落。根据虚者补之、损者益之的原则，以固肾培元为法，予六味地黄汤加味，配服六味地黄丸合妇科十味片而获效。六味地黄汤加味中，六味地黄滋补肾阴，当归养血，黄芪补气，菟丝子补肝肾，益精髓，使阳生阴长，经血相生，少佐砂仁以理气，使补而不滞，甘草调和诸药，合用以奏固肾培元之效。

我院门诊妇科自 1970—1977 年，辨治崩漏 230 例，其中肾虚型 36 例，采用温补肾阳佐以止血，或滋补肾阴佐以止血的治法而获效。

2. 肾与带下病

前哲云："水足肝柔，火旺脾健"。盖命火（肾阳）不足，则脾失健运，湿浊内生，故带脉失约，冲任不固，精液滑脱而下，而为白带。湿为六郁之一，郁久化热生火（温＜热＜火＜毒），则带色由白而黄而红，或赤白相杂，病情渐就深重。初起总宜温肾培元利湿为法。

3. 肾与妊娠病

受孕的机理，在于肾和冲、任、督、带四脉，尤以冲任二脉最为重要。《素问·上古天真论》王冰注云：“肾气全盛，冲任流通，经血渐盈，应时而下；……冲为血海，任主胞胎，故能有子”。盖肾气全盛，冲任通盛，胎孕自可正常。

在病因作用下，肾阴不足或肾阳不足（命火衰微），或肾中阴阳俱虚，均可导致冲任失调，而为胎漏、坠胎、小产、滑胎等病。肾阴不足，则水不涵木，肝阳上亢，化火生风，而为子痫；肾阳不足，火不生土，关门不利，肾虚水泛，而为子肿。再，肾为先天之本，肾气不足，则胎儿不能正常发育，而为胎萎不长、死胎、畸形。是以补肾气，固冲任，又为治法上的重要环节。

我院妇科门诊，自 1970 年 9 月—1978 年 10 月间，以调补冲任法为主，治疗习惯性流产（滑胎）34 例，治疗后足月正常分娩者 29 例，获得了较满意的疗效。

4. 肾与不孕

《灵枢·经脉》说：“人始生，先成精。”人的胚胎，由精形成。肾主藏精，肾气旺盛，肾精充足，任脉通，太冲脉盛，月事以时下，两精相抟，才能成孕。不孕多属肾虚。盖肾以系胞，肾气不足，冲任气衰，胞脉失养，则不能摄精成孕。

先师纪翱臣先生擅长内、妇、针灸诸科，而妇科尤精。业师治疗不孕，常着眼于肾虚血瘀。在具体用药上，常分两段论治：上半月以活血祛瘀为主，为排卵和着床创造条件；下半月以补虚为主，其肝肾不足者则补益肝肾，其脾胃虚弱者则调补阳明，以提高妊娠率。在剂型的运用上，除汤剂而外，善用丸散成药，常说：“丸者缓也，凡下焦病、久病

（慢性病）之不能速去者，则以丸药缓治之。”临床上，常获捷效，至今宗之。

病案：宋某，29 岁，教师。1978 年 6 月 17 日诊。

已婚 3 年，婚后未孕。末次月经日期：1978 年 5 月 30 日。月经 $15\frac{3\sim15}{35\sim40}$，量中等，色紫黑有条块，经期腹痛，下血块多，块下则腹痛减轻，腰痛，白带较多，体倦乏力。面部色素沉着，舌质暗，有瘀点，苔薄黄，脉弦细。妇科检查：外阴（-），阴道（-），宫体较正常略小，双侧附件（-）。辨证：肾虚血瘀。治则：益肾活血化瘀。处方：当归 15g，川芎 9g，赤芍 9g，熟地 15g，桃仁 15g，红花 9g，香附 9g，五灵脂 9g，生蒲黄 6g，吴茱萸 9g，元胡 9g。2 剂。女金丹 20 丸，六味地黄丸 20 丸。嘱先服女金丹，每日每晚各服 1 丸，每次配服六味地黄丸半丸；服完女金丹后，再服六味地黄丸 10 丸，每日早晚各服 1 丸；待下次月经来潮时，服汤药 2 剂，每日 1 剂，早晚各煎服 1 次。

二诊：1978 年 6 月 28 日。末次月经：6 月 24 日。这次月经 25 天来潮，持续 3 天，量中等，血块减少，腹部微痛，腰痛。脉来两尺细弱，舌淡少苔。为肾虚之证。予六味地黄丸 30 丸，每日早晚各服 1 丸。

三诊：1978 年 10 月 7 日。末次月经：6 月 24 日。停经三个半月。查宫底位于耻骨联合上三横指，脉象滑数无力。诊系早孕。

随访：1979 年 4 月 7 日正常分娩一女婴。

小　结

肾是一个重要脏器，每肾中寓有肾阴和肾阳。《难经》

中提出的命门之说，实质上是突出了肾阳的作用。命门与“肾阳”是一致的。肾与妇科疾病，关系甚为密切，兹列示意图如下：

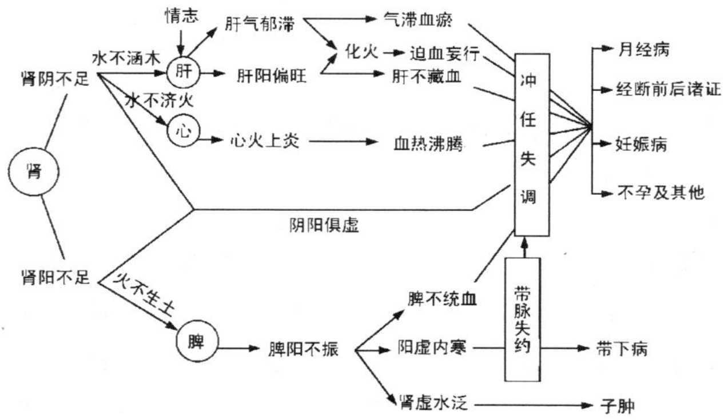

纪翱臣治疗妇科病的经验

先师行医凡六十余年，擅长内、妇、针灸诸科，而妇科尤精。兹将先师治疗妇科病的经验和特点概括介绍如下。

1. 调经贵在辨证施治，治分三段

在整体观念指导下的辨证施治，是祖国医学的基本特点，妇科疾病的治疗，自然也应牢牢地掌握这个特点。对于月经病的治疗，先师很注意从中提炼出规律性的东西，以收提纲挈领、执简驭繁之效，亦即《易·系辞》所谓“易则易知，简则易从”的道理。临床上，先师常根据月经的期量辨寒热，根据色质辨虚实，同时还结合全身症状进行分析。若审无内伤外感诸证，治疗上多以四物汤或逍遥散加减治之。

先期量多，色红或紫质黏者，属实热，热者清之，四物汤加芩、连、知、柏之属；先期量少，色淡质稀者，属虚热，虚者补之，热者清之，治宜益阴凉血，四物汤加玄参、寸冬、阿胶（另烊入）之属；先期量多，色淡质清稀者，属气虚，治宜益气摄血，四物汤去川芎，加参、芪、阿胶、旱莲草之属。后期量少，色暗，腹痛拒按，得暖痛减者，为实寒，寒者热之，治宜温经行滞，四物汤加艾、桂、姜、附之属；后期量少，色淡，腹痛隐隐，喜暖喜按者，为虚寒，虚者补之，寒者温之，治当温经补血，四物汤加参、芪、桂、附之属；后期量少色，淡质稀者，属血虚，虚者补之，四物汤加参、芪或十全、八珍之属；后期量少，色黑有块质粘者，属气滞血瘀，治当活血行瘀，佐以理气，四物汤加桃、红、香附、肉桂之属。经期先后不定，量或多或少，色淡质稀或紫黑质黏者，属肝郁，治当疏肝解郁，用逍遥散；其量少色淡质清稀，伴见腰部酸痛头晕耳鸣者，属肾虚，虚者补之，治宜益肾，用六味地黄汤加当归、黄芪之属。

关于月经病的治疗，辨证施治过程当中，先师常遵古训“少年在肾，中年在肝，老年在脾”之说，具体治疗则按经前、经期、经后三个阶段分期论治，经前以调气为主，经期以调血为主，经后以补虚为主。而在经期用药方面，本“温则和，寒则凝”“热则流通，寒则凝泣”的理论，强调禁用或慎用苦寒之药。

2. 经前腹痛属气滞血瘀，经后腹痛乃胞脉失养

痛经是妇科常见病之一。《医宗金鉴》说：“经前腹痛乃气血凝滞”,《丹溪心法》说：“经过而作痛者，乃血虚有热。”前者痛在经前，证属实痛；后者痛在经后，证属虚痛。先师宗以上二说，结合临床实际，将痛经分为虚实两大类型。经前腹痛者属实，证属气滞血瘀，治当活血化瘀理气，方用桃红四物汤加香附、肉桂、元胡、没药之属；经后腹痛者属血虚，证属气血不足，胞脉失养，治当补益气血，方用四物汤加参、芪、元胡、没药之属。认为当归、白芍、元胡、没药四味，为治疗痛经之必需药物。在服药时间上，则强调经前腹痛者，须于月经将见微觉腹痛之日起开始服用 2 ~ 3 剂，每日 1 剂，早晚各煎服 1 次，如是连服 2 ~ 3 个周期，多可痊愈。先师用药，除汤剂而外，善用丸散成药。常说："丸者，缓也。凡下焦病、久病（慢性病）之不能速去者，则以丸药缓治之。"

病案 1

李某，29 岁，博山区马车运输队会计，于 1963 年 9 月 15 日来诊。患者已婚 15 年，夫妇同居未孕。现症：经行后期，经量不多，持续 3 ~ 5 天，经期腹胀痛难忍，腰酸倦怠，经色紫黑有条块，块下则痛减，舌质暗，舌边尖有瘀点，今值行经期第一天，脉象沉涩。证属气滞血瘀痛经。治宜活血行瘀理气。处方：当归 12g，川芎 10g，赤芍 10g，熟地 10g，桃仁 15g，红花 10g，元胡 12g，没药 6g，香附 9g，肉桂 6g。3 剂，水煎服。得生丹 20 丸，六味地黄丸 10 丸。嘱先服汤药 3 剂，每日 1 剂，早晚各煎服 1 次。3 天服完 3 剂汤药，待月经过去（干净了）后，再服得生丹，早晚各服 1 丸；服完得生丹后，再服六味地黄丸，每日早晚各服 1 丸。俱用温开水送下。

1963 年 10 月 13 日二诊：今天月经来潮，小腹疼痛大减，舌质暗，脉沉涩。辨证同上，据 9 月 15 日方续理。以后来信说，于 1964 年 9 月，足月分娩一男婴。

病案 2

魏某之妻，32 岁，住博山区八陡镇青石关居委会，于 1964 年 4 月 5 日来诊。主诉：经来量少，小腹绞痛，辗转床第，口服止痛药片而痛不止。患者已婚 12 年，夫妇同居未孕。经行延期，40 天左右一次，量不多，色紫黑，持续 2 ~ 3 天，经期第一天小腹绞痛难忍，拒按喜温。今月经已过去三十多天，经后腰痛重。舌苔薄白，脉沉紧，两尺弱。诊系肾虚，气滞血瘀。治宜活血行瘀、理气止痛以治标，益肾养血以治本。处方：当归 12g，川芎 10g，赤芍 10g，熟地 15g，桃仁 15g，红花 9g，三棱 9g，莪术 9g，元胡 12g，没药 6g，吴茱萸 9g。3 剂，水煎服。通经甘露丸 10 包；六味地黄丸 20 丸；艾附暖宫丸 20 丸。嘱月经将见时，服汤药 3 剂，每日 1 剂，早晚各煎服 1 次；待月经过去后，服通经甘露丸，每日早晚各服 1 包；服完通经甘露丸后，再服艾附暖宫丸，每日早晚各服 1 丸；服完艾附暖宫丸后，再服六味地黄丸，每日早晚各服 1 丸。如是调理 3 个月，诸症皆愈，遂即怀孕，于 1965 年 5 月足月分娩一女婴。

病案 3

丛某，29 岁，住威海市风林公社城子村，于 1964 年 3 月 15 日来诊。主诉：经量少，小腹疼痛，久治未愈。已婚 4 年，夫妇同居未孕。患者经行后期，持续 2 ~ 3 天，量少，色浅淡，经期小腹空痛，经后痛重，喜按喜暖，体倦懒言，腰部酸痛，面色萎黄，语声低细，舌淡苔白，脉象细缓。诊系气血亏虚，胞脉失养。治宜补益气血，佐以滋肾。处方：当归 9g，川芎 9g，白芍 15g，熟地 15g，党参 20g，黄芪 30g，元胡 12g，没药 6g，肉桂 3g，杞果 15g。5 剂，水煎服。十全大补丸 20 丸；六味地黄丸 20 丸。嘱于月经将见开时始服用汤药5剂，每日1剂，早晚各煎服1次；服完5剂汤药后，再服十全大补丸，每日早晚各服1丸；服完十全大补丸后，再服六味地黄丸，每日早晚各服1丸。如是调理2个多月，诸症皆愈而怀孕，于1965年3月，足月分娩一女婴。

3. 经闭证分虚实，宜针药并施

先师认为，经闭病因复杂，可分血枯与血滞两大类。血枯者，证属虚，名虚闭；血滞者，证属实，名实闭。虚闭，着眼于源，源于肾，或为阴虚，或为阳虚，或阴阳俱虚；实闭，着眼于流，流在气血，或为气滞血瘀，或为寒湿凝泣。治当补虚泻实，针药并施，则应手取效。然，本病证情况复杂，除针药而外，须注意调摄，方收全功。

临床针刺施术时，先师注意掌握气至施术，补泻中机。将针送入孔穴，则行针候气，气至（患者感觉针下有胀、麻、沉、紧、酸的感觉）施术，待至补泻中机，然后出针。补泻中机的依据，即《内经》所谓“邪气来也紧而疾，谷气来也徐而和”，“刺虚则实之者，针下热也，气实乃热也；满而泻之者，针下寒也，气虚乃寒也”。实证宜泻，泻法的操作是：于吸气时进针，得气后行针，捻转提插，捻转的角度大，频率快，提插的距离长，这样一个强烈的重刺激（刺激量大）为泻，待到医者感到针下空虚灵活，捻转提插通畅（谷气来也徐而和），而患者同时有一种清凉舒适的感觉（气虚乃寒），即为中机，然后出针（于呼气时出针）。否则，医者感到针下滞涩不利，如有物缠绕（邪气来也紧而疾），为邪气未去，则须留针片刻，一如上法，再度施术，乃至再留针，再施术，直至中机，然后出针。虚证宜补，补法的操作是：于呼气时进针，得气后行针，捻转提插，捻转的角度小，频率慢，同时提插的距离短，这样一个轻微的弱刺激

（刺激量小）为补，待医者感到针下空虚灵活，捻转提插通畅（谷气来也徐而和），而患者同时有一种温热舒适的感觉（气实乃热），即为中机，然后出针（于吸气时出针）。否则，医者感到针下滞涩不利，如有物缠绕（邪气来也紧而疾），为邪气未去，则须留针片刻，一如上法，再度施术，乃至再留针，再施术直至中机，然后出针。《内经》中所说的“刺实须其虚者，留针阴气隆至，乃去针也；刺虚须其实者，阳气隆至，针下热，乃去针也”，正也说明了这个道理。

病案4

张某，19岁，威海市农民，于1960年12月15日来诊。患者4个多月未来月经，头痛头晕，倦怠乏力，腰部酸痛，食欲不振，潮热盗汗，大便秘结，小便短赤。形体消瘦，面色苍白，两颧潮红，语声低细，舌苔薄黄，脉象细数，腹平软，无包块。诊系肾虚、气血亏虚之经闭。治宜滋肾养血活血。处方：①脾俞、膈俞、肾俞、中脘、气海、关元、血海。俱针补。②熟地黄15g，干山药15g，山茱萸10g，丹皮9g，茯苓9g，泽泻9g，红花9g，桃仁15g，益母草30g，沙参15g。水煎服，5剂。六味地黄丸20丸，十全大补丸10丸。嘱先服汤药5剂，每日1剂；服完5剂汤药后，再服六味地黄丸，每日早晚各服1丸，午服十全大补丸1丸。至1961年1月10日来信联系，服药3剂后月经来潮，量小色浅淡，持续2天。据上方②调理月余而月经正常。

病案5

张某，22岁，邹平县东永和村人，未婚。于1960年8月9日来诊。患者于1959年10月，月经来潮时下身受凉而忽停，至今9个多月未潮，腹部胀痛，腰痛腿痛，得暖痛减，食纳可，二便调。舌苔薄白，脉象沉涩，腹平软，无包块。诊系寒凝经闭。治宜养血活血，温经散寒。处方：①当归 15g，川芎 9g，赤芍 9g，熟地黄 15g，桃仁 15g，红花 9g，熟附子 9g，肉桂 3g，香附 9g。3 剂，水煎服，每日 1 剂。②针灸：合谷（补），三阴交（泻），气海（温针），关元（温针）。如上法服药 10 剂，针灸 2 次，而月经来潮。

病案 6

滕某，19 岁，潍坊铁厂工人，未婚。于 1960 年 5 月 7 日来诊。患者闭经 1 年多，头晕头痛，脘腹胀闷，食欲不振，腰痛，四肢无力，便秘溲赤，舌苔薄黄，舌尖边有瘀点，脉弦涩，腹平软，胃区轻度压痛，未触及包块。诊系气滞不舒，血瘀经闭。治宜顺气和中，活血行瘀调经。处方：①中脘、气海、足三里（俱针泻）；②当归 12g，川芎 9g，赤芍 9g，熟地黄 15g，桃仁 15g，红花 9g，枳实 9g，厚朴 12g，木香 9g。3 剂，水煎服。通经甘露丸 10 包。嘱先服汤药 3 剂，每日 1 剂；服完汤药再服通经甘露丸，每日早晚各服 1 包。

5 月 17 日二诊：药后腹胀瘥，二便已调，月经于 5 月 13 月来潮，持续 2 天，量少，色紫暗，腰部酸痛，舌尖边有瘀点，脉沉细。为肾虚血虚兼有瘀血之证。治宜益肾养血活血。处方：当归 12g，川芎 9g，赤芍 9g，熟地黄 15g，桃仁 15g，红花 9g，香附 9g，元胡 10g，吴茱萸 6g。3 剂，水煎服。六味地黄丸 20 丸，十全大补丸 10 丸。嘱先服六味地黄丸，每日早晚各服 1 丸；服完六味地黄丸后再服十全大补丸，每日早晚各服 1 丸；待至下次月经来潮时服汤药 3 剂，每日 1 剂。嗣后月经正常。

4. 崩漏治分三步，三位一体

先师认为，崩漏属于血病，“非时下血”的主症，为本病诊断的主要依据。就病机来说，与肝、脾、肾三脏关系密切。盖肾以系胞，藏精纳气，为先天之本；肝藏血，司血海，肝肾同源，为冲任之本；脾统血，主运化，与胃相表里，为后天之本，而冲脉又隶于阳明。是以肝、脾、肾三脏失调，则冲任损伤，而为崩漏。究其原因，有寒热之别，虚实之异，临床治疗，贵在审证求因，审证论治。《灵枢》说："人与天地相参也，与日月相应也"，在这一观念指导下，先师根据《内经》"急则治其标""缓则治其本""血脱者当益其气"的原则，结合《叶天士女科全书》提出的塞流、澄源、端本三个步骤，辨证施治。先师强调，三个步骤，三位一体，不能截然划分。

病案 7

王某，40 岁，农民，高青县黑里寨村人。于 1965 年 2 月 26 日来诊。患者孕 6，产 6，现产后 3 个月，正在哺乳。患者近 1 个月来阴道不规则流血，血量较多，血色鲜红，经县医院检查为功能性子宫出血，经治未愈而来诊。现阴道流血，淋漓不断，时多时少，头目眩晕，腰酸腿软，心慌气短，倦怠乏力，面色浮黄，食欲减退，精神不振。舌质淡，苔薄白，脉细弱。诊系崩漏脾虚证。治宜补脾摄血。处方：归脾汤加减。党参 15g，黄芪 30g，阿胶 15g（另烊化，分 2 次入），血余炭 9g，白术 9g，炒当归 9g，远志 9g，炒枣仁 15g，棕榈炭 15g，陈皮 9g，甘草 9g，三七粉 6g（分 2 次冲）。3 剂，水煎服。人参归脾丸 20 丸。嘱先服汤药，每日 1 剂；服完 3 剂汤药后再服人参归脾丸，每日早晚各服 1 丸。

4 月 20 日二诊：服汤药 3 剂后血即止。按嘱将药用完后，血未再潮，余症亦减，现感倦怠乏力，遂予调补之剂，至 6 月 17 日来信说，病已痊愈。

病案 8

焦某，37 岁，农民，章丘县南明村人，于 1965 年 4 月 6 日来诊。患者 1 年多来，阴道不规则流血，时多时少，色淡质稀，体倦乏力，精神不振，腰酸腿软，面色淡白，食欲减退，舌淡苔薄，脉象细弱。婚后孕 2，产 2，诊系崩漏，证属脾虚，中气不足。治宜补脾摄血。处方：归脾汤加减（方见案例 7）3 剂，补中益气丸 20 丸。嘱先服汤药，每日 1 剂；后用补中益气丸，每日早晚各服 1 丸。

4 月 25 日二诊：服用汤剂后血即止。按嘱将药服完后，未再见血，遂予调补之剂。至 7 月 20 日追访，月经已基本正常。

5. 带下病根本在于脾虚有湿

先师常说，在旧社会里，带下病（白带过多）很是普遍，故俗有"十女九带"之说。究其原因，根本在于脾虚有湿。盖脾为阴土，喜燥恶湿，脾失健运，则脾精不守，不能输为营血，湿土之气下陷，而为带下。且湿为六郁之一，郁久化热生火，则带色由白而黄而红，病情渐就深重；子病累母，影响及肾，带色则又见黑。先师认为，本病日久不治，则津液暗耗，轻则影响健康，重则导致不孕，或坠胎、小产、滑胎，宜及早防治。治疗之法，要在健脾除湿，清热解毒。临床上，本病初起，先师常以五味异功散加扁豆、薏米、泽泻。湿郁化热带下色黄者，原方加双花、黄柏；湿郁化热生火，杂下红带者，再加丹皮、茜草；影响及肾，带下色黑者，则继加杜仲、川断。

先师治疗带下病，又常以单方、验方取效：

①白果适量，研为细面。每服 6g，食醋为引，白水冲服，日服 2 次，连服 7 天。适用于各种带下病。

②薏米 30g，莲须 10g，黄柏 10g，甘草 6g。水煎服，每日 1 剂，每日早晚各服 1 次。7 天为一疗程。适用于带下色黄。

③白鸡冠花 30g，椿根白皮 15g，肉桂 6g。水煎服，每日 1 剂。适用于白带初起，量多质清稀者。

④双花 30g，蒲公英 30g，茜草 30g，丹皮 10g。水煎服，每日 1 剂。适用于带下色赤者。

6. 妊娠恶阻主以偏方化裁

偏方，是先师治疗恶阻的一个祖传经验方。组成是：白术 9g，黄芩 9g，陈皮 9g，竹茹 9g，寄生 9g，川断 9g，砂仁 3g，甘草 9g。水煎服。先师认为，妇女妊娠以后，月经停闭，血海之血专供养胎，由是血分不足，气分相对有余，因而气血失调，冲气上逆，胃失和降，而为恶心呕吐诸症。轻者，经过一段时期，可逐渐恢复，无须治疗；重者，常反复发作，甚至完全不能进食，影响母体健康及胚胎的正常发育。临床上，先师多以偏方为主，审察证候之偏寒偏热、属虚属实，随证化裁，收到良好效果。其呕吐厌食，食入即吐，神疲乏力，舌淡苔薄，脉细滑者，为胃气不足，治宜和中健胃，原方加党参 15g，茯苓 15g；其呕吐酸苦，食入即吐，舌红苔黄，脉弦滑者，为肝经郁热，上方继加苏叶 9g，黄连 3g；其呕剧烈，反复发作，形体消瘦，肌肤不泽，舌苔薄黄或光剥，脉细滑无力者，为气阴两虚，治宜益气养阴、和胃止呕，偏方加人参 10g，麦门冬 15g，五味子 9g；其呕吐剧烈，食后或饮水后即吐者，则以伏龙肝（灶心土）一块（约 60g），打碎，清水适量，浸透搅匀，煮沸 15 ~ 20 分钟，置静处，澄取清汁，代水煎药。服药时，注意少进频服，则获捷效。

7. 不孕辨证施治，治分三段

生育，乃人类之天职。先师常引前哲之话说："人之育胎者，阳精之施也，阴血能摄之，精成其子，血成其胞，胎孕乃成。"故先师认为，男子以保精为主，保精者，"当益其精而节其欲，使阳道之常健"；女子以调经为主，调经者，"当养其血而平其气，使月事以时下"，精气足，经水调，阴阳合，鲜有不孕者。故先师认为不孕症之治疗，责之男女双方。先师认为，属于女子方面的，可概为两类，一是属于先天性的生理缺陷，一是属于后天的病理变化。前者有螺、绞、鼓、角、脉五种，古称为"五不女"，此五者非药石所能解决；后者主要由于肾气不足，经脉受阻，冲任气血失调。治疗之法，在整体观念指导下，先师宗《内经》寒者热之、热者寒之、虚者补之、实者泻之的原则，辨证施治，"以平为期"。在用药时间上，先师根据《内经》"必先岁气，无伐天和"之旨，若审无内伤外感诸证，则顺乎妇女自然生理功能，治分三段，即经前以调气为主，经期以调血为主，经后以补虚为主。调气者，调整机体之气血；调血者，或通经，或调经（期、量、色、质），而重在通经，活血化瘀；补虚者，补益肝肾，而重在温壮肾阳。

病案 9

吴某，37 岁，邹平县王家庄人，于 1958 年 3 月 10 日来诊。患者每月经来腹痛。婚后孕 2，产 2，健在 1。8 年来未孕。末次月经日期 2 月 18 日。经期尚正，量少色紫黑，持续 2 ~ 3 天，经期第一天腹痛难忍，喜温拒按，腰痛，白带多，现感上腹胀痛，有时呕吐，食欲不振，噫气食臭，二便尚调。查见舌苔薄黄、舌尖边有瘀点，脉象沉涩，腹平软，胃区轻度压痛。诊系肾虚血瘀，气滞食停之证。治宜益肾，活血祛瘀，健胃消食。处方：当归 12g，川芎 9g，赤芍 9g，熟地黄 15g，桃仁 15g，红花 9g，香附 9g，五灵脂 9g，生蒲黄 9g，元胡 12g，没药 6g，肉桂 3g。水煎服，2 剂。香砂枳术丸 10 包。嘱先服香砂枳术丸，每日早晚各服 1 包；服完香砂枳术丸后，待月经来潮时，服汤药 2 剂，每日 1 剂，早晚各煎服 1 次。

3 月 21 日二诊：药后上腹胀痛瘥，食欲较前增，3 月 17 日月经来潮，持续 2 天，经来腹痛较前减轻，腰部仍痛，舌苔无大变化，脉沉细涩。为肾虚血瘀之证。治宜益肾养血活血。处方：宁坤丸 20 丸；六味地黄丸 20 丸；3 月 17 日汤药处方 2 剂。嘱先服宁坤丸，每日早晚各服 1 丸；服完宁坤丸后，再服六味地黄丸，每日早晚各服 1 丸；待下次月经来潮时，服汤药 2 剂，每日 1 剂。嗣后怀孕，于 1959 年 2 月，足月分娩一男婴。

病案 10

胡某，40 岁，住张店区建筑公司。1956 年 3 月 10 日来诊。患者 19 岁结婚，25 岁时生一女孩，未存活。现周身浮肿，食欲不振，体倦乏力，白带过多，腰腿酸痛，经闭已 3 年。查见面色苍白，舌淡苔薄，脉象沉细无力。为脾肾两虚、气血不足之经闭证。治宜健脾益肾，补气养血。处方：①白术 9g，干山药 15g，山萸肉 10g，川断 10g，红花 10g，丹参 15g，泽泻 10g，生地黄 10g，台参 15g，当归 10g，甘草 6g。水煎服，3 剂。②人参健脾丸 20 丸，六味地黄丸 20 丸。嘱先服汤药 3 剂，每日 1 剂，早晚各煎服 1 次，服完 3 剂汤药，再服人参健脾丸，每日早晚各服 1 丸；服完人参健脾丸后，再服六味地黄丸，每日早晚各服 1 丸。

4 月 5 日二诊：药后全身浮肿差，食欲较前佳，月经仍未潮，舌苔薄，舌质淡，脉象沉细。辨证同上。守原法续理。处方：①3月10日方汤药3剂。②宁坤丸20丸，保坤丹20丸。嘱先服汤药3剂，每日1剂；服完3剂汤药，再服宁坤丸，每日早晚各服1丸；服完宁坤丸后，再服保坤丹，每日早晚各服1丸。

5月3日三诊：浮肿已消，余症无大变化，舌脉同上，据4月5日方续理。

6月1日四诊：月经仍未潮，白带较多，舌淡苔薄，脉沉细。为气血不足、脾湿带下之证。治宜益气养血，调经止带。处方：当归15g，川芎9g，赤芍9g，熟地黄15g，桃仁15g，红花9g，党参15g，黄芪30g，生龙骨30g，生牡蛎15g。水煎服，5剂。乌鸡白凤丸30丸。嘱先服汤药，每日1剂，早晚各煎服1次；服完5剂汤药，再服乌鸡白凤丸，每日早晚各服1丸。

6月25日五诊：6月4日月经来潮，量中等，持续4天，经色始浅淡，中紫黑有块，小腹隐痛，腰痛。据上方调理3个多月，月经正常，嗣后怀孕，于1957年国庆节，足月分娩一男婴。

8. 临证应病，妙识心灵

先师常说：医者，依也。不明心灵学（按：即心理学）者，不可以为医。作为一个医生，能在治疗实践中运用心理学知识，则其为患者服务的效果，当会更好。在这方面，先师树立了一个很好的榜样，博得了广大病员的赞扬，誉之为“纪半仙”。

先师勤慎诚朴，平易近人，对患者总是体贴、关怀和安慰，使人一见而觉得和蔼可亲。先师的一言一语，一举一动，都给患者以良好的心理影响，这种影响，都直接或间接地有益于提高治疗效果。临证应病，总是细致地全面地分析各种症状和现象，从而考虑治疗方法和选方用药。既看病，又看人，既注意到个体，又注意到个体与环境的统一。通过四诊尤其是问诊，洞察患者的心理，注意使其消除一些疑虑，增加一些希望，以改变其心理状态，得到患者的积极合作，医生与患者之间，由是起到共鸣，联为一气，这对任何治疗措施发挥效果来说，都将是极为有利的甚至是必要的因素。但是，这种方法的运用，必须建立在实事求是的治疗效果之上，而治疗效果，又以这种方法作为基础或辅助手段，两者是相互为用、相辅相成的。

先师对《叶天士女科全书》中提出的“求嗣相女”之论，诸如（妇人之质）“唇短嘴小”“耳小轮薄”“声细不振”“形体薄弱”“饮食纤细”“发焦齿豁”“睛露臀削”“脉见紧数弦涩”以及“情性和者，调经自易；情性妒者，月水不匀。……肉厚胜骨者，脂满子宫；骨瘦如柴者，子宫无血”等“均不利于子嗣”之论，临床上多有运用与发展。

病案 11

葛某，女，36 岁，淄博制丝厂工人，于 1957 年 9 月 5 日由其丈夫及婆母陪同来诊。患者 25 岁结婚，丈夫健康，夫妇同居，至今十余年未孕。末次月经：8 月 10 日。月经初潮 15 岁，每 40 ~ 50 天来潮一次，持续 3 ~ 5 天，量少，色紫黑，有条块，经期少腹疼痛拒按，腰痛，白带不多，经前胁胀，两乳房胀痛，纳可，二便调。查见目窠晦暗，左目锐眦下有一红色小点，按之褪色。舌尖边有瘀点，苔薄黄，脉象弦涩。诊系肾虚血瘀、肝气郁滞不孕。

在诊治过程中，先师问：你今年 36 岁吗？生日小吧？

是的。生日是农历十一月二十日。

你丈人比你小几岁？

小两岁。

你找了个小女孩养活着吗？

是的，找了个小女孩养活着，今年五月，患肺炎死去了。

先师把患者上下端详了一下，又望了望她的丈夫，沉默了一下说：你晚立子，早有了不长命，明年该是你立子之年了。先师指着患者目锐眦下的小红点说：你生闷气多，整天心烦易怒，什么也看不顺眼，现在好了，心情舒畅了，明年该是立子之年了，但要“忌气”（忌恼怒，保持心情舒畅），忌不住气，好不了病，生不了孩子。

先师简短的几句话，对事情仿佛未卜先知似的，顿时扣住了患者的心，给患者消除了一些疑虑（不生孩子），增加了一些希望（明年是立子之年），同时还在心理上有意无意地给患者布置了一个舒适的家庭环境（其丈夫及婆母在旁听了上面的问话后，心想，她过去不生孩子，是由于生闷气多，今后不再让她生闷气了），于是两口子及婆母，欢欢喜喜满怀信心地回家去了。患者心悦诚服地接受了治疗，按时服药，于 1958 年国庆节，足月分娩一男婴。

当天晚上，我又就这病例，向先师请教。

老师！您怎么知道她生日小呢？

她今年 36 岁，如果生日大的话，那就是 37 岁，将近 40 岁的人了，就那神色形态来看，不充这般大的年纪，所以说生日小。

怎么知道她丈夫比她小呢？

这很简单。稍有点社会常识的人，只要肯一分析就知道。她 25 岁结婚，一般说来，要不是丈夫小几岁，那早就结婚了。

根据什么知道她领养了个小女孩呢？

这也是根据社会常识。在旧社会，三十五六岁的人没生孩子，一般都要从兄弟们的孩子中过继一个作为自己的孩子，如今解放了，人人有工作，人人有饭吃，谁都不肯把孩子过继给别人了，那只有到孤儿院中去领养一个，而且这领养的孩子中，女多于男，所以我估计她领养了一个女孩子。

“早有了不长命，明年该是立子之年了”，根据什么呢？

这道理更简单。你看她今年36岁了，没怀过孕，而且领养了一个女孩，也死去了，这还不是不该早有，早有了不长命吗？这样一说，她（他）们就不再追悔过去了。经过诊察，她没有生理缺陷，证候系肾虚血瘀、肝郁气滞，经过一番治疗，很快就会痊愈的。病好了，哪有不生育之理，明年生孩子，可能性就很大了。

就这样，先师将丰富的社会经验、临床经验和生活知识，融合在一起，灵活地运用到临床实践中去。注意洞察患者的心理，使其消除疑虑，增加希望，以改变其心理状态，取得患者的信赖与合作，治疗效果，较诸单纯的药物疗法，实在远胜多多，有时甚至是不可思议的。先师常说的“医者，依也。不明心灵学者，不可以为医”，实在是有得之言，耐人寻味。

纪翱臣传

纪凤翔，字翱臣（1877—1967），邹平县南范村人。

先生少年刻苦读书。弱冠，从其三伯父学医于张家口。

及术成，遄返故里，在邹平县坐堂鸿德堂药店。后悬壶周村，医名大盛，活人无算。新中国成立后，任淄博市中医院副院长，并当选为山东省第四届人民代表大会代表。1967年12月，年近九十，以寿终。

先生行医凡六十余年，勤慎诚朴，平易近人。擅长内、妇、针灸诸科，而妇科尤精。临证应病，妙识心灵，博得了病员爱戴，誉之为“纪半仙”。惟以诊务纷繁，未遑著述。1962年淄博市贯彻落实中医政策，曾为纪老配高徒王云铭、王震、纪云蒸、王桂馨四人，现均为临床骨干。其徒弟王云铭为其整理出《中医妇科证治经验》一稿，约9万字，十年动乱期间，该稿散失，后又经重新整理，计分三辑。

先生之学，承祖业，而远溯岐黄仲景，近效丹溪景岳，尤宗《医宗金鉴》及《叶天士女科全书》。广征博采，不囿于一家之言。从临床实际出发，融汇而贯通之。由是学验具宏，且能在前贤的基础上有所发展。其论调经曰：“贵在辨证施治，治分三段。三段者即经前以调气为主，调气者调整气血也；经期以调血为主，调血者或通经或调经，而重在通经，活血化瘀；经后以补虚为主，补虚者，补益肝肾，而重在温壮肾阳”。其论经闭，曰：“证分虚实，宜针药并施。虚闭着眼于源，源在肾；实闭着眼于流，流在气血”，“治当针药并施，并注意调摄”。至于针刺手法，曰：“气至施术，补泻中机”。其论不孕，曰：“责之男女双方。男子以保精为主，保精者，当益其精而节其欲，使阳道之常健；女子以调经为主，调经者，当养其血，而平其气，使月事以时下”，“精气足，经水调，阴阳合，鲜有不孕者。”“然，五不男与五不女之先天生理缺陷者，自是例外也”。临证诊病，强调“妙识心灵”。常曰：“不明心灵学者，不可以为医”。并对

《叶天士女科全书·求嗣相女》之论，有所运用与发展，丰富了四诊的内容。

何康传

何康（1889—1976），原名平康，字直青，号云上，自署北海逸人。原籍青州，后迁至博山区八陡镇定居，是我市创办中医教育机构最早的名老中医，为培养中医人才、解除人民疾苦做出了贡献。

先生少年时代，求学于旌贤书院，读完四书五经，并浏览诸子百家，兼阅《御批通鉴》。17岁时任儒学教席。辛亥革命爆发，时年23岁，改业习医。及术成，悬壶应诊，门庭若市。《北海逸何康自传》中说："父讳荣福，字锡五，号梅村，府庠生（府州县学的生员）。"又《何氏医集·痧症麻疹治疗学》中说："余于诸般证治，在痧症一门，未经深有研究，兹据先君所论而述之曰"等，据此不难看出，先生当是家学渊源，学由祖传。

1918年秋，青州一带瘟疫流行，一时死者甚众，先生独具卓识，论病制方，治愈了不少患者，挽救了不少垂危患者。并施舍方药，以救急贫，受到了社会的尊重与人民的爱戴。"漫道岐黄手，原为教育家"就是乡亲们赞扬他的一副对联。1928年冬，土匪焚掠青州，乡人纷逃，先生避乱博山，因见该地民风淳朴，山水清佳，遂定居"黑山之阳，八谷之乡"（今博山区八陡镇），为乡亲们治疗疾病。1933年春，先生鉴于中医之传，后继乏人，大好国粹，有行将亡失之虞，常思起而振之。经乡先贤徐树蕙等人的帮助，在八陡创办庆义医学社，自编教材，传习中医学术，培养中医人才，一时从学者甚众。这是我市第一所私人创办的医学教育机构。1937年“七·七”事变，日寇入侵，民不聊生，加之疾病频仍，乡亲们处于水深火热之中。先生以“济世活人”为怀，不忍离去，遂与乡亲们同患难，共命运，埋头医疗。

新中国成立后，先生在党的中医政策的感召下，首先倡导组成“八陡联合诊所”。他坚定不移地以治病救人为己任，六十年如一日，尽心竭力为贫苦百姓治病，积累了丰富的临床经验。他的医学著述有《难经特解》《仲景伤寒句解》《中医学教本》《何氏医集》等书稿，对中医学事业的发展起了一定的作用。

《淄博市中医药志》序

在市卫生局党委和各级领导亲切关怀大力支持下，在志书编委会和采访人员的共同努力下，《淄博市中医药志》的编纂工作，于1982年秋开始，以迄于今，始抵于成。志书的编纂为前史所未有。这是我市中医药发展史上的里程碑。它反映出了上自周秦西汉乃至上古，下至1982年间我市中医药的时代风貌，展现出了我市中医药的创业历史，是我市中医药史上的重要文献，将起着资政、教育、存史的重要作用，对于丰富人们的知识、吸取历史经验、促进社会主义精神文明建设，具有重要意义和史料价值。

志书都凡四章：一概述，志中医药卫生事业发展历史与概况；二历代医林人物，志医林人物的生平、医技、医德及医著；三医文医迹，志名家医著、医迹及民间防病治病的风俗习惯；四中药材，志中药材 12 类 418 种。此外，并附齐都出土文物照片 18 幅。志书实事求是地全面记述、正确反映出我市中医药事业发展历史的真实面目，略古详今，纪实求真。对当地当时的重大中医药历史事实的认识和估价，都是在整个国家历史背景下进行考察的。志书文字活泼，简洁流利。不论行文叙事还是传记人物，实录直书。医林人物传记，感人至深。从淳于意到李连胜，从纪翱臣、王梦九，到王襄廷、王震，所传之事，给人启迪，所传之人，供人仿效，具有极好的教育作用。医文医著，反映出学科的时代水平和地方特色。若王长明大剂参附挽垂危，翟玉华妙施神方救难产；若李连胜按摩手法六字诀，纪翱臣治疗不孕分三段，等等，颇资临证借鉴。

志书坚持了人民群众是历史的创造者这一观点，突出了人民群众的历史地位，表达了我市广大中医药人员的意愿和要求，是一部无愧于我们伟大时代的新志书。

当今政通人和，百业俱兴，盛德大业，志修由自，使人深深体会到：只有社会主义才能救中国，中国共产党是全中国人民的领导核心，没有这样一个核心，社会主义事业就不能胜利。《管子》有言曰："火传也，不知其尽也。"火的燃烧靠燃料。前边的燃料着完了，后边的燃料要赶紧续上去。这样火就可以传下去，不会熄灭。祖国医学这个伟大的宝库，是我们祖先积累下来的智慧，像一团真火。这团真火要靠无穷无尽的燃料继续添上去，才能继续传下来。淄博大地，历史悠久，亘古亘今，亦新亦旧，小德川流，大德敦化。我们的祖先为祖国医学这个伟大的宝库堆金积玉，为中华民族的繁衍昌盛克尽厥职。智山慧海，前薪后薪，缅怀先贤，希冀来哲。是为序。

养怡之福 可得永年

永葆青春，益寿延年，是人类共同的美好愿望。我的养生之道有以下几点：

1. 饮食以素为主

我的饮食并不挑剔，粗粮细粮都吃。主食喜吃馒头、干火烧、三合面的窝窝头，菜中喜吃豆制品、青菜，基本上以素食为主。五味中不偏食，很少吃甜品，口味偏淡。随着年龄增长，每天清晨饮一杯牛乳。早晨吃好，午饭吃饱，晚饭吃少，一年四季都是如此。我喜欢饮茶。冬天喜欢吃生姜，生姜对御寒有一定的帮助。

2. 房事适度而止

房事是正常的生理活动。正常适度的房事生活，不但对身体无害，而且还有一定益处。但如果房事不加节制，则会给健康带来危害。这是因为过度的房事生活会耗损肾精。肾为先天之本，元气之根，是藏精纳气之脏。房事过度会伤肾，轻则体弱，未老先衰，重则诸疾缠绵，寿短命折。爱精自保，使人不老。既然房事生活是正常的生理活动，所以人到老年，既不要强行抑制房事生活，也不要不顾自身健康而去强求，应做到有规律而顺其自然。

3. 但求无愧我心

我在遇事不顺心时，常常这样抑制愤怒：一是逆来顺受，乐天知命，效法孟子“遇横逆之来而不怒，遭变故之起而不惊，当非常之谤而不辩，可以任大事矣”的教诲，以调节心理平衡。运用以柔克刚的道理，对事物慎思明辨，然后知变、应变、适变，心灵深处时时事事浸润在“心田种德心常泰”的境界中。二是常想“岂能尽如人意，但求无愧我心”。遇到痛苦之事暗自痛哭一场，发泄心中之愤怒，然后头脑安静下来，学着走“之”字形的道路，以曲为直，弯路走成直路，也就心胸泰然了。我对心理养生的体会是：在人生漫长的道路上，本着先圣教导，努力做到“诚意、正心、修身”，就可以达到“意诚、心正、身修”的境界，那样就会“自天佑之，吉无不利”了。

4. 医人传道尽职

我的养生经验最基本的一条是树立全心全意为人民服务的人生观。作为一名中医，医人传道是天职。这医人传道的思想，要渗透到全心全意为人民服务之中去才能得到体现。所谓“医人”，就是发挥中医药的特点，为人民的医疗、预防、康复、保健做出自己的贡献。所谓“传道”，包括两个方面，一是言传身教，二是著书立说。这就要在医疗实践中认真做好诊疗及传、帮、带工作，总结经验，广泛交流，促进中医学术事业的发展。终日乾乾，与时偕行，这应当是养生之道的核心。

概括我的养生健身方法，主要为：医人传道，与时偕行。法于阴阳，和于术数。食饮有节，起居有常。节欲保精，精气神全。养怡之福，可得永年。

益精　调气　养神

我是一名年过八旬的老中医，在长期的养生实践中，我深深地体会到益精、调气、养神是祛病延年的重要方法。

1. 益精

精是构成人体的基本物质。从其来源分，有先天之精、后天之精。先天之精禀受于父母，是构成人体的原始物质；后天之精来源于饮食的化生，是脏腑功能活动的物质基础。肾藏精，肾精中主司生殖机能的部分称为“天癸”，主司人体生长、发育和后天抵抗力（免疫功能）的部分叫肾气，两者合在一起，称为肾精。人到老年，肾气渐衰，肾精亏虚，就须益精。益精之道：一是节欲保精，房事适度而止；二是要补益后天之精，食饮有节。“饮食自倍，肠胃乃伤”。过食是老年人的大敌，因为老年人体力活动较少，唾液、胃液、胰液及消化酶的分泌减少，胃黏膜萎缩，肠蠕动减慢，因此，老年人在饮食方面应做到量少质好。质好并不一定要吃高能量、高蛋白的食物，而是要求品种多样，配搭合理，以便摄取身体所需的各种营养成分。同时老年人应多吃些新鲜蔬菜，多吃富含各种维生素的食物。中成药中的金匮肾气丸，是温补肾气，益寿延年的首选药。该药是蜜丸，有市售，每丸重 9 克。我每天清晨空腹时服一丸，温开水送下。

2. 调气

气有两种含义，一是指脏腑、经络、气血的生理功能，二是包括了进行功能活动时所需要的各种物质。二者是互相联系的，后者是前者的物质基础，前者是后者的功能体现。运行，是气的基本特点。生命在于运动，动而不衰。故老年人应坚持参加一些力所能及的体育运动，机体得到活动，可保持运动器官的灵活性，减缓肌肉的衰退萎缩过程，增加循环、呼吸、消化、神经以及内分泌系统的新陈代谢，延缓组织的衰老，增强机体的免疫能力，减少各种疾病的发生。再者，气行则血行。气为血之帅，血为气之母。气虚气滞，均可导致脉络瘀阻，发生疾病。益气通络化瘀是调气的一个重要方面。基于这种认识，我习惯于每月朔望两日服用中成药血府逐瘀丸。该药系水丸，有市售，一次服 9 克，每日早晚各服一次，温开水送下，可收益气通络化瘀之效。

3. 养神

神是人体生命活动现象的总称，也是精神、意识、知觉运动的集中表现。精、气是产生神的物质基础，所以精气充足，血脉充盈，生命活动旺盛，表现出来的神也就旺盛。“脑为元神之府”。我的养神之法：一是健脑养神，如博学强记勤用脑，节欲养精以健脑等等；二是起居有常，每日按时作息，早睡早起，生活很有规律；三是心旷神怡，情绪稳定，这是健康长寿的重要一环。不难理解，人体一切器官的功能，都是受中枢神经系统控制的，当人们情绪愉快稳定时，中枢神经系统处于良好的兴奋状态，使得机体新陈代谢旺盛。反之，情绪激动、悲观、苦闷，中枢神经系统则处于抑制状态，引起新陈代谢紊乱。如果长期情绪抑郁，人体的各种代谢活动就会紊乱失调，导致机体早衰。

总之，精、气、神三者是一个互相联系、互相渗透、互相制约的统一整体。损精必耗气，耗气必伤精，而伤精耗气也必然伤神。所以，益精、调气、养神三者必须兼顾，才能达到祛病延年益寿的目的。

祖国医学中的养生之道

永葆青春，益寿延年，是人类共同的美好愿望。相传古有彭祖老人者，养生有道，寿高八百。寿高八百固难置信，然其养生有道无疑。欲得长生，必究养生。养生之道，《素问·上古天真论》曰："上古之人，其知道者，法于阴阳，和于术数，饮食有节，起居有常，不妄作劳，故能形与神俱，而尽终其天年，度百岁乃去。今时之人不然也，以酒为浆，以妄为常，醉以入房，以欲竭其精，以耗散其真，不知持满，不时御神，务快其心，逆于生乐，起居无节，故半百而衰也。"又，《灵枢·本神》曰："智者之养生也，必顺四时而适寒暑，和喜怒而安居处，节阴阳而调刚柔，如是则僻邪不至，长生久视。"据此，不难看出，祖国医学中的养生之道，主要有饮食有节、起居有常、不妄作劳、适寒暑、和喜怒、戒欲保精等几个方面。兹介绍如下。

1. 适环境，避外邪，顺时养生

人生活在自然界中，自然界存在着人类赖以生活的必要条件，人与自然是一个有机整体。《素问·宝命全形论》曰："人以天地之气生，四时之法成。"人要健康长寿，必须适应环境，适者生存。"逆之则灾害生，从之则苛疾不起。"适应环境，要因时制宜。

《素问·四气调神大论》曰："春三月，此谓发陈，天地俱生，万物以荣，夜卧早起，广步于庭，被发缓行，以使志生……此春气之应，养生之道也。"

"夏三月，此为蕃秀，天地气交，万物华实，夜卧早起，无厌于日，使志无怒，使华英成秀……此夏气之应，养长之道也。"

"秋三月，此谓容平，天气以急，地气以明，早卧早起，与鸡俱兴，使志安宁，以缓秋刑……此秋气之应，养收之道也。"

"冬三月，此谓闭藏，水冰地坼，无扰乎阳，早卧晚起，必待阳光，是志若伏若匿，若有私意，若已有得，去寒就温，无泄皮肤……此冬气之应，养藏之道也。"

可见，时序易，寒温殊，养生之道，必须顺应四时，起居有常，情志舒畅，"春夏养阳"，"秋冬养阴"。须知"虚邪贼风，避之有时。恬淡虚无，真气从之。精神内守，病安从来"(《素问·上古天真论》)。这是避免外邪侵袭的必要措施。

2. 保养精神，心情舒畅

人的情志（神）活动，与身体（形）健康关系密切。思想开朗，心情舒畅，是很多高龄老人的共同特点。"神"为"五脏所藏"。在《内经》中，把人的情志活动分为喜、怒、忧、思、悲、恐、惊七种，称为七情，并把它作为病因。一般情况下，情志活动是人对客观事物作出的反应，不会引起疾病。但情志波动过于剧烈或持续过久，就会引起人体阴阳失调、气血不和、经络受阻、脏腑功能失常而发病。《素问·阴阳应象大论》曰："怒伤肝"，"喜伤心"，"思伤脾"，"悲忧伤肺"，"恐伤肾"。

情志失调累及五脏，主要关乎"气"。《素问·举痛论》曰："百病生于气也。怒则气上，喜则气缓，悲则其消，恐则气下，……惊则气乱，思则气结。"是以情志异常，可导致机体发生疾病。然，"悲胜怒"，"恐胜喜"，"怒胜思"，"喜胜忧"，"思胜恐"（《素问·阴阳应象大论》）。故《内经》中有"移精变气"之论。转移精神，可以调整紊乱了的气机，使之恢复正常。"心者，君主之官也，神明出焉。"在情志活动中，心占有重要地位。心在志为喜，"恬淡虚无""清心寡欲"以保养精神，使心情舒畅，是防病健身、益寿延年的首要条件。"乐观者长寿"，正说明了这一点。

3. 适当的运动和劳动

坚持每天适度的运动和劳动，是“和于术数”的内容之一，是保持健康的重要因素。《吕氏春秋·尽数》篇曰：“流水不腐，户枢不蠹。形气亦然，形不动则精不流，精不流则气郁。”盖“草郁则为腐，树郁则为蠹，人郁则百匿并起”（《亢仓子》），故作“舞”（运动）以宣导之。华佗曰：“人体欲得劳动，但不当使极耳。动摇，则谷气得消，血脉流通，病不能生，譬如户枢，终不朽也”（《后汉书·方术列传》），创“五禽之戏”，以锻炼身体，强调“不当使极”，即适度的运动和劳动。这与《素问·宣明五气论》中“久视伤血，久卧伤气，久坐伤肉，久立伤骨，久行伤筋，是谓五劳所伤”的经旨，颇相吻合。《养生寿老集》曰：“养生莫善于习动”，“一身动则一身强。”

4. 食饮有节

《医说》曰：“食饮之宜，举其大略：当候已饥而后食，食不厌熟嚼；仍候焦渴而引饮，饮不厌细呷。无待饥甚而后食，食不可太饱；或觉微渴而省饮，饮不欲太频。浆不欲甘酸，肉无贪肥脆，食不厌精细，饮不厌温热。饭无令少于面，菜常令称于肉。肉不厌软暖，菜不可生茹。五味无令胜谷味，肉味无令胜食气。滋味欲淡而和，食时当谨其度。故得食饮常美，津液常甘；身轻而不倦，神清而少睡；胸腹通畅而少噫，胃脘宽舒而不胀；省解带摩腹之劳，免食药耗气之失。皆目前近效也。”

这概括地说明了饮食宜忌事项及其效果，是符合饮食卫生的。孙真人曰：“人之当食，须去烦恼”；“食毕漱口，令人牙齿不败，口香”；“食毕当引步踌躇”等等。这些都是良好的卫生习惯。

关于烟、酒、茶：烟："辛热，有大毒"，吸烟，"损肺耗血，伤神折寿"。酒：甘苦辛，温，有毒。少量饮之，有活血通脉、助药力、增进饮食、恢复疲劳之功。"久饮酒者，烂肠胃，溃髓蒸筋，伤神损寿"，"饮酒过度，伤生之原"。茶：辛甘，凉。功能清头目，除烦渴，化痰消食，利尿解毒，可作饮料，可作药用。喝茶好处多，但适度为宜，"过饮面黄亦少睡"。在我国，很早就有"瀹茗留佳客"的良好风尚。总之，不吸烟，少饮酒，适量饮茶，有益健康。

5. 起居有常

起居作息，必须有劳有逸。不能过劳，也不能过逸，要劳逸结合，按时作息。睡眠，是消除疲劳的最好方式，要有充足的睡眠。

起居失常，古称劳倦。《素问·调经论》曰："有所劳倦，形气衰少。"故当"不妄作劳"，"常欲小劳"，"学不因老而废"。春秋战国时的晋平公，年已七十，犹秉烛夜读；唐代大医孙思邈，一百岁时，正撰著着《千金翼方》。老当益壮，大有作为！

6. 节欲保精

"房劳过度则伤肾"。肾伤，轻则体弱，未老先衰；重则诸恙缠绵，寿短命折。故长寿老人彭祖曰："上士别床，中士别被。服药百裹，不如独卧"。孙真人曰："六十者，闭精勿泄"。《类经》曰："欲不可纵，纵则精竭。精不可竭，竭则真散。盖精能生气，气能生神。营卫一身，莫大乎此。故善养生者，必宝其精。精盈则气盛，气盛则神全，神全则身健，身健则病少，神气坚强，老而益壮，皆本乎精也。……无摇汝精，乃可以长生"。

这与纯阳道人所倡导的"精养灵根炁（气）养神，此真之外更无真”的养生法是一致的。爱精自保，长寿不老。

7. 借鉴前人养生法

孙真人饮食宜忌歌：

春月少酸宜食甘，冬月宜苦不宜咸。
夏月增辛减却苦，秋辛可省便加酸。
季月可咸甘略戒，自然五脏保平安。
若能全减身康泰，滋味偏多无病难。

孙真人养生百字铭：

怒多偏伤气，思多大损神。
神疲心易役，气弱病来侵。
勿使悲欢极，常令饮食匀。
再三防夜醉，第一戒晨嗔。
亥寝鸣天鼓，寅兴漱玉津。
病邪难犯己，精气自全身。
若要无诸病，常须戒五辛。
安神宜悦乐，惜气保和纯。
寿夭休论命，修行本在人。
倘能遵此理，平地可朝真。

龚子才摄生篇：

惜气存精更养神，少思寡欲勿劳心。
食唯半饱无兼味，酒至三分莫过频。
每把戏言多取笑，常含乐意莫生嗔。
炎势变诈都休问，任我逍遥过百春。

尾语

以上几点，是祖国医学中养生之道的几个重要方面。心合于道，勤而行之，“养怡之福，可得永年”。

七情与健康

“健康的身体寓于健康的精神”。人的精神状态与脏腑气血的功能互为影响。调摄情志以保养精神，对保健强身大有益处。下面谈三个问题。

1. 情志过极可导致内脏发生疾病

脏腑气血失调，也会引起情志的变化。《灵枢·百病始生》曰：“喜怒不节则伤脏，脏伤则病起于阴也”。喜为心之志，“喜则气和志达，营卫通利”（《素问·举痛论》）。所以适度喜乐，有益身心。但过分喜乐，反能伤心。《内经》曰：“喜则气缓”；“暴喜伤阳”；“肺喜乐无极则伤魄，魄伤则狂，狂者意不存。”又曰：“喜大虚，则肾气乘矣。”都说明了喜乐不节可以致病。

怒为肝之志，有发泄之意。气血旺盛之人，遇事愤懑于心，而产生一时的情绪波动，往往气逆上冲，勃然发怒。《内经》曰：“怒则气上”，“气逆上而不下，即伤肝也”。胃受肝邪，则气逆作呕。脾受肝邪，则腹胀、飧泄，消化不良。肝伤，且会耗伤阴血，则血不养肝，导致肝阳上亢或肝气横决，而致胁痛、胸满、面赤、昏厥等症，或“血菀于上，使人薄厥”。

忧为肺之志。人当忧愁不解时，则觉肺气不舒，精神不振，颓丧懊侬，沉闷短气。故《内经》曰：“忧伤肺”，“忧愁者气闭塞而不行”。忧愁不仅伤肺，也能伤脾。“脾忧愁不解则伤意，意伤则乱，四肢不举。”

思为脾之志。思发于脾而成于心。故长期恐怖思虑，则伤神伤脾。“思则气结”，如人有所祈求，空怀妄想，无时或释，所思不遂，谋虑怫逆，皆可导致气滞不行，积郁中脘，而发生噎膈、呕吐、胃纳呆滞、饮食不运，日久则气血日弱，肌肉日削，精神日减，四肢不用。

悲是由于伤感而哀愤所产生的情绪。《内经》曰："悲则心系急，肺布叶举，而上焦不通，营卫不散，热气在中，故气消矣。"由于悲哀过度，还能伤及胞络，"胞络绝则阳气内动，发为心下崩数溲血也"，甚至"大经空虚，发为肌痹，传为脉痿。"此皆由于悲哀太过伤及内脏所引起的病证。但内脏本身发生病变时，也会产生悲哀症状。《内经》曰："心气虚则悲"。

恐为肾之志。长期恐惧，则能伤肾。肾主藏精，"恐则精却，却则上焦闭，闭则气还，还则下焦胀，故气不行矣。""精伤则骨酸痿厥，精时自下……阴虚则无气。"此外，恐惧也能伤心，使"神荡淡而不收"。但内脏有病时，也会产生恐惧。《内经》曰："胆病者，心中淡淡，恐人将捕之"；"足少阴之脉气不足，则善恐。"

"惊则气乱"。"惊则心无所依，神无所归，虑无所定，故气乱矣"。气乱则发为痴呆、癫痫，或卒然僵仆，甚则"血气分离，阴阳破散。"孕妇受惊，其子可能发生先天性癫痫病。七情有七，概称五志，盖悲忧同归于肺，惊恐同归于肾。《景岳全书·杂证谟》曰："惊恐虽若同类，而不知恐之伤人尤甚于惊者何也？盖惊出于暂，而暂者可复；恐积于渐，而渐者不可解，甚至心怯而神伤，精却则阴痿，日消月缩，不亡不已。"然惊能致病，多由心气先虚，如果心气充盈，胆气充足，则虽遇险恶，亦能镇静自恃，不致惊骇。

综上所述，不难看出，七情过极，可以使人发病，甚至中道夭折；脏腑气血失调，也会引起情志的变化。

2. 移精变气，却病延年

情志异常，可导致机体发生疾病；转移精神，可以改变紊乱了的气机，使之恢复正常。故《内经》中有“移精变气”之论。《内经》曰：“怒伤肝”，“悲胜怒”；“喜伤心”，“恐胜喜”；“思伤脾”，“怒胜思”；“悲忧伤肺”，“喜胜忧”；“恐伤肾”，“思胜恐”。是以移精变气，以情制情，调摄精神，避免情志过极，可以防病保健，益寿延年。

3. 善自调摄精神，保持心情舒畅

祖国医学认为，人的情志活动与五脏都有关系，其中心是最高级的，是总其大成的。《灵枢·邪客》曰：“心者，五脏六腑之大主也，精神之所舍也”，“悲哀忧愁则心动，心动则五脏六腑皆摇”。又《素问》曰：“主明则下安，以此养生则寿，殁世不殆。”这说明心脏既主司精神意识，同时又有协调各个脏腑功能的作用。如能善于调摄精神，保持心情舒畅，则心之功能强健，各个脏腑功能活动正常，人则健康长寿，终生不会发生重病。

怎样调摄精神呢？《内经》中明确指出：“喜怒不节……生乃不固。”要调摄精神，保养真气，必须做到“内无思想之患，以恬愉为务”。所谓“恬愉”，就是保持乐观精神，排除私心杂念，不患得患失，不追逐名利，自然会心胸开朗，心情舒畅。愉快的心情，有利于正常生理活动的进行，人体内的正气必然旺盛，病邪就无法入侵，人则健康无病。只要我们在日常生活工作中，让乐观占统治地位，就可以“度百岁而动作不衰”了。

尾　语

中医认为“心主神志”。七情从心发出，情志异常可伤及心神。

心神主宰全身，心神一伤则全身脏器都将受到影响而发病。是以善自调摄精神，保持心情舒畅，是健康长寿的重要一环。

老年人的心理平衡

世界卫生组织提出了这样一个口号："健康的一半是心理健康"，以号召人们在注意生理健康的同时，注意心理方面的健康。生理常态下，心理平衡。"阴平阳秘，精神乃治"。心理平衡是一种健康的心态，这种良性心态的主要表现为大脑神经的兴奋与抑制过程处于协调平衡状态，情绪平稳、泰然、舒适，是老年人健康长寿的重要因素之一。衰老感、忧郁感、担心感、孤独感、狭隘多疑、烦躁易怒等不良情绪，是老年人常有的心理特征，长此以往而导致心理失衡，有害身心健康。老年人要想保持心理平衡就要注意以下几点：

1. 运用正确思维，进行情绪选择

老年人对客观现实的心理反应，很大程度上取决于是否能够运用正确的思维来进行"情绪选择"。应当明智地放弃和淡化生活中的不愉快，努力朝着美好、欢乐的方向去寻找"闪光点"。因为"对生活微笑的人，生活才回报你甜蜜"。

2. 重新学习，不断调整行为

老年期是角色上发生重大变化的时期，所以对自己所充当的角色以及角色的改变应有正确的认识态度，并应该根据变化采取与角色相符合的行为来适应客观现实，只有这样，才能适应环境，保持心理平衡，所以必须重新学习，调整行为，适应新的生活。

3. 确定生活目标，寻找精神寄托

老年人应当不断追求新的生活目标，仍然要继续求知、求美、求友谊、求劳动、求贡献、求理想。要在自己的现实生活中确立恰当的生活目标，寻求生活的乐趣，只有这样，才能克服心理失衡，正视现实。

4. 学会自我心理保护

老年人若受到精神打击时，应当奋起自卫，坚强挺立，让自己从精神困扰中解脱出来，继续走自己的路。要不断提高“自制力”，要用理智来监督和控制自己的行为，让意志驾驭感情。要自尊、自爱，悦纳自己，不该与自己“过不去”。必须放弃自疚、自责、自卑等不正常的心理状态，要“变通进取”，轻松快活地“与时偕行”。

5. 积极社交，丰富感情生活

老年人需要友谊，需要社交。正常的社交可以对某种因心理缺陷所致的疾病起到“治疗作用”，要从离群索居中解脱出来。

健脑养生法

大脑是人体的最高司令部，它统帅和控制着身体各系统的活动，使其密切合作，协调一致。大脑功能强健，人体就可以健康。这说明健脑养神对健康长寿有着重要作用。中医学在健脑养神、延缓大脑老化、保持大脑健康方面，积累了丰富而宝贵的经验，现介绍如下。

1. 博学强记勤用脑

“脑为元神之府”。“精神不用则废，多用则疲，疲则不足；用之则振，振则生，生则足。”意思是说，合理用脑，勤用脑，有利于脑神，提高智能，健体延寿。科学研究表明：人的大脑受到的信息刺激愈少，衰老愈快；而信息刺激越多，脑功能愈发旺盛，衰老愈慢。专家们还用超声波测量不同生活方式的人的大脑，发现勤于思考的人，脑血管经常处于舒展状态，这种状态，使脑神经得到良好的保养，大脑不会早衰。这样既延长了智力的青春，也延长了生理的寿命。“活到老，学到老，用到老”，这句话道出了学习与人体健康的关系。

2. 节欲养精以健脑

肾藏精，主骨生髓，通于脑。大脑的活动有赖于肾精的充养。《类经》说：“善养生者，必宝其精。精盈则气盛，气盛则神全，神全则身健，身健则病少，神气坚强，老而益壮，皆本乎精也……无摇汝精，乃可以长生。”这说明节欲可养精，养精才能健脑全神，延缓大脑的衰老。反之，纵欲过度，则伤精耗神，未老先衰，头脑昏昏，智力减退，精神萎靡，百病丛生。

3. 补脑益智法

摄取足够的健脑食物，能够增强大脑皮层的兴奋和抑制能力，提高工作效率。健脑食物是推迟大脑衰老，保持智力的佳品。健脑食物中属于植物性的如核桃、小米、玉米、栗子、枣子、花生、豆制品等，属于动物性的如猪肉、羊肉、鸭肉、鱼、虾、蜂蜜等。中成药如六味地黄丸、金匮肾气丸等。

4. 生活规律

“起居有常，养其神也。”保持良好的生活习惯，做到劳逸适度，定时进餐，按时起居，保持充足的睡眠，早睡早起，则神宁气足，大有裨益。

5. 手指运动健脑法

手托两铁球或核桃在手中不停地转动，进行琴棋书画练习和锻炼，通过手指活动，可使神经末梢的功能旺盛，可刺激大脑，使大脑机能发达，保持着微妙的平衡。

6. “浴脑”锻炼法

每日清晨起床后到空气清新的地方进行气功、太极拳、保健功、散步等活动。因为空气清新能唤醒尚处于抑制状态的各种组织的活动，使大脑得到充分的氧气，提高脑功能。当学习疲劳时，可改变一下环境，使心情愉快，精神振奋，消除疲劳，使脑功能提高。

7. 戒烟、戒酒健脑法

长期吸烟（包括被动吸烟）可严重损伤脑细胞的功能，使记忆力和智力减退，进而造成脑、心、肺等多脏器的疾病，加速脑细胞的衰老。所以为使脑细胞不受毒害，不要吸烟，不要喝酒。

睡眠养生（一）

——睡眠与防病

睡眠是起居的一个重要方面，起居作息必须有劳有逸，不能过劳，也不能过逸，要劳逸结合，按时作息。睡眠是消除疲劳的最好方法，要有充足的睡眠。睡眠与长寿有密切关系。

在人生的生命历程中，大约有三分之一的时间是在睡眠中度过的，这个时间大大超过了我们用在其他任何活动上的时间。正是这三分之一的时间为其余三分之二时间的活动提供了可靠的保证。充足的睡眠，合理的休息，是进行朝气蓬勃工作和学习的生理基础。因此，了解和掌握一些有关睡眠的知识和方法，对于健康长寿有着重要意义。

睡眠是阴阳作用的结果。《灵枢·口问》说："阳气尽而阴气盛则目瞑，阴气尽而阳气盛则寤矣。"白昼、活动、兴奋属阳，夜间、休息、抑制属阴。人们经过一天的工作和学习，黑夜到来，阳入于阴，阳衰阴盛，人们需要休息，进入了睡眠状态。黎明时，阴气衰弱，而阳气始盛，进入了觉醒状态。人的睡眠是由自然界的阴阳变化所决定的，它像有规律的潮水涨落一样，呈现周期性变化。

睡眠是调整人体精神气血必不可少的一项生命活动，是人体借以维护正常生命活动的自然休息。睡眠可以保护大脑皮层细胞，使其免于衰竭和破坏，得到充分的休息，而且还可以降低代谢，减少消耗，促进损伤组织的修复，抑制疾病的痛苦，加速人体细胞的生长，因此是一种较积极、彻底和全面的休息。所以说，合理的睡眠，对养生来说，具有重要的作用。要提高睡眠的质量，讲究睡眠的方法。

就寝前必须保持心境平和，精神松弛。情绪波动会引起气血紊乱，大脑皮层兴奋，影响入睡。睡下后不要聊天说话。有条件者最好睡前洗个温水澡，或用温水泡泡脚，搓搓脚心，这样能诱人入睡。

卧室要干净卫生，空气清新，特别是卧室每天通风，可以排除异味和有害废气。睡眠时还要注意不要当风而卧，因为入睡后，人体对环境气温变化的适应能力降低，特别是老年人，迎风而卧最易感冒或导致疾病发生。

关于睡眠的方位，我国古代医家和养生家的见解，大致有如下几种意见：

寝卧东西向：《千金要方》说："凡人卧，春夏向东，秋冬向西。"现在不少养生家仍主张这种卧向。

寝卧恒定东向：《老老恒言》说："寝恒东首，谓顺生气而卧也。"

按季节确定寝卧方向：春季头向东，夏季头向南，秋季头向西，冬季头向北。意即顺应四时之变，随四时所旺之气而卧，顺应自然，协调阴阳。

避免寝卧北向：《千金要方》说："头勿北卧。"古代多数养生家赞成忌北向而卧的观点。现代科学认为，地球是个大磁体，磁场对人体是有影响的。美国科学家曾做过实验，研究地磁场对人体的影响，发现卧向头北脚南的人比其他方向睡得更香甜。但我国武汉市第一医学院做过脑血栓形成患者床铺摆设方向的调查，发现头北脚南的铺位上的老人，其脑血栓的发病率要高于其他方向寝卧的老人。据分析，可能与南北磁极有关。

在寝卧方向这个问题上，国内外的认识不尽一致，但从我国传统的认识来看，多数主张东西向寝卧，东西向设床为好。

睡眠姿势也很重要。理想的睡姿是侧身屈膝，以使精气不散，侧向右边（左侧朝上），这样不会压迫位于身体左侧的心脏，便于腹部的血液回流和肠胃蠕动，有利于健康与睡眠。但实际上，人的睡姿一夜之内是经常变动的，辗转反侧可达数十次之多。有些学者认为，睡眠时的辗转翻身，有利于大脑皮层抑制的扩散，可提高睡眠质量。因此对老年人的睡姿可不必也不能作硬性规定，顺其习惯。需要指出的是，俯卧式睡姿会明显压迫胸腹，影响呼吸；仰卧式睡姿，又使肌肉不能完全放松，影响休息，最好加以避免。还要注意，睡眠时不要蒙头掩面，也不要张口呼吸。

睡眠养生（二）

——睡眠与做梦

每个人都做梦，而且梦境千奇百怪，时而杂乱无章，虚无缥缈，时而若有其事，醒后记忆犹新。据现代科学研究，人的一生，大约有十分之一的时间是在梦中度过的。可见梦是人们生活的一部分，它对身心健康有着一定影响。

1. 梦的形成

关于梦的形成，古今中外，众说纷纭。专家们所推崇的是我国的一句古话“日有所思，夜有所梦”。为什么会日有所思呢？原来，人的一生，对未知的将来，永远存着一份好奇，先想知道它，继想改变它，最后想掌握它，以冀对一切做到心中有数，有备无患，从而更好地认识社会，改造社会，推动社会不断向前发展，于是不能不冥思苦想而“夜有所梦”了。

陆游一生写过许多有关梦的诗，如《十一月四日风雨大作》：

僵卧孤村不自哀，尚思为国戍轮台。
夜阑卧听风吹雨，铁马冰河入梦来。

一个多么悲壮的爱国之梦啊！诗人的爱国夙愿，梦境中得到了补偿！

唐代诗人盖嘉运的《伊州歌》，描写一个女子希望做一个好梦（梦中与从军的丈夫相会）而有意改变环境的情形。原诗是：

打起黄莺儿，莫教枝上啼。
啼时惊妾梦，不得到辽西。

2. 做有利于健康的美梦

梦，有美梦，有噩梦。高尚的道德情操、充实的思想、愉快的心情、规律的生活等，将会使人做一些既有意义又利于健康的美梦；而思想空虚、精神颓废、饱食终日、生活混乱，将会使人做一些毫无意义又有害于健康的噩梦。

3. 梦对身体状态和疾病特点的预见性

中医学很重视某些梦对疾病的诊断意义。《素问》说："阴盛则梦涉大水恐惧，阳盛则梦大火燔灼，阴阳俱盛则梦相杀毁伤；上盛则梦飞，下盛则梦坠；甚饱则梦予，甚饥则梦取；肝气盛则梦怒，肺气盛则梦哭；短虫多则梦聚，长虫多则梦相击毁伤。"这些论述描写了身体的某些状态与梦的关系，说明梦对自身状态和疾病特点会有一定的反映。认识这一点，对于防治疾病亦有一定意义。当然，并不是所有的疾病都可以通过梦反映出来。

结语

睡眠是起居的一个重要方面，睡眠和长寿有密切关系，而梦是睡眠过程中不可缺少的组成部分。"日有所思，夜有所梦"。梦，基本上是人心理的反映或潜在意念的表现。注意身心修养，会使人做一些既有意义又有利于健康的美梦。梦对自己身体状态和疾病特点会有一定的反映，认识这一点，对防治疾病有一定意义。

附方

常用中成药

1. 六味地黄丸

处方：熟地黄　山茱萸　山药　泽泻　茯苓　牡丹皮

功效：滋补肝肾。

主治：肝肾阴虚，虚火上炎所致腰膝酸软，头晕目眩，耳鸣耳聋，遗精盗汗，骨蒸潮热，舌红少苔，脉细数。

剂型及规格：蜜丸。每丸重 9g。

用法：口服，每次 1 丸，一天 2 次。

2. 人参归脾丸

处方：人参　黄芪　甘草　当归　龙眼肉　白术　木香　茯苓　炒酸枣仁　远志

功效：健脾养心，益气补血。

主治：思虑过度，劳伤心脾所致心悸怔忡，失眠健忘，食少体倦，面色萎黄，妇女月经不调，崩漏，带下以及皮下出血等。

剂型及规格：蜜丸。每丸重9g。

用法：口服，每次1丸，一天2次。

3. 龙胆泻肝丸

处方：龙胆草　栀子　黄芩　泽泻　木通　车前子　柴胡　当归　生地黄　甘草

功效：清泻肝经湿热实火。

主治：肝热头晕，耳痛耳鸣，胁痛口苦，小便短赤。

剂型及规格：水丸。每袋重9g。

用法：口服，一次1袋，一天2次。

4. 女金丹

处方：益母草　香附　延胡索　没药　牡丹皮　当归　白芍　川芎　熟地黄　阿胶　党参　白术　茯苓　甘草　陈皮　砂仁　肉桂　鹿角霜　赤石脂　白芷　藁本　白薇　黄芩

功效：补益气血，调经止带。

主治：气滞血瘀，经血不调，腰酸腿痛，四肢无力。

剂型及规格：蜜丸。每丸重9g。

用法：口服，每次1丸，一天2次。

5. 通经甘露丸

处方：当归　桃仁　大黄　牡丹皮　肉桂　干漆（煅）牛膝　红花　三棱（麸炒）莪术（醋制）

功效：化瘀通经。

主治：瘀血阻滞，经血不通，小腹胀痛，午后发热等。

剂型及规格：水丸。每袋重9g。

用法：口服，一次 1 袋，一天 2 次。

6. 得生丹

处方：益母草　当归　白芍　柴胡　木香　川芎

功效：调经养血，理气化瘀。

主治：气滞血瘀所致经血不调，经行腹痛及癥瘕痞块。

剂型及规格：蜜丸。每丸重 9g。

用法：口服，每次 1 丸，一天 2 次。

7. 当归养血丸

处方：当归　白芍（炒）地黄　黄芪（蜜炙）阿胶　牡丹皮　香附（制）茯苓　杜仲（炒）白术（炒）

功效：养血调经。

主治：用于气血两虚，月经不调。

剂型及规格：水蜜丸。每瓶重 90g。

用法：口服，一次服 9g，一天 2 次。

8. 艾附暖宫丸

处方：香附（醋制）当归　川芎　白芍　地黄　黄芪　艾炭　肉桂　吴茱萸（甘草水制）川续断

功效：养血调经，暖宫散寒。

主治：冲任虚寒，宫冷不孕，痛经经闭，经血不调，腰膝冷痛，寒湿带下等。

剂型及规格：蜜丸。每丸重 9g。

用法：口服，每次 1 丸，一天 2 次。

9. 妇科十味（珍）片

处方：香附（制）党参　茯苓　白术（炒）甘草（炙）红枣　川芎　当归　熟地黄　白芍

功效：理气，活血，调经。

主治：月经不调，经来腹痛。

剂型及规格：片剂。每片重 0.23g，每瓶 100 片。

用法：口服，一次 5 片，一天 2 次。

10. 逍遥丸

处方：柴胡　当归　白芍　薄荷　白术　茯苓　甘草

功效：疏肝解郁，健脾养血。

主治：肝郁不舒，胸膈疼痛，头晕目眩，倦怠无力，午后潮热，月经不调等。

剂型及规格：水丸。每袋重 9g。

用法：口服，一次 9g，一天 2 次，温水送下。

11. 十全大补丸

处方：熟地黄　当归　白芍　红参　黄芪　白术　茯苓　甘草　川芎　肉桂

功效：培补气血。

主治：气血两亏，面色萎黄，精神倦怠，四肢乏力。

剂型及规格：蜜丸。每丸重 9g。

用法：口服，每次 1 丸，一天 2 次。

12. 云南白药

处方：（略）

功效：活血止血止痛。

主治：跌打损伤，瘀血肿痛，外伤出血，吐血，衄血，咯血等。

剂型及规格：散剂。每瓶 4g。

用法：口服，每日 2 ~ 3 次，一次 0.2 ~ 0.3g，或外敷止血。

注：云南白药是我国著名成药之一，其前身为云南百宝丹。

13. 杞菊地黄丸

处方：枸杞子　菊花　熟地黄　山茱萸　牡丹皮　山药　茯苓　泽泻

功效：滋肾养肝，清头明目。

主治：用于肝肾阴亏，眩晕耳鸣，羞明畏光，迎风流泪，视物昏花等症。

剂型及规格：蜜丸。每丸重 9g。

用法：口服，一次 9g，一天 2 次。

14. 金匮肾气丸

处方：熟地黄　干山药　山茱萸　茯苓　泽泻　牡丹皮　肉桂　附子

功效：温补肾阳。

主治：肾阳不足，症见腰酸腿软，身半以下常有冷感，小腹拘急，小便不利或尿频，脉虚弱。

剂型及规格：蜜丸。每丸重 9g。

用法：口服，每次 1 丸，一天 2 次。

15. 乌鸡白凤丸

处方：乌鸡（去毛、爪、肠）　当归　白芍　鹿角胶　生地黄　熟地黄　川芎　丹参　香附　人参　黄芪　山药　甘草　鳖甲　天门冬　银柴胡　牡蛎　芡实　鹿角霜　桑螵蛸

功效：补益气血，调经止带。

主治：气血两虚，身体瘦弱，食少乏力，腰腿酸软，经水不调，崩漏带下。

剂型及规格：蜜丸。每丸重 9g。

用法：口服，每次 1 丸，一天 2 次。

16. 止嗽青果丸

处方：川贝母　百合　黄芩　石膏　藏青果　桑白皮　白果　麻黄　杏仁　款冬花　清半夏　马兜铃　甘草

功效：润肺止嗽，化痰定喘。

主治：咳嗽，喘促，痰多，干咳气呛，劳伤作嗽，老年作喘。

剂型及规格：蜜丸。每丸重 9g。

用法：口服，每次 1 丸，一天 2 次。

17. 五福化毒丸

处方：连翘　犀角　黄连　地黄　玄参　赤芍　青黛　桔梗　牛蒡子　芒硝　甘草

功效：清热解毒。

主治：小儿热毒实火，口舌生疮，颈颊赤肿，疮疖，疹后余毒不净，大便干燥等症。

剂型及规格：蜜丸。每丸重 3g。

用法：口服，每次 1 丸，一天 2 次。3 岁以下儿童酌减。

18. 栀子清火丸

处方：栀子　金银花　黄芩　黄连　大黄　黄柏　知母　天花粉

功效：清热泻火，解毒生津。

主治：头晕目眩，烦躁不寐，梦语咬牙，惊悸不安，吐血衄血，牙痛咽肿，口鼻生疮，大便秘结。

剂型及规格：水丸。每瓶 60g 装。

用法：口服，一次 6g，一天 2 次。

禁忌：孕妇忌服。

19. 黄连上清丸

处方：黄连　大黄　黄芩　黄柏　石膏　栀子　连翘

菊花 荆芥穗 白芷 蔓荆子 川芎 防风 薄荷 旋覆花 桔梗 甘草

功效：清火散风，通便。

主治：头晕耳鸣，牙龈肿痛，口舌生疮，咽喉红肿，暴发火眼，大便燥结，小便赤黄。

剂型及规格：水丸。每瓶 60g。

用法：口服，一次 6g，一天 2 次。

禁忌：孕妇忌服。

20. 连翘败毒丸

处方：连翘 金银花 大黄 栀子 黄芩 木通 蒲公英 地丁 天花粉 玄参 浙贝母 赤芍 桔梗 防风 白芷 蝉蜕 白鲜皮 甘草

功效：清热解毒，消肿止痛。

主治：疮疡初期，红肿疼痛，疮疖溃烂，灼热流脓，无名肿毒，丹毒疱疹，及疥癣痛痒。

剂型及规格：水丸。瓶装，每瓶 90g。

用法：口服，一次 6g，一天 2 次。儿童酌减。

禁忌：孕妇忌服。

21. 知柏地黄丸

处方：知母 黄柏 熟地黄 山茱萸 牡丹皮 山药 茯苓 泽泻

功效：滋阴降火。

主治：用于阴虚火旺，潮热盗汗，口干咽痛，耳鸣遗精，小便短赤。

剂型及规格：蜜丸。每丸重 9g。

用法：口服，每次 1 丸，一天 2 次。

22. 参苓白术丸

处方：党参　山药　莲子肉　白术　茯苓　薏苡仁　白扁豆　甘草　砂仁　陈皮　桔梗

功效：补气健脾，和胃渗湿。

主治：脾胃虚弱夹湿，症见四肢乏力，身体消瘦，胸腹痞满，或吐或泻，或浮肿，面色萎黄。

剂型及规格：水丸。每袋 9g 装。

用法：口服，一次 1 袋，一天 2 次。

23. 清胃保安丸

处方：白术　神曲　广陈皮　麦芽　茯苓　甘草　砂仁　槟榔　青皮　枳壳　厚朴　枳实　山楂

功效：顺气消食。

主治：停食胀满，消化不良。

剂型及规格：蜜丸。每丸重 9g。

用法：口服，每次 1 丸，一天 2 次。

24. 木香顺气丸

处方：香附　乌药　陈皮　莱菔子　枳壳　茯苓　木香　神曲　山楂（炒）　炒麦芽　槟榔　青皮　甘草

功效：顺气止痛，健胃化滞。

主治：胸膈痞闷，脘胁胀满，停食停水，消化不良。

剂型及规格：蜜丸。每丸重 9g。

用法：口服，每次 1 丸，一天 2 次。

25. 九气拈痛丸

处方：香附　青皮　郁金　陈皮　枳实　乌药　木香　槟榔　神曲　草豆蔻　高良姜　三棱　莪术　白芍　甘草

功效：消积化滞，健胃止痛。

主治：胃脘疼痛，两胁胀满，消化不良，呕吐酸水，倒饱嘈杂。

剂型及规格：水丸。每瓶 60g。

用法：口服，一次 6g，一天 2 次。

26. 藿香正气丸

处方：广藿香　紫苏叶　白芷　白术　半夏（制）　厚朴（姜制）　茯苓　桔梗　甘草　大腹皮

功效：解表化湿，理气和中。

主治：用于外感风寒，内伤湿滞，头痛昏重，胸膈痞闷，脘腹胀痛，呕吐泄泻，恶寒发热，肠鸣恶心。

剂型及规格：蜜丸。每丸重 9g。

用法：口服，每次 1 丸，一天 2 次。

27. 血府逐瘀丸

处方：桃仁　红花　川芎　当归　牛膝　枳壳　赤芍　桔梗　柴胡　生地黄　甘草

功效：活血祛瘀，行气止痛。

主治：胸中血瘀，血行不畅所致头痛，胸痛，日久不愈，痛如针刺而有定处，或呃逆日久，或内热烦闷，心悸失眠，入暮渐热，及血瘀经闭、痛经。

剂型及规格：蜜丸。每丸重 9g。

用法：口服。每次 1 丸，一天 2 次。

禁忌：孕妇忌服，戒生冷食物。

28. 防风通圣丸

处方：甘草　石膏　黄芩　桔梗　防风　川芎　当归　白芍　大黄　薄荷　麻黄　连翘　芒硝　荆芥穗　白术　栀子

功效：解表通里，清热解毒。

主治：外感风邪，内有蕴热，表里俱实，恶寒壮热，头痛咽干，大便秘结，小便黄赤，疮疡初起，湿疹瘙痒。

剂型及规格：水丸。每袋 6g。

用法：口服，一次 6g，一天 2 次。

29. 犀羚解毒丸

处方：薄荷 荆芥穗 连翘 银花 牛蒡子 竹叶 淡豆豉 苦桔梗 甘草 犀角（用代用品） 羚羊角 冰片

功效：清热温邪解毒，散邪透表。

主治：风热温邪外袭，乍寒乍热，或发斑疹，心烦体倦。

剂型及规格：蜜丸。每丸重 9g。

用法：口服，每服 1 丸，一天 2 次。

30. 牛黄降压丸

处方：牛黄等。

功效：清心化痰，镇静降压。

主治：肝阳上亢，头目眩晕，痰火壅盛及高血压。

剂型及规格：蜜丸。每丸重 1.6g。

用法：口服。一次 1 ~ 2 丸，每日 2 次。

禁忌：腹泻者忌服。

年　谱

1918 年（民国七年戊午）

11 月 21 日（旧历十月十八日）出生于山东省淄博市博山区八陡镇北河口村荆岭山下。三祖父王希晋，字景周，是儒学家，为之取名王云铭。铭：辈；云：名，云行雨施之意。云气流行，雨泽施布。祖父王希祥，年四十余病故。祖母任氏，贞正持家，带着父亲、叔父、大姑、二姑四人过活，家道寒微。

1921 年　四岁

父亲王家纶，叔父王家绰，兄弟二人同心经营饮食业，兼做小商，贸迁有无，生意兴隆，家道日渐小康。

2 月，祖母任氏病故，殡殓丰厚。

1923 年　六岁

2 月，入私塾，跟三祖父读《三字经》《百家姓》。

1925 年　八岁

2 月，入八陡普安寺僧立初级小学读书。读大学院审订的共和国教科书，兼读四书。

1931 年　十四岁

8 月，考入博山县立第三小学高级班读书。

1933 年　十六岁

6 月，县立第三小学高级班学习期满，经全县应届毕业生会考及格，毕业。

9 月，考入博山县立师范讲习所读书。

1935 年　十八岁

6 月，县立师范讲习所毕业。

8 月，考入山东省立济南乡村师范学校读书。

1937 年　二十岁

“七・七”事变，日寇入侵，济南沦陷，12 月，学校星散，遂遄返故里，失学在家。烽烟四起，时局维艰，彷徨在十字街头，心焉如捣。心想：国家兴亡，匹夫有责。一无根柢学问，爱国之类，俱是空谈，于是想熬苦求学，学习一技之长了。祖间大伯廷萱公是名医，他为人治病，很得好评。心想：业医可以安身立命，业医可以博施济众，是一条人生的好路子。经先严家纶公征得廷萱公的同意后，开始抄读《国医指南》。

1938 年　二十一岁

2 月，经徐树蕙先生引荐，加入“庆义医学社”，拜师何直青老先生学中医。

8 月，考入天津国医专修学院函授部学习。

在学习《何氏医集》的同时，兼学《医学三字经》、《汤头歌诀》、《药性赋》、《四言脉诀》、《本草备要》，继读《内经知要》《金匮要略》《伤寒论》，参阅《医宗金鉴》《景岳全书》与天津国医学院的函授教材，互相印证，贯通学习，从而对祖国医学有了全面系统认识。

1940 年　二十三岁

3 月，祖伯王金声引荐，拜著名针灸学家王瑶潭为师，学习针灸。精习了业师王瑶潭所著《针灸三字经》《经络与孔穴》《针术与灸技》《针灸治疗学》等书，同时兼读了《十四经发挥》《针灸大成》《中国针灸治疗学》等书，从而对祖国医学中经络学说的体系，有了全面系统的认识。对十四经的循行部位与证候、十四经穴、经穴主治纲要，经穴分寸歌等、熟读精读，可以背诵，朗朗上口。至此，掌握了针术与灸技，可以运用针灸防治疾病了。

1942 年　二十五岁

10 月，学习完了天津国医学院函授部的全部课程后，经面试合格而毕业。自此奔走四方，走街串巷为人治病，或用针灸，或用方药，或针药并用，颇感得心应手，左右逢源。

1949 年　三十二岁

新中国成立后，在八陡挂牌行医。

1950 年　三十三岁

3 月，博山区卫生工作者协会成立，被接纳为会员，并选为学习小组长。

1951 年　三十四岁

3 月，慈母岳氏病故。

1954 年　三十七岁

10 月，个体开业医组成“八陡联合诊所”，我担任中医师，并在淄博市中医班学习 3 个月，期满结业。

11 月，叔父家绋公病故。

12 月，博山区推行传染病管理地段医师负责制，我被选为八陡镇东顶居委会地段医师，并被选为八陡地段大组长。八陡地段辖 6 个居民委员会，计居民 17500 余人（除黑山煤矿集体宿舍职工外），自是医疗预防工作更加繁忙。

1955 年　三十八岁

10 月，我被评选为博山区传染病管理先进工作者。

12 月，父亲家纶公病故。

1956 年　三十九岁

12 月，调博山区第二卫生所，任中医师。

1957 年　四十岁

10 月，调博山区第一卫生所，任中医师。

1959 年　四十二岁

3 月，调淄博市第一医院中医科任中医师，兼任山东省淄博卫生医士学校医专班及卫生医士班中医课的教学工作。

6 月，淄博市第一期中医班（在白虎山后，学习 2 年）开学，我担任《方剂学》《中药学》《温病学》的教学工作。

8 月，博山地区流行病、传染病多发，如流行性感冒、流行性乙型脑炎、流行性脑脊髓膜炎、脊髓前角灰质炎等，遂去传染病医院参加防治工作。运用中医的温病理论辨证施治，中西医结合，获得了良好的治疗效果。并对“温病首用辛凉以解表，继则清透气热，或苦寒直折里热，终用甘寒或复配咸寒以增液救阴”的治疗大法，及具体治法“在卫汗之可也，到气才可清气……入营犹可透热转气，入血就恐耗血动血，直须凉血散血”有了更为深刻的认识与体会。

11 月，由传染病医院返回第一医院中医科工作。临床上对常见病、季节性多发病的治疗达到了熟练的程度。对四时感冒、咳嗽、哮喘、胃痛、眩晕、头痛、腰痛、五淋、消渴、郁证、血证、痹证等的治疗，有着独到的心得和体会。

1962 年　四十五岁

10 月 26 日，调淄博市中医院工作。拜师纪翱臣老先生，师承纪老师宝贵的学术经验，以冀继承发掘，整理提高。

1963 年　四十六岁

3 月，淄博市中医学习班开学，担任针灸课的教学工作。

9 月，荣获山东省卫生厅颁给的学习优秀奖金。

1964 年　四十七岁

8 月，赴济南参加山东省针灸疗法经验交流会议。会上作了题为《针术的补泻手法》的发言，并当场在自己身上取穴，做了补泻手法的表演。表演是成功的，获得了与会者一致的好评。

10 月，出席周村区学习毛主席著作积极分子代表大会。

1965 年　四十八岁

11 月，虚心向纪老师学习，通过侍诊、抄方、介绍病例、听老师讲课等方式，初步掌握了老师的临床经验，整理出了《中医妇科证治经验》一稿约 9 万多字。文革中，该稿不幸散佚。

1968 年　五十一岁

3 月，开始撰写教材《中医学基础》《中医妇科学》《中医方剂学》。

1970 年　五十三岁

5 月，兼任中国人民解放军第 9655 部队医训班中医课教师。

9 月，淄博市第一期西学中班（一年一期）开学。在学习班上，先后担任《中医学基础》《中医妇科学》《方剂学》的教学工作。日间临诊教学，带领学员实习，夜晚认真备课，检阅方书。

1971年 五十四岁

3月，参加淄博市卫生局《中草药验方选编》第一辑的编写工作。

8月，第一期西学中班学习结业。

9月，第二期西学中班开学。在学习班上，我担任《中医学基础》《中医妇科学》的教学工作。

1972年 五十五岁

3月，当选为淄博市第七届人民代表大会常务委员会委员。

8月，第二期西学中班学习结业。

9月，第三期西学中班开学。在学习班上我担任《中医学基础》《中医妇科学》的教学工作。

1973年 五十六岁

8月，第三期西学中班学习结业。当选为山东中医学会第一届理事会理事，淄博市中医学会副理事长。《崩漏195例治疗分析》刊《山东医药》1973年第二期。

9月，第四期西学中班开学。在学习班上，我担任《中医学基础》课的教学工作。

1974年 五十七岁

8月，第四期西学中班学习结业。当选为淄博市科学技术协会委员。

9月，第五期西学中班开学。在学习班上，我担任《中医学基础》课的教学工作。

1975年 五十八岁

8月，第五期西学中班学习结业。

9月第六期西学中班开学。在学习班上，我担任《中医学基础》课的教学工作。

1976 年　五十九岁

8 月，第六期西学中班结业。

9 月，第七期西学中班开学。在学习班上，我担任《中医学基础》课的教学工作。

1977 年　六十岁

8 月，第七期西学中班结业。

9 月，第八期西学中班开学。在学习班上，我担任《中医学基础》课的教学工作。

1978 年　六十一岁

3 月，当选为淄博市第八届人民代表大会常务委员会委员。

8 月，第八期西学中班结业。

9 月，第九期西学中班开学。在学习班上，我担任《中医学基础》课的教学工作。

12 月，当选为山东省第五届人民代表大会代表。

1979 年　六十二岁

3 月，淄博市中医提高班（2 年）开学。在学习班上，我担任《伤寒论》《金匮要略》《素问》《灵枢》的教学工作，并编写教材《五运六气学说述要》在学习班上应用。

4 月，《崩漏 230 例辨治与体会》发表在《山东医药》1979 年第四期。

1981 年　六十四岁

2 月，《调补冲任方治疗习惯性流产 34 例》发表在《山东中医杂志》1981 年第二期。

7 月，《崩漏 425 例辨治与体会》，在（太原）中华全国中医学会妇科学术会议上交流，刊于中华全国中医学会山东分会《中医优秀论文选》。

1982年　六十五岁

6月，庄严宣誓，加入中国共产党，牢记党的宗旨，誓把有生之年，献给党的中医事业。

1984年　六十七岁

3月，为《淄博市中医药志》的编撰提供了三件史料：《何康传》,《纪翱臣传》,《纪翱臣对妇科的贡献及医案》。

10月，兼任淄博市老年大学卫生保健课教师，自编教材《养生之道》。

1985　六十八岁

10月，晋升为副主任医师。淄博市卫生局授予“淄博市中医院名誉院长”光荣称号。

1986年　六十九岁

10月，出席《淄博市中医药志》审定委员会会议。会后，为《淄博市中医药志》写序。

1987年　七十岁

2月,《调补冲任方在围产医学中的应用》刊《山东中医杂志》1987年第二期。

1988年　七十一岁

5月,《女性不孕症治疗经验》刊《山东中医杂志》1988年第五期。

1989年　七十二岁

6月,《滑胎》载入《中医精华浅说》续一。

10月，晋升为主任医师。同时退休返聘。

1991年　七十四岁

3月，被确定为全国首批老中医药专家学术经验继承工作指导老师。学术继承人为王衍友。

1992年　七十五岁

2月,《淄博党史》1992年第二期刊署名洪流的文章《春蚕——记淄博市中医院主任中医师、共产党员王云铭》。

10月，经国务院批准，享受政府特殊津贴，并颁发证书。

1993年　七十六岁

8月,《崩漏的治疗》《习惯性流产的治疗》《养生之道》等，载入《中华名医特技集成》。

1994年　七十七岁

3月，治疗崩漏的三个验方清热止血汤、加味地黄汤、加味逍遥汤，载入《千家名老中医妙方秘典》。

7月，上报学术继承人王衍友三年学习的情况，评语如下：学术继承人王衍友，治学态度严谨，工作热情，认真负责。自1991年师承工作开展以来，遵照国家和省市继承老中医药专家学术经验的有关规定和要求，认真地按《协议书》中的规定，逐步实施，循序渐进，至1993年12月，已全部完成。学术继承人王衍友，已继承了导师王云铭诊治妇科疾病的学术经验和技术专长，重点掌握了崩漏、滑胎、不孕症的证治经验，已能熟练地应用于临床，达到了副主任医师的水平。

11月，荣获人事部、卫生部、国家中医药管理局联合颁发的全国继承老中医药专家学术经验指导老师荣誉证书。

1995年　七十八岁

8月11日,《淄博日报·周末扩大版》刊署名洪流的文章《书海——名中医王云铭书房印象记》。

1997年　八十岁

10月，治疗习惯性流产的验方调补冲任方，载入《实用专病专方临床大全》(第二集)。

1998年　八十一岁

5月,《养怡之福,可得永年》刊《祝您健康》杂志1998年第五期。

6月,《益精 调气 养神》刊《祝您健康》杂志1998年第六期。

1999年　八十二岁

9月30日,《淄博日报·科教周刊》第三十九期,由淄博市人事局、《淄博日报》社合办的“淄博市专家风采录”,刊登了署名本报记者崔崴,通讯员凤翔、韩磊的文章,《生命,美德的证明——市中医院老中医王云铭纪实》。

2001年　八十四岁

6月17日,继室路长福病故。

2002年　八十五岁

诊余之暇,正努力撰著《中医妇科心得集》。